Start als Hausarzt

Gabriele Fitzner

Start als Hausarzt

Ganzheitliche Versorgung, Sprechstunde, Kommunikation, Praxisorganisation

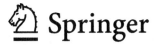

Gabriele Fitzner
Wendlingen, Deutschland

ISBN 978-3-662-62873-7   ISBN 978-3-662-62874-4 (eBook)
https://doi.org/10.1007/978-3-662-62874-4

Die Deutsche Nationalbibliothek verzeichnet diese Publikation in der Deutschen Nationalbibliografie; detaillierte bibliografische Daten sind im Internet über http://dnb.d-nb.de abrufbar.

© Der/die Herausgeber bzw. der/die Autor(en), exklusiv lizenziert durch Springer-Verlag GmbH, DE, ein Teil von Springer Nature 2021
Das Werk einschließlich aller seiner Teile ist urheberrechtlich geschützt. Jede Verwertung, die nicht ausdrücklich vom Urheberrechtsgesetz zugelassen ist, bedarf der vorherigen Zustimmung der Verlage. Das gilt insbesondere für Vervielfältigungen, Bearbeitungen, Übersetzungen, Mikroverfilmungen und die Einspeicherung und Verarbeitung in elektronischen Systemen.
Die Wiedergabe von allgemein beschreibenden Bezeichnungen, Marken, Unternehmensnamen etc. in diesem Werk bedeutet nicht, dass diese frei durch jedermann benutzt werden dürfen. Die Berechtigung zur Benutzung unterliegt, auch ohne gesonderten Hinweis hierzu, den Regeln des Markenrechts. Die Rechte des jeweiligen Zeicheninhabers sind zu beachten.
Der Verlag, die Autoren und die Herausgeber gehen davon aus, dass die Angaben und Informationen in diesem Werk zum Zeitpunkt der Veröffentlichung vollständig und korrekt sind. Weder der Verlag, noch die Autoren oder die Herausgeber übernehmen, ausdrücklich oder implizit, Gewähr für den Inhalt des Werkes, etwaige Fehler oder Äußerungen. Der Verlag bleibt im Hinblick auf geografische Zuordnungen und Gebietsbezeichnungen in veröffentlichten Karten und Institutionsadressen neutral.

Umschlaggestaltung: deblik Berlin

Planung/Lektorat: Hinrich Küster
Springer ist ein Imprint der eingetragenen Gesellschaft Springer-Verlag GmbH, DE und ist ein Teil von Springer Nature.
Die Anschrift der Gesellschaft ist: Heidelberger Platz 3, 14197 Berlin, Germany

Vorwort

Als mein Mann und ich uns als Hausärzte niederließen, waren wir zum Glück naiv.

Wir hatten die Medizin gut gelernt und praktische Erfahrung in Krankenhäusern und Allgemeinpraxen gesammelt. Nun wollten wir die Patienten nicht nur kurz als Fall im Krankenhaus sehen, sondern sie über längere Zeit betreuen. Wir wollten freier entscheiden können. Wir wollten beide berufstätig bleiben und gleichzeitig selbst unsere Kinder betreuen (anno 1986 war das bei Krankenhaustätigkeit kaum möglich), wir gedachten, unsere Tätigkeit mehr selbst zu gestalten.

„Naiv" sage ich, weil wir uns alles sehr einfach vorstellten: Kranke kommen zu uns in die Praxis und verlassen sie geheilt oder gebessert, zufrieden und dankbar, und das Geld kommt von selbst, denn ärztliche Arbeit ist hochwertig und wird immer gebraucht.

Tja – so einfach war es nicht. Patienten äußerten Beschwerden und hatten Wünsche, die uns nie zuvor begegnet waren. Die Vorstellungen der Patienten über die Krankheitsentstehung und die Behandlung wichen von unseren ärztlichen Ideen deutlich ab. Jeder Patient wollte und sollte dennoch eine maßgeschneiderte Therapie erhalten. Wir sollten Probleme lösen, die nicht direkt mit Krankheitsbehandlung zu tun hatten. Wir mussten Entscheidungen von jetzt auf nachher treffen, ohne die Sicherheit der Krankenhaustechnik. Wir erlebten unterschiedlichste Menschen, Kommunikationsprobleme, Ansprüche. Wir dachten, einen „freien Beruf" auszuüben, aber da waren so viele verschiedene Vorschriften... Plötzlich fanden wir uns neben der ärztlichen Tätigkeit zusätzlich in der Rolle als Führungskräfte eines kleinen Unternehmens und waren gezwungen, uns um Angestellte, Praxiseinrichtung und Praxisorganisation, Finanzen und Qualitätsmanagement zu kümmern. Darauf waren wir nicht vorbereitet.

Heutzutage wird Kommunikation an manchen Universitäten als Teil der medizinischen Ausbildung gelehrt, und es gibt Seminare für Motivation und Organisation. Ich möchte dennoch behaupten, dass der Mangel an Hausärzten einen Grund darin hat, dass die Kollegen zwar medizinisch-fachlich bestens ausgebildet sind, sich aber für die vielen anderen Aspekte der hausärztlichen Tätigkeit nicht gut genug gerüstet fühlen.

Im Buch beschreibe ich viele dieser Dinge, von denen ich mir gewünscht hätte, sie *vor* der Niederlassung als Hausärztin gewusst zu haben. Es soll Berufsanfängern mehr

Sicherheit und Berufserfahrenen Denkimpulse geben. Ich hoffe, dass auch nichtärztliche Interessierte und politische Entscheidungsträger beim Lesen die Wertigkeit der hausärztlichen Arbeit erkennen, denn mit Sorge betrachte ich die Entwicklung weg von der Fürsorge für den Patienten, hin zu ökonomisch dominierter Fallauswahl. Die Kunst des „Zuhören-könnens", der Gesprächsführung und das empathische Begleiten sind und bleiben meines Erachtens für die Behandlung der Patienten essenziell, sie sind medizinisch effektiv und für die Gesellschaft insgesamt nützlich. Mein Buch soll angehenden Hausärzten helfen, sich darüber klar zu werden, ob sie ein Leben als Hausarzt wirklich wollen, ob sie dazu passen bzw. ob es zu ihnen passt. Wenn ja: Hurra, wir haben einen Nachwuchshausarzt! Wenn nein: Hurra, ein Kollege ist vor einer falschen Lebensentscheidung bewahrt worden!

Anmerkung: Wenn von dem Arzt, dem Patienten oder der MFA die Rede ist, sind selbstverständlich alle Geschlechter gemeint. Die Begriffe Helferin und MFA (medizinische Fachangestellte) werden synonym verwendet.

Inhaltsverzeichnis

1	**Einleitung**	1

Teil I Hausarzt und Patient

2	**Allgemeinmedizin konkret – von der Warze bis zum Herzinfarkt**		5
	Literatur		9
3	**Allgemeinmedizin – das Prinzip**		11
4	**Sprechstunde und Beratungsanlässe**		13
5	**Sprech- oder Zuhörstunde und die Bedeutung des Gesprächs**		17
6	**Typischer Ablauf einer Beratungseinheit**		21
	6.1	Begrüßung	21
	6.2	Anamnese: Zuhören und Nachfragen	22
	6.3	Untersuchung: Schauen und Hand anlegen	22
	6.4	Analyse und Ergebnis	22
		6.4.1 Prozedere (lat. Vorgehen): weitere Abklärung oder Behandlungsvorschlag	23
		6.4.2 Therapie	23
	Literatur		25
7	**Beratungseinheit im Detail**		27
	7.1	Anamnese: Sprechen und Zuhören als Kommunikationsgeschehen	27
		7.1.1 Sprechen	28
		7.1.2 Zuhören	29
		7.1.3 Gezieltes Nachfragen, das Gespräch führen	31
	7.2	Untersuchung	32
		7.2.1 Einfaches Anschauen	32
		7.2.2 Einfaches Anhören	34
		7.2.3 Selbstbeobachtung	34
		7.2.4 Einfaches Abtasten	36

7.3	Von der Analyse zum Ergebnis – Ärzte als Detektive	38
7.4	Vom Ergebnis zur Behandlung – Ärzte als Kommunikationssender und als Dolmetscher	41
7.5	Behandlung – Ärzte als Verhandler und Motivationstrainer	44
7.5.1	Eindeutige Ursache – eindeutige Behandlung?	44
7.5.2	Faktoren der Therapieauswahl	45
7.5.3	Gesprächsfokus Resilienz und Salutogenese	47
7.5.4	Ärzte als Verhandler	48
7.5.5	Ziel und Weg – Ärzte als Motivationstrainer	49
Literatur		53

8 Tücken bei der Behandlung 55

9 Sonderfälle in der Kommunikation 69
    9.1 Langjähriger Diabetes 69
    9.2 Hirnleistungsstörung und Demenz – Früherkennung von Demenz, Testung und Umgang 73
    Literatur 81

10 Geriatrisches Basis-Assessment 83

11 Empathie und das schwierige Gespräch 91
    11.1 Empathie 91
    11.2 Arzt als „Beichtvater" 93
    11.3 Schwierige Gespräche 94

12 Fehler in der Kommunikation 97
    Literatur 99

13 Patiententypen und der Umgang mit ihnen 101

14 Ganzheitliche, wissenschaftliche und alternative Medizin 111
    14.1 Ganzheitliche Medizin 111
    14.2 Wissenschaftliche Medizin 112
        14.2.1 Wie funktionieren Studien? 112
        14.2.2 Was ist Evidenz? 113
    14.3 Was ist alternative Medizin? 114
        14.3.1 Phytotherapie 115
        14.3.2 Homöopathie 116
    14.4 Placebo und Nocebo 118
    Literatur 121

15 Logik und Unlogik 123
    Literatur 126

16	Kümmern des Hausarztes		127
17	Hausbesuche		135
18	Gesundheit und Alter, Leben und Sterben		143
	Literatur		148
19	Licht- und Schattenseiten des Lebens und des Berufes		149
	19.1	Tägliches Kabarett	150
		19.1.1 Lustige Situationen	150
		19.1.2 Sprüche	151
		19.1.3 Arztbriefe	152
		19.1.4 Unbekannte Fremdworte	153
	19.2	Nicht alltäglicher Tatort – der Arzt als Zeuge	154
	19.3	Positives am Hausarztdasein	158
	19.4	Negatives am Hausarztdasein	159
	Literatur		160
20	Berufsneutralität und Schweigepflicht		161
21	Hausarzttypische Medizin		165
	21.1	Leichenschau beim Patienten zu Hause	166
	21.2	Wundversorgung	176
	Literatur		178
22	Kleine praktische Tipps und Tricks		179
23	Idealtypen		183
	23.1	Guter Hausarzt	183
	23.2	Guter Patient	185
	23.3	Gute Arzthelferin	185
	Literatur		186
24	Hausärzte als Privatpersonen		187
25	Ärzte als Patienten		193
	Literatur		196
26	Gehetzter Arzt		197
	26.1	Was sind die Ursachen für Hetze und Überlastung?	198
	26.2	Wie sind die Auswirkungen?	200
	26.3	Wie kann der Hausarzt Zeit haben?	201
	Literatur		208

Teil II Praxisorganisation

27 Niederlassung 211

28 Einzelpraxis oder nicht? 217

29 Kassenpraxis oder Privatpraxis? 221

30 Hausarzt als Unternehmer 223
    Literatur 227

31 Ärztekammer, KV und HäVG/HzV 229

32 Formalitäten der Niederlassung 231
    32.1 Die Eintragung ins Arztregister 231
    32.2 Abklärung der Zulassungsmöglichkeit 231
    32.3 Zulassung als Kassenarzt 232

33 Versicherungen und Businessplan 233

34 Formulare in der Praxis und Sprechstundenbedarf 237
    34.1 Rezept (Rp) 237
    34.2 Überweisung (ÜW) 239
    34.3 Krankenhauseinweisung 239
    34.4 Transportschein 240
    34.5 Arbeitsunfähigkeitsbescheinigung (AU) 240
    34.6 Überweisung zum Durchgangsarzt 241
    34.7 Hilfsmittel- und Heilmittelrezept 241
    34.8 Sonstige Formulare 243

35 Arzt als Case Manager 245
    Literatur 246

36 Neue Rolle als Chef 247
    Literatur 251

37 Praxisräume 253
    Literatur 255

38 Empfang 257

39 Warten und Wartezimmer 259
    Literatur 261

40	**Organisation des Praxisablaufs, Corporate Identity und Qualitätsmanagement**..		263
	40.1	Grundsätzliches zur Organisation	263
	40.2	Organisationshilfen	265
		40.2.1 Checklisten und Laufzettel	265
		40.2.2 Arbeitsanleitungen, das „Kochbuch"	265
		40.2.3 Aushänge, Flyer...................................	265
		40.2.4 Informationsbroschüren............................	267
		40.2.5 Praxiseigene Vordrucke............................	267
	40.3	Corporate Identity	267
	40.4	Qualitätsmanagement.....................................	267
41	**Telefon**		271
42	**Homepage**		277

Teil III Hausarzt im deutschen Gesundheitswesen

43	**Kosteneinsparung im Gesundheitswesen**		283
	Literatur..		289
44	**Kassenärztliche Vereinigung**		291
	44.1	Honorarverteilung	292
	44.2	Sogenanntes praxisindividuelles Regelleistungsvolumen	292
	44.3	Heilmittelverordnungen	292
	44.4	Hilfsmittel	294
	Literatur..		295
45	**Ökonomisierung im Gesundheitswesen**		297
	Literatur..		300
46	**Priorisieren und „Choosing wisely"**		301
	Literatur..		304
47	**Zukunft des Hausarztes**		305
	Literatur..		308
48	**Wünsche und Vorschläge**		309
	Literatur..		310
49	**Schlusswort**		311

Stichwortverzeichnis.. 313

Über die Autoren

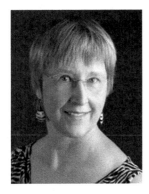

Beruflich Dr. med. Gabriele Fitzner war 34 Jahre lang hausärztlich tätig. Prägend waren zuvor neben der Assistenzarzttätigkeit ein praktisches Jahr in Großbritannien (ermöglicht durch die Studienstiftung des deutschen Volkes e. V.) und ein praktisches Jahr in Stuttgart, außerdem Vertretungstätigkeiten in einer Landarztpraxis.

Privat Sie ist verheiratet und hat zwei Töchter. Außerdem ist sie Initiatorin des Musik- und Kulturhaus Wendlingen (realisiert 2009), war Mitglied im dortigen Gemeinderat 2004–2009 und langjährig aktiv in IPPNW (Ärzte-Friedensorganisation) und zwei Musikausbildungsfördervereinen, als Geigerin im Kammerorchester und der Oldtime-Stringband „Four Potatoes".

Einleitung

Was macht ein Hausarzt eigentlich und was macht einen guten Hausarzt aus?

> **Zusammenfassung**
>
> Die Fragestellung des Buchs ist: auf welche Aspekte der Hausarzttätigkeit ist man bei der Niederlassung des Buches noch nicht vorbereitet? Was sind die Besonderheiten der hausärztlichen Tätigkeit?

Dieses Buch versucht, Antworten auf solche Fragen zu geben. Es handelt nur am Rande von Medizin: Das Wissen um Krankheiten, Symptome, Diagnostik erwirbt man im Studium, bei Famulaturen, Praktika oder im Krankenhaus.

Es geht in diesem Buch um die Besonderheiten der hausärztlichen Sprechstunde, um die Beziehung und Kommunikation zwischen Hausarzt und Patient, um Fehlverhalten und Irrtümer. Es geht um andere Wege der Behandlung als die in der Klinik üblichen, vereinzelt auch um medizinische Probleme, die im Krankenhaus selten vorkommen, in der Praxis dagegen relevant sind (z. B. Früherkennung von Demenz oder Leichenschau bei einem Patienten zu Hause). Außerdem geht es darum, wie sich Arzt und Patient verhalten sollten, um sich gegenseitig in der Hausarztpraxis nicht unglücklich zu machen.

Die Betrachtungen spiegeln wider, was ich in fast 40 Jahren ärztlicher Tätigkeit auch von und mit den Patienten gelernt habe. Konkrete Organisationshilfen und Tipps für den Praxisalltag sollen nicht fehlen, um dem niederlassungswilligen Kollegen den Einstieg zu erleichtern. Zur Auflockerung und Illustration dienen selbsterlebte Beispiele und Anekdoten. Grundsätzliche Gedanken zur Entwicklung des Gesundheitswesens und ein Plädoyer für das Hausarztsein runden das Buch ab.

Teil I
Hausarzt und Patient

Allgemeinmedizin konkret – von der Warze bis zum Herzinfarkt

2

Welche Krankheiten sieht ein Hausarzt? Was ist anders als in der Klinik? Der Hausarzt als Allrounder

Zusammenfassung

Patienten kommen häufig mit unspezifischen Beschwerden zum Hausarzt. Die Unterschiede zum Krankenhaus sind am Beispiel eines Praxistages gut sichtbar

„Ich hab' da was am Fuß", sagt die Frau, die mir gegenüber sitzt. Und sie meint nicht die gestreiften Wollsocken, denn wir befinden uns in einer Hausarztpraxis und sie ist als Patientin bei mir in der Sprechstunde – also hat sie „was am Fuß", was da nicht hin gehört und ich soll prüfen, was das ist und wie man es wieder weg bekommt. „Na, dann zeigen Sie mal" antworte ich, denn am besten schaue ich direkt: Ist es eine Warze, eine Knochenhautentzündung, eine Wunde, Fußpilz, eine Zecke oder etwas Unvermutetes?

„Mir ist so elend", sagt die nächste Patientin. Was meint sie wohl genauer damit? Ist ihr übel, schwindelig? „Elend" ist ein Begriff, der vieles bedeuten kann.

Wer als Arzt in der hausärztlichen Praxis beginnt, fühlt sich zunächst „wie erschlagen" von der Vielfältigkeit und verunsichert von der Ungenauigkeit der Beschwerden. In der Klinik erlebt man andere Beschwerden und schwerere Krankheitsbilder, denn der Hausarzt hat ja „vorsortiert" und weist nur Patienten in die Klinik ein, die nicht mehr ambulant behandelt werden können. Das ist wenig von dem, was in der Praxis vorkommt. Die häufigsten und leichteren Krankheiten sieht dementsprechend ein Krankenhausarzt nicht und wüsste sie nicht zu behandeln – deshalb gibt es für den angehenden Allgemeinarzt eine Weiterbildungszeit in der Praxis.

Ich persönlich finde diese Vielfältigkeit spannend und die Ungenauigkeit herausfordernd. „Das am Fuß" entpuppt sich als Dornwarze. Das „Elend sein" ist eine allgemeine Kraftlosigkeit seit Wochen, die ausführlich untersucht werden muss (und sich später als chronisch entzündliche Darmerkrankung herausstellt).

Es ist ein normaler Mittwochvormittag und wir befinden uns in einer durchschnittlich großen süddeutschen Hausarztpraxis. Der nächste Patient hat einen

Gesundheitsvorsorgetermin. Weiter geht es mit einer alten Frau, die geplagt ist von Knieschmerzen (durch Entzündung im abgenützten Kniegelenk), dann kommt ein Mensch zur Besprechung seines Blutdruckprotokolls, danach zwei Leute mit Infekten, dann eine Frau mit Schwindel. Diese Beratung entwickelt sich zum echten Sprechstundengespräch, weil sie keine der vielen möglichen organischen Ursachen von Schwindel hat, sondern eine Angststörung und aktuell eine Ehekrise, sodass ihr „der Boden unter den Füßen entzogen ist", was sie als Schwindel beschreibt.

Die nächste Patientin möchte ein Gesundheitsattest. Zwischendurch ein dringender telefonischer Rückruf: Das Pflegeheim meldet den Sturz einer Bewohnerin (dieser scheint glimpflich verlaufen zu sein, es besteht kein Verdacht auf Knochenbruch). Wenn ich heute Nachmittag sowieso auf meiner Hausbesuchsrunde bin, werde ich vorbeischauen. Dann sollte ich bei ihr die Sturzneigung prüfen, ich mache mir eine Erinnerungsnotiz.

Es folgt ein Mann zur Besprechung seiner Facharztberichte. Danach gibt es einen Notfall: Verdacht auf frischen Herzinfarkt, d. h. Notfallversorgung und Organisation des Transports in die Klinik (zum Glück ist erstens so ein Notfall in der Praxis selten und zweitens ist die Situation des Patienten stabil). Danach kurzes bewusstes Durchatmen, ich brauche jetzt fünf Minuten Pause, selbst wenn der Nächste schon wartet.

Es folgen Patienten mit leichten Erkrankungen: Einmal Bronchitis, einmal Rosendorn im Finger und einmal Harnwegsinfekt. Die Sprechstundenverzögerung durch den unangemeldeten Notfall ist jetzt wieder aufgeholt, und der Vormittag verläuft ruhig weiter mit Patienten, die mit Muskelschmerzen bzw. einem Unterschenkelgeschwür zu mir kommen. Für den täglichen Verbandwechsel am Unterschenkel ist der ambulante Pflegedienst zu organisieren. Danach muss ich die Lunge eines Mannes abhören, der letzte Woche schon einmal wegen Hustens da war und jetzt wie besprochen wieder kommt, weil er zusätzlich Fieber bekommen hat. Die Besprechung der Blutzuckerwerte des nächsten Patienten werden zum Motivationsgespräch und so fort.

Das soll zunächst als Beschreibung des Alltags genügen. Man sieht daran bereits vieles, was für die Hausarztpraxis typisch ist:

- Verschiedenheit der Beschwerden: Kliniken sind spezialisiert und Fachärzte wissen von einem kleinen Gebiet alles. Der Hausarzt ist in vielen Wissensgebieten oberflächlicher, aber dafür vielseitiger/breiter informiert. Er kann sowohl mit Bagatellbefunden als auch mit einem akuten Notfall umgehen;
- Möglichkeit einer psychosomatischen Ursache: keine Erkrankung des Körpers ist ohne Auswirkung auf die Psyche (und die soziale Umgebung des Patienten), umgekehrt können psychische (und soziale) Probleme körperlich krank machen. Im Beispiel oben war es die Ehekrise, die bei einer Frau zu Schwindelgefühl führte. Angststörungen und Depressionen präsentieren sich in der Praxis oft als unbestimmte Beschwerden (enthalten in der unten folgenden Liste als „allgemeine Befindensstörung"). Manche Menschen leiden an ihrer Umgebung, an sich selbst, oder am „Anderssein" in der Gesellschaft und wissen keinen Ausweg, was zu

2 Allgemeinmedizin konkret – von der Warze bis zum Herzinfarkt

Krankheitsgefühl und „Weh" führt. Dies zu erkennen und anzugehen ist eine typische Aufgabe des Hausarztes. Eine Grundausbildung in Psychosomatik ist daher zu Recht inzwischen im Weiterbildungskatalog zum Facharzt für Allgemeinmedizin verankert;
- ein Notfall bringt den Zeitplan durcheinander;
- Vernetzung mit anderen medizinischen Versorgern;
- beobachtendes Abwarten: eventuell lässt sich beim ersten Kontakt in der Praxis noch keine Erklärung für die Beschwerden finden, oder es besteht keine Behandlungsbedürftigkeit. Wichtig ist, dass der Arzt die Alarmsignale kennt, die den harmlosen Normalverlauf von einem bedrohlichen Verlauf, einer Komplikation oder von einer ernsthaften anderen Erkrankung, die sich hinter den Symptomen verbergen kann, abgrenzen. Das bedeutet, schnell zu reagieren, wenn solche Alarmsignale vorhanden sind, aber ansonsten nicht in Aktionismus zu verfallen (das „Seinlassen" als ärztliche Leistung);
- unterschiedlicher Zeitbedarf pro Behandlung.

Es gibt Hausarztpraxen, die wie eine Notfallpraxis funktionieren: Nur das momentan schlimmste Problem wird in möglichst kurzer Zeit analysiert und behandelt, der „Durchsatz" ist hoch, die Gesprächsdauer wird auf maximal zehn Minuten limitiert – und das Ergebnis ist auf lange Sicht unbefriedigend für Patienten und Arzt. Selbstverständlich braucht eine Schürfwunde eines Buben, der vom Fahrrad gefallen ist, kein intensives Gespräch und ist in wenigen Minuten behandelt. Aber das Kostbare der Hausarztmedizin ist das Denken im Gesamtzusammenhang – wenn die Schürfwunde bei einem alten Menschen zu versorgen ist, dann muss der Hausarzt die Frage stellen, wie es zur Wunde gekommen ist (z. B. Sturz wegen einer inneren Erkrankung, die zu finden und zu behandeln ist). Und dieses Denken und Nachfragen führt zu ganz anderen Ergebnissen als das schnelle Abhandeln des Hauptproblems.

Hausärzte sind Primärärzte, also Personen, an den sich ein kranker Mensch zuerst und direkt wendet. Sie sind meist Ärzte für Allgemeinmedizin, die für alles Gemeine, hoppla, alles Allgemeine zuständig sind (im Gegensatz zu Fachärzten wie Orthopäden, Gynäkologen u. a. Spezialgebieten). Die häufigsten Anlässe für eine Beratung in der Allgemeinarztpraxis wurden statistisch erfasst und sind [1]:

- Uncharakteristisches Fieber
- Bluthochdruck
- Muskelschmerzen
- Kreuzschmerz
- Schnupfen bzw. Infekt der oberen Luftwege
- Probleme eines oder mehrerer Gelenke oder deren Umgebung
- Allgemeine Befindensstörung ohne Fieber
- Husten
- Mandelentzündung
- Diabetes mellitus (Zuckerkrankheit)

- Erbrechen und/oder Durchfälle
- Schwindel
- Bauchbeschwerden
- Bronchitis (akut und chronisch)
- Hautausschläge
- Brustschmerzen
- Mittelohrentzündung
- Arthrose (Gelenkverschleiß)
- chronische Herzschwäche
- Rachenentzündung

Wie man erkennen kann, sind in dieser Aufzählung Symptome und Diagnosen munter gemischt. Der Allgemeinarzt muss damit leben, dass nicht jede Konsultation zu einer eindeutigen Diagnose führt. Oft bleibt es beim Symptom oder beim Symptomenkomplex oder einem Überbegriff.

Das hatte ich in der Anfangszeit noch nicht begriffen. Ich bemühte mich, bereits bei der ersten Begegnung zu einer ganz exakten Diagnose zu kommen:

Beispiel

Frisch niedergelassen untersuchte ich einen 7-jährigen Jungen mit Halsschmerzen und Fieber. Der Rachen war mittelgradig gerötet, es gab keine Eiterstippchen, die Lymphknoten waren geschwollen. Ich überlegte: Welcher Erreger hatte wohl diese offensichtliche Infektion hervorgerufen? Bakterien, z. B. Streptokokken und damit Penicillin sinnvoll? Aber das Fehlen von Eiterstippchen sprach dagegen. Höchstwahrscheinlich Viren, aber welche: Echovirus, Rhinovirus, Adenovirus? Der Junge hatte weder Schnupfen noch Husten, nur Halsschmerzen. Unzufrieden mit mir selbst wegen dieser Ungenauigkeit sagte ich zur Mutter, der Junge sei ansteckend, sie möge weiter Fieber messen, bei Bedarf Paracetamol geben und bei Verschlimmerung wiederkommen. Unzufrieden war auch die Mutter, denn zwei Tage später kam sie triumphierend in die Praxis: „Der Kinderarzt hat gewusst, was das ist: Eine Infektion!" ◄

Der Kinderarzt hatte schon eine längere Praxiserfahrung: Er wusste, dass er keinen genauen Erreger benennen oder nachweisen musste. Er vermittelte keinerlei andere Therapie als ich, aber Sicherheit und Klarheit.

Im Gegensatz zur Klinik gibt es in der Hausarztpraxis viele harmlose Erkrankungen. Diese sind „selbstlimitierend", d. h. sie gehen auch ohne ärztliche Hilfe wieder weg. Die Rolle des Arztes ist hier, dem Menschen begründet die Angst zu nehmen, dass er eine schlimme Erkrankung hat.

Während in der Klinik meist schnelles Handeln mit kurzfristig erreichbarem Ziel angesagt ist, ist in der Hausarztpraxis das vorausschauende, geduldige Abwägen und das Handeln mit fernem Ziel typisch. In der Klinik ist 90 % Technik (Tendenz steigend), 10 % ist Gespräch. In der Hausarztpraxis ist es umgekehrt.

In dem einen Fall braucht der Hausarzt detektivischen Spürsinn, um zu einer Symptom-Erklärung zu kommen und im anderen Fall ist dem Patienten schon damit geholfen, ihm nach kurzem Blick in einer Sekunde den Rosendorn aus dem Finger zu ziehen (den sich ein Patient vor 20 Jahren noch selbst gezogen hätte), oder ihm mit innerer Überzeugung zu sagen: „Das ist eine Infektion".

Literatur

1. Fachzeitschrift MMW-Fortschr. Med. Nr. 16 / 2007, 149. Jg.

Allgemeinmedizin – das Prinzip

Das Besondere des Unspezifischen – der Hausarzt als erster Ansprechpartner und langjähriger Vertrauter

> **Zusammenfassung**
>
> Die Charakteristika des allgemeinärztlichen Handelns und die Stellung des Hausarzts im Gesundheitssystem werden beschrieben.

Der niedergelassene Allgemeinarzt ist meist der erste medizinische Kontaktpunkt im Gesundheitssystem. Alle gesetzlich Krankenversicherten müssen (im Prinzip) bei einer Erkrankung, die ambulant behandelt werden kann, zuerst zu einem niedergelassenen Arzt gehen, der untersucht und die Weichen für die Weiterbehandlung stellt. Diese sogenannte sektorale Trennung zwischen ambulantem und stationärem Bereich wurde in den letzten Jahren aufgeweicht: Inzwischen finden ambulante Untersuchungen und onkologische Betreuungen auch im Krankenhaus statt, es gibt vor- und nachstationäre Leistungen. Sogenannte integrierte Versorgungsverträge heben die Trennung von ambulanter und stationärer Versorgung noch weiter auf. Vor vielen Jahren gab es noch den einmaligen „Krankenschein für das Quartal", den der Patient bei seinem Hausarzt abgeben musste, und nur beim Hausarzt erhielt er die Überweisung zu anderen Ärzten. Mit Einführung der elektronisch lesbaren Krankenversichertenkarte konnte der Patient zu jedem Arzt und Facharzt direkt gehen, was zu Mehrfachuntersuchungen („Doktor Hopping") und Informationsdefiziten in der Behandlung führte. Das Entwicklungspendel ist inzwischen wieder in die andere Richtung geschwungen: Der Hausarzt wird in seiner zentralen Funktion wieder betont. Die Gründe hierfür sind:

- Der Hausarzt kennt die Möglichkeiten, Facetten und Ansprechpartner im Gesundheitswesen und kann daher als Lotse fungieren, er bringt sein Schiff (den Patienten) an die geeignete Stelle (Facharzt, Krankenhaus o. a.).
- Der Hausarzt hat alle Informationen über die Vorerkrankungen, Allergien und Vorbefunde eines Patienten und kann ihn daher gezielter beraten und behandeln.

- Der Hausarzt ist der räumlich, zeitlich und persönlich nächste Ansprechpartner, wenn ein Mensch krank ist.
- Der Hausarzt hat die meiste Erfahrung mit den vielfältigsten Beschwerden und sollte daher zuerst in Anspruch genommen werden (akute schwere Verletzungen/ lebensbedrohliche Notfälle ausgenommen). Er hilft dem Patienten vom „Was könnte ich haben?" zum „Was kann ich/man dagegen tun"?
- Er befasst sich am häufigsten mit leichten Erkrankungen, muss aber seltene und schwere Krankheiten kennen, um sie „auszusieben" und sie frühzeitig einer weiteren Abklärung und Behandlung zuzuführen. Er hat damit eine Filterfunktion.
- Der Hausarzt hat nicht nur das Individuum Patient, sondern auch sein Umfeld zu beachten. Die Allgemeinmedizin ist per se ganzheitlich (schon bevor dieser Begriff erfunden wurde, war sie das) und berücksichtigt die soziale Dimension der Heilkunde.
- Der Hausarzt baut mit dem Patienten eine langjährige, vertrauensvolle Arzt-Patient-Beziehung auf. Dadurch kann er dessen Probleme besser einordnen, Zusatzfaktoren aus dem Umfeld erkennen und nützen und ihn erfolgreicher unterstützen. Neben der Akutversorgung ist er für die Langzeitversorgung, für Prävention und Rehabilitationseinleitung zuständig.
- Die Therapie erfolgt in Absprache mit dem Patienten und berücksichtigt seine Wünsche und Ängste, d. h. sie wird umso passgenauer, je besser der Arzt den Patienten kennt. Insgesamt ist der Hausarzt der langjährige medizinisch kompetente freundschaftliche Berater des Patienten, im Idealfall dessen ganzer Familie.
- Der Hausarzt ist zusätzlich dem Gemeinwesen verpflichtet und darf dem Patienten nicht Therapien verordnen, die unwirtschaftlich sind oder der Solidargemeinschaft schaden (beispielsweise Krankmeldungen ohne Kranksein). Was nicht indiziert ist, ist automatisch kontraindiziert. Damit ersparen die Kenntnisse des Hausarztes dem Patienten unrationelle Behandlungen und dem Gesundheitssystem Ressourcen und Kosten.

Spezifisch für den Hausarzt ist, dass er oft auf Verdacht arbeiten muss. Das ist kein Fehler, sondern kommt dadurch zustande, dass Krankheiten im Frühstadium oft nur unscharf zu erkennen sind. Der Hausarzt muss Warnsignale kennen und möglichst frühzeitig herausfinden, ob die Beschwerden harmlos sind oder auf eine schwerwiegende Erkrankung hinweisen. Typisch ist das beobachtende Zuwarten im Zweifelsfall, wodurch ggf. eine gefährliche Verschlimmerung aufgefangen wird.

Um positive Wirkung zu entfalten, braucht der Hausarzt Fachwissen, Lebensklugheit, Geduld, Selbstwahrnehmung und Kommunikationsfähigkeit.

Sprechstunde und Beratungsanlässe

Was ist eigentlich eine Sprechstunde? Weshalb gehen die Menschen zum Hausarzt?

Zusammenfassung

Der Ausdruck Sprechstunde ist zweideutig und wird geklärt. Die Anlässe, die den Patienten zum Hausarzt führen, sind sehr unterschiedlich zu anderen Ansprechpartnern des Gesundheitssystems.

„Die Sprechstunde" ist einerseits der Überbegriff für den Zeitraum, in dem der Arzt seine Patienten für Beratung, Untersuchung und Behandlung empfängt: „Termin-Sprechstunde von 8–11 Uhr, offene Sprechstunde von 11–12.30 Uhr" ist eine klare zeitliche und organisatorische Ansage.

„Ich war in der Sprechstunde" ist andererseits die inhaltliche Bezeichnung dafür, dass ein Mensch vom Arzt beraten, untersucht, behandelt wurde. Diese möchte ich zur Abgrenzung vom zeitlichen Begriff lieber „Beratungseinheit" nennen, denn die Sprechstundenzeit ist eine Abfolge von solchen Beratungseinheiten.

Bevor ich mich als Hausärztin niederließ, war ich davon überzeugt, dass der Beratungsanlass eindeutig sei: Ein kranker Mensch kommt zu mir „in die Sprechstunde", ich höre ihn an, erkenne seine Krankheit, behandle sie und dieser Mensch geht gesünder und glücklicher wieder nach Hause. In den Praxisvertretungen war meine Tätigkeit auch auf diese Kernaufgabe begrenzt – weil die Praxisinhaber alles andere erledigten.

Weshalb kommt ein Mensch in die Sprechstunde, was sind die Beratungsanlässe?
Folgende Liste erhebt nicht den Anspruch auf Vollständigkeit:

- Der Mensch ist gesund und möchte eine Vorsorge-Untersuchung (Check-up).
- Er ist gesund und das Gesetz schreibt eine Untersuchung vor (z. B. nach dem Jugendarbeitsschutzgesetz).

- Er ist gesund und möchte dies bescheinigt haben (z. B. für die vorgesehene Tätigkeit als Krankenpfleger/Altenpfleger; für eine geplante Adoption; gelegentlich für die Heirat).
- Er ist im Allgemeinen gesund, möchte oder kann aber bestimmte Dinge nicht ausführen. Darüber möchte er eine Bescheinigung (Sportbefreiungsattest, Attest für den Arbeitgeber).
- Er ist gesund und möchte ein Attest, dass er ohne Einschränkungen ein Sportturnier/eine Reise/einen Tauchkurs mitmachen oder eine Lebensversicherung abschließen kann.
- Er möchte von einer Reise oder einem Sportstudio-/Fitness-Vertrag zurücktreten und dies wird nur akzeptiert, wenn er eine ärztliche Begründung beibringt.
- Er fühlt sich zu krank oder anderweitig nicht in der Lage, eine Prüfung abzulegen und braucht für die Befreiung ein Attest (Universität, Schule, Beruf).
- Er ist oder fühlt sich zu krank oder anderweitig nicht in der Lage, zur Arbeit zu gehen und braucht eine Arbeitsunfähigkeitsbescheinigung.
- Er ist noch krank, aber auf dem Weg der Besserung und muss/möchte wieder arbeiten gehen; er braucht einen Wiedereingliederungsplan.
- Er ist akut krank und möchte gesund werden.
- Er ist chronisch krank und möchte gesünder als bisher werden.
- Er ist chronisch krank und möchte Berichte und Ergebnisse besprechen, ist aber an einer Verbesserung seiner Gesundheit nicht interessiert oder glaubt nicht, dass er gesünder werden kann.
- Er ist chronisch krank, weiß, dass er nicht gesund wird und möchte eine Kur zur Verbesserung seines Zustandes.
- Er ist oder fühlt sich so krank, dass er einen Rentenantrag stellen möchte.
- Er ist nicht selbst krank, sondern kommt als betreuender oder pflegender Angehöriger.
- Er möchte eine Zweitmeinung zu seinem Gesundheits- /Krankheitszustand.
- Er möchte sicherheitshalber eine spezielle Untersuchung, weil bei jemandem aus seinem Umfeld eine schlimme Diagnose gestellt wurde.
- Er fühlt sich unwohl (weder richtig krank noch richtig gesund) und will untersuchen lassen, woran das liegen könnte.
- Er wird von seinem Partner, seinem Arbeitgeber, der ambulanten Pflege, dem Physiotherapeuten, dem Fitness-Studio-Leiter, dem Heilpraktiker, dem Ergotherapeuten, dem Sanitätshaus … geschickt, um ein Problem abklären zu lassen.
- Er wird vom Facharzt geschickt, weil dieser keine Erklärung für die Beschwerden des Patienten gefunden hat oder einen Befund erhoben hat, der nicht in sein Fachgebiet fällt.

Wie man sieht, sind die Beratungsanlässe vielfältig.

> **Beispiel**
>
> Die ausgefallensten Wünsche waren folgende:
> „Ich habe eine Jahreskarte fürs Schwimmbad. Jetzt nach der Hauttransplantation kann ich mich ja dort eine Weile nicht mehr sehen lassen, da guckt ja jeder. Ich brauche ein Attest, damit ich das Geld für die Jahreskarte wieder bekomme."
> „Schreiben Sie mir doch bitte ein Rezept für ein Sauerstoffgerät. Ich möchte nach Südamerika reisen, dort sind wir auch über 3000 m hoch und mein Herz schafft das wahrscheinlich nicht ohne Gerät, weil ich doch erst neulich im Krankenhaus war" (ja, wegen entgleister Herzschwäche schon bei geringer Alltagsbelastung!).
> „Meine Frau hat vom Orthopäden Krankengymnastik im Thermalbad verschrieben bekommen. Bitte schreiben Sie mir doch ebenfalls ein Massagerezept aus und einen Taxischein, damit wir da zusammen hinfahren können". ◄

Atteste müssen immer dem Einzelfall entsprechend verantwortet werden. Wer akut ins Krankenhaus eingewiesen wird, erhält z. B. selbstverständlich ein Attest für seine Reiserücktrittsversicherung. Wer so unvernünftig ist, trotz schweren Herzleidens ins Hochgebirge zu reisen, erhält meine Unterstützung nicht. Die Ablehnung eines Attests braucht ärztliches Kommunikationsvermögen und manchmal Standfestigkeit. Gefälligkeitsatteste sind berufswidrig. Alle Atteste sind kostenpflichtig, sonst macht man sich des unerlaubten Wettbewerbs schuldig (dennoch darf man einem Menschen, der von Hartz IV lebt, seine Attestgebühr aus sozialen Gründen erlassen).

Bei Vorsorgeuntersuchungen existiert jeweils ein festes Schema, welche Untersuchungen mindestens durchgeführt werden müssen. Akute Notfälle sind ebenfalls eindeutig medizinisch definiert. Sie machen nur einen geringen Teil der Sprechstunde aus, deshalb blende ich diese Beratungsanlässe im Folgenden aus und beschäftige mich nur mit der der Kernaufgabe der Sprechstunde.

5 Sprech- oder Zuhörstunde und die Bedeutung des Gesprächs

Was tut der Hausarzt eigentlich bei einer Sprechstunde?

Zusammenfassung

Die allgemeinärztliche Tätigkeit ist stark von der Kommunikation, also dem Sprechen und Zuhören geprägt.

Im Prinzip „tut" er wenig: Er hört zu, schaut an, zieht seine Schlüsse und berät dann den Patienten.

Ist das wirklich wenig? Nicht, wenn man den Vorgang genauer anschaut: Der Arzt hört zu und vergleicht das Gehörte mit seinem medizinischen Wissen. Beim Zuhören sieht er den Patienten und registriert nicht-gesprochene Signale. Das Zuhören ist kein einfaches Hören, sondern ein aktives Zuhören. Er spricht und fragt nach. Dann schaut er (bei Bedarf) den Patienten gründlicher an. Wieder vergleicht er das, was er erkennt, mit seinem medizinischen Wissen. Aus den Fakten und Eindrücken folgert er Vermutungen, vermittelt seine Gedanken dem Patienten, überprüft mit diesem zusammen die Folgen für das künftige Leben des Patienten.

Das medizinische Wissen ist Hauptteil der ärztlichen Ausbildung. Hauptteil des hausärztlichen Alltags ist aber wiederum das Zuhören und das Gespräch. Da der Sprech- bzw. Gesprächsaspekt einerseits **der** zentrale Punkt der hausärztlichen Tätigkeit ist und andererseits in der ärztlichen Ausbildung m. E. viel zu kurz angeschnitten wird, beschäftigt sich ein großer Teil meiner Ausführungen in diesem Buch mit dem richtigen Zuhören und dem richtigen Sprechen, der Arzt-Patient-Kommunikation.

Ein gutes hausärztliches Gespräch ist nicht ein simples miteinander Sprechen. Jedes (auch das nichtärztliche) gute Gespräch ist eine Begegnung von zwei verschiedenen Menschen, die sich für einander interessieren und im besten Fall voneinander etwas erfahren (Fakten, Erlebnisse oder Emotionen), was sie vorher noch nicht wussten. So miteinander sprechen stiftet Vertrauen, eine persönliche Beziehung. Ein echtes Gespräch ist individuell, es ermöglicht neue Einsichten (evtl. sogar neue Weichenstellungen), es kann entlasten und neu anspornen, es kann von einengenden Gedankengängen befreien. Und es ist für beide Gesprächspartner befriedigend, wenn ein Gespräch positiv verläuft, sowohl von der Stimmung als auch vom Ergebnis her. Anders ausgedrückt: Im Idealfall lernen und erfahren beide (Arzt und Patient) etwas vom und fürs Leben.

Besonders kostbar ist das Gespräch für einen schwer kranken und/oder seelisch belasteten Patienten in der Hausarztpraxis durch die Neutralität des Arztes und durch die Schweigepflicht.

Ein echtes, gutes Arzt-Patient-Gespräch ist mit einer abspulenden Routine nicht vereinbar, und es ist mit der heutzutage so geschätzten Standardisierung nicht zu erreichen. Es ist nur begrenzt planbar, durch die Individualität gibt es unerwartete Wendungen. Ein gutes Gespräch kann sich nur in gefühlter Ruhe entfalten. „Das hat mir damals mein Arzt gesagt" kann tief im biographischen Gedächtnis verankert sein und zu wichtigen Entscheidungen beigetragen haben, unachtsame Äußerungen des Arztes können auch tief verletzen. Es ist wichtig, was und wie der Patient etwas sagt, und es ist wichtig, was und wie der Arzt etwas sagt. Je öfter ein gutes Gespräch zwischen Patient und Arzt gelingt, desto stabiler ist die Vertrauensbasis, die so immens wichtig für die Behandlung (und ihr Gelingen) ist.

Ein gutes Gespräch ist nicht nur eine Frage der Zeit – manchmal gelingt ein tolles Gespräch in fünf Minuten. Eine längere Zeit führt allerdings (meist) zu mehr innerer Ruhe und bietet daher bessere Voraussetzungen. Dennoch: Qualität ist besser als Quantität. Verbale Klarheit, Authentizität, eine gelassene positive Atmosphäre und hohes Kommunikationsvermögen verbessern die Qualität. Ein schlechtes Gespräch ist Zeitdiebstahl, ein gutes Gespräch ist ein gegenseitiges Geschenk.

Von empathischem und richtigen Zuhören wird im Folgenden noch die Rede sein. Zuhören alleine ist allerdings nicht alles, manchmal ist nur zuhören sogar falsch.

Eine „Zuhörstunde" ersetzt nicht das Gespräch. In einer Krisensituation kann ein reines aufmerksames Zuhören (eines Freundes oder auch des Arztes) psychologisch entlasten. Die Gefühle müssen erst gewürdigt und ausgelebt werden, dann kann sich der Verstand mit der Situation beschäftigen („Erst kommt der Bauch, dann der Kopf", Abschn. 11.1). Wenn sich der Patient aber immer nur beim Arzt entlastet („ausheult oder auskotzt"), wenn sich die Klagen im Kreis drehen, ohne dass der Arzt das Gespräch in Richtung Aktivität zur Heilung führen kann, dann wird der Kranke nie etwas tun, um seine Situation zu verändern. Der Arzt ist zu einem falschen Zuhören gezwungen und sollte sich dies nicht antun, da es ihn nur erschöpft und dem Patienten nicht hilft.

Dass ein alter Mensch, der alleine zu Hause lebt, und für den der Hausarzt eine wichtige Person darstellt, ihm beim monatlichen Hausbesuch einmal seine Lebensgeschichte erzählen will, ist zunächst nachvollziehbar – er möchte ja, dass ihn der (ihm so bedeutende) Hausarzt kennen lernt. Wenn er aber nach 1–2 Jahren immer dieselbe Geschichte erzählt, dann ist das gedankenlos (wenn nicht gar rücksichtslos) gegenüber dem Hausarzt. Es zeigt, dass er im Alten verharrt, evtl. eine posttraumatische Belastungsstörung hat, oder dass er nichts Interessantes erlebt. Hier endlos empathisch zuzuhören ändert rein gar nichts am Befinden des Patienten. Weiterbringen kann es dagegen, wenn dem Arzt aus dem Zuhören heraus ein Übergang gelingt, um endlich einmal die Gefühle anzusprechen, die mit dem alten Erlebnis verbunden sind, oder um von den alten Erlebnissen auf neue Erfahrungen des Patienten zu kommen.

Sehr spannende und vielfältige Geschichten und Erlebnisse kann man von psychiatrischen Patienten erfahren, insbesondere von Menschen mit schizoaffektiver Psychose oder Wahnerleben. Gelegentliches Nicken oder ein „Mmmh" können genügen, um den Monolog im Fluss zu halten. Hier muss sich der Arzt einerseits davor hüten, Opfer von narrativem Autismus (narrativ – erzählend, erzählerisch, Autismus (hier) – ohne Einfühlungsvermögen in das Gegenüber) zu werden. Andererseits darf er nicht vergessen, dass er sich nicht in einem Film oder einer Fantasy-Geschichte befindet, die ihn gut unterhält, sondern dass die „Fantasy-Gestalten" für die Patienten real erlebte Bedrohungen darstellen. Die Vertrauensbasis zum Hausarzt hilft dem Patienten, sich auf Medikamente einzulassen, die diese Fehlwahrnehmungen abstellen. Er soll nicht „ruhig gestellt" werden, wie viele Laien meinen, sondern durch die richtigen Medikamente wird der Denkvorgang so normalisiert, dass eine echte Kommunikation und ein gutes Gespräch möglich werden.

6 Typischer Ablauf einer Beratungseinheit

Was geschieht genau zwischen Begrüßung und Verabschiedung? Eine Kurzbeschreibung

> **Zusammenfassung**
>
> Der Ablauf einer Beratungseinheit ist prinzipiell schematisch. Nach der Begrüßung folgen Anamnese, Untersuchung, Analyse und Besprechung des Ergebnisses.

Eine Beratungseinheit beginnt mit der Begrüßung des Patienten. Dann wird er nach seinen Beschwerden gefragt (Anamnese), eventuell auch nach der weiteren Vorgeschichte. Bei Bedarf folgt eine körperliche Untersuchung, dann werden die Ergebnisse zusammenfassend besprochen und ein Plan zum weiteren Vorgehen bzw. der Behandlung miteinander abgestimmt.

6.1 Begrüßung

Mir ist es wichtig, den Patienten mit einer relativ offenen Frage zu begrüßen („Na, was führt Sie heute zu mir?") und ihn erst einmal reden zu lassen. Dabei schaue ich den Patienten an: **Wie** redet er, was ist der Inhalt, was sind die Zusatzinformationen über die subjektive Bedeutung des Inhalts, was sind die nonverbalen Signale?

Um den Patienten anschauen zu können – was diesem einerseits deutlich macht, dass der Arzt wirklich zuhört und andererseits dem Arzt erlaubt, über die Mimik den emotionalen Gehalt zu erfassen – ist es sinnvoll, blind mit Zehnfingersystem tippen zu können. Während des Zuhörens werden gleichzeitig die wichtigsten Stichworte protokolliert.

Die Grundfrage ist nicht nur: Welche Krankheit hat dieser Mensch? Sondern: Was braucht er? Was wünscht er sich? Und passt das zu dem, was ich denke, was er braucht?

6.2 Anamnese: Zuhören und Nachfragen

Die Anamnese ist „fast alles": 90 % der Diagnose ergibt sich aus der aufmerksamen Erhebung der Anamnese, der Rest ist Ausschluss oder Bestätigung der durch die Anamnese vermuteten Diagnose.

Zuhören ist mehr als Symptomerfassung. Standardisierte Fragebögen werden immer häufiger empfohlen. Ich persönlich wende sie nur dann an, wenn ich mir einen Zusatznutzen verspreche. Bei Fragebögen werden Symptome zwar vollständig erfasst, das ist vorteilhaft. Es werden aber viele aktuell unbedeutende Symptome ungezielt mit erfasst, was unnötig verwirrt. Mehr Daten bedeuten nicht mehr Klarheit!

Was überhaupt nicht in einem Bogen erfasst werden kann, ist die Bedeutung der Symptome für den Patienten. Fragebögen sind schematisch, der Patient ist individuell. Fragebögen bedienen nur die sprachliche bzw. rationale/bewusste Ebene. Das konzentrierte Zuhören erfasst dagegen nicht nur die Art der Beschwerden, sondern (durch Tonfall, Art des Sprechens, Stimmlage) usw. den emotionalen Gehalt der Symptome für den betroffenen Menschen, die unbewusste Ebene.

Die Nachfragen entstehen dadurch, dass mir bei der Beschwerdeschilderung verschiedene mögliche Krankheitsbilder einfallen. Die Antworten auf das gezielte Nachfragen grenzen die Ursachen der Symptome ein und leiten mich in der Problemfindung weiter. Ich stelle mir das wie einen Baum vor: Irgendwo am Baum vermute ich einen faulen Apfel. Ich schaue nach, ob der Baum an sich gesund aussieht, dann wandere ich geistig und mit Fragen an den Ästen entlang (den verschiedenen Krankheitsmöglichkeiten, also der Differenzialdiagnose) und finde damit entweder den Apfel oder zumindest den Ast, an dem er hängt.

6.3 Untersuchung: Schauen und Hand anlegen

De facto hat die Untersuchung schon begonnen, wenn der Patient das Sprechzimmer betritt (s. u.). Die Ausbildung in Untersuchungstechnik nimmt einen großen Raum im Studium ein und ist nicht Thema dieses Buches.

6.4 Analyse und Ergebnis

Nach der Untersuchung erwartet der Patient, dass ich mich äußere. Was ist das Ergebnis meiner Untersuchung? Was ich bereitstelle, ist nicht nur die Beschreibung des Untersuchungsergebnisses („die Lunge ist beim Abhören in Ordnung"), sondern ich biete dem Patienten eine Erklärung an, welche Ursache die Beschwerde haben könnte. Wenn er keine Einwände hat, wird diese Vermutung als ausreichend akzeptiert und wir gehen weiter den gemeinsamen Weg der Abklärung oder gleich der Therapie.

Nochmal: Die medizinische Ausbildung schafft den „Datenhintergrund" im Kopf, mit dem die Beschwerden abgeglichen werden. Ich komme dadurch zu einer tragfähigen Arbeitshypothese, wenn auch nicht unbedingt zu einer ICD-fähigen Diagnose (zum Begriff „ICD" später). „Nur 10 % der Erkrankungen in der Allgemeinpraxis lassen sich überzeugend zu einem wissenschaftlichen Krankheitsbegriff zuordnen" [1].

Im Gespräch vermeide ich den Ausdruck „Vermutung" – ich habe ja einen begründeten Verdacht. Ich möchte nicht, dass der Patient sagt „mein Hausarzt tippt auf eine Depression": Ich tippe nicht, es ist kein Bingo oder Glücksspiel und ich rufe nachher: „Hurra, zufällig getroffen!" Nein, ich habe eine Menge Ausbildung und „Hirnschmalz", Beobachtungsvermögen und Empathie investiert, um zur Verdachtsdiagnose zu kommen, d. h. das war nicht nur Zufall.

6.4.1 Prozedere (lat. Vorgehen): weitere Abklärung oder Behandlungsvorschlag

Nach der Analyse kommt die Planung zur Absicherung der Vermutung. Je mehr Erfahrung ein Arzt hat, desto genauer ist seine Verdachtsdiagnose und desto geringer ist sein Bedürfnis, sich durch Technik abzusichern, bzw. desto spezifischer ist sein weiteres diagnostisches Vorgehen. Er vermutet nicht alles Mögliche Unbekannte, sondern weiß, welche Krankheitsursachen infrage kommen und wie sie in weiteren Schritten zu unterscheiden sind.

Solche diagnostischen Schritte können sein: Labor, Abstrichentnahme, Sonografie, Überweisung zum Facharzt, Einweisung ins Krankenhaus u. v. a.

Aus der Analyse kann sich ein direkter Vorschlag zur Behandlung ergeben, aber das ist nicht Pflicht. Häufig ist das Ergebnis: „Momentan sieht es aus wie XY, und es ist derzeit nichts Gefährliches zu sehen. Also warten wir, wie sich die Beschwerden bzw. die Krankheit weiter entwickeln", denn (wie gesagt): Typisch für die Allgemeinmedizin ist das abwartende Offenlassen.

6.4.2 Therapie

Wer erwartet, dass jeder Patient aus der Beratungseinheit mit einem Tablettenrezept herauskommt, der irrt. Die Therapieentscheidung steht (wie gesagt) unter den Frage:

1. Was braucht bzw. will dieser vor mir sitzende Mensch?
Es gibt viel Auswahl: Medikamente? Krankmeldung? Empathisches Zuhören? Eine Operation? Ein Attest? Eine Schulung wegen seiner Erkrankung? Physiotherapie? Logopädie? Psychotherapie? Ergotherapie? Sport? Ruhe oder Aktivierung? Eine Haushaltshilfe oder ambulante Pflege? Ein Hilfsmittel (Rollator, Gehstock, Schuheinlagen, Inhalationsgerät, Kompressionsstrümpfe)? Kur oder Krankenhaus? Rente? Änderung der

Lebensumstände? Nur ein beruhigendes Wort? Das begründete Versichern, dass alles in Ordnung ist?

2. Wie bekommt er es?
Kann ich ihm dabei helfen? Oder kann bzw. darf er es nicht erhalten?

> **Beispiel**
>
> An zwei Fällen mit der Beschwerde „Husten" möchte ich verdeutlichen, wie unterschiedlich die Beratungseinheiten ablaufen können:
>
> **Beispiel 1:** Der 35-jährige Patient kommt mit glänzenden Augen aber offenem Blick herein. Mit kratziger Stimme berichtet er: „Seit gestern fühle ich mich ganz schlapp". Außerdem höre ich, dass er trocken hustet. Fieber und Schluckschmerzen werden verneint. Sicherheitshalber höre ich die Lunge ab (der Befund ist unauffällig). Es gibt keine Grunderkrankungen, die kleine Tochter ist in der KiTa und seit drei Tagen „erkältet". Der Mann arbeitet als technischer Zeichner. Schneller Fall: Hustenmittel, Allgemeinmaßnahmen, drei Tage Krankschreibung. „Kommen Sie wieder, wenn Fieber dazu kommt oder es doch nicht geht mit der Arbeit" – easy.
>
> **Beispiel 2:** Die 70-jährige Patientin kommt mit langsamen Schritten herein. Sie hat den Kopf gesenkt, schaut mich nicht an. „Ich bin immer so müde". Stille. Nachfrage: Seit wann? „Ich weiß nicht genau". Sie hat keine Grunderkrankungen außer Bluthochdruck, der mit einer Tablette morgens einwandfrei eingestellt ist. Nachfragen: Keine Schmerzen, Schwindel „vielleicht ab und zu, so benommen", kein Infekt in letzter Zeit, keine Belastungsluftnot, Wasserlassen und Stuhlgang in Ordnung, Appetit nicht so recht, keine sonstigen Symptome, die Gebärmutter wurde wegen gutartiger Wucherungen vor Jahren entfernt. Die Darmspiegelung vor zehn Jahren war in Ordnung, die letzte Blutuntersuchung vor fünf Monaten zeigte außer erhöhten Fettwerten nichts Auffälliges. Ich bitte sie, sich frei zu machen und auf die Liege zu legen zur Untersuchung. Die Bewegungen sind langsam, aber flüssig, sie kann sich die Hose im Stehen ausziehen ohne zu wackeln. Während sie sich auf die Liege legt, frage ich sie nach ihren Sorgen.
>
> Der Sohn lässt sich scheiden, er hat eine neue Frau, mit der sie gar nicht einverstanden ist. Sie denkt, dass sie ihre drei Enkel in Zukunft nicht oder selten sehen wird, weil ihre Schwiegertochter in die Nähe ihrer Eltern gezogen ist. Sie grübelt nachts, ob sie etwas falsch gemacht hat.
>
> Die körperliche Untersuchung ergibt keinerlei krankhaften Befunde. Weder sind Hinweise auf Blutarmut noch auf Herzschwäche oder Krebs vorhanden.
>
> Meine Zusammenfassung: „Ich denke, es nimmt sie arg mit, dass ihr Sohn sich nach so vielen Jahren von seiner Frau trennt. Sicherheitshalber würde ich gern ihr Blut untersuchen, ob da was ist, nicht, dass wir eine Krankheit übersehen. Aber erst einmal sollten Sie besser schlafen, damit sie mehr Kraft haben. Können Sie sich denn mit jemandem aussprechen, damit sie nicht so grübeln und im Kreis denken?"

Dann folgt **kein** ausführliches Gespräch über die Ehe des Sohnes, die Erziehungsprobleme, die alten Verletzungen und Schuldvorwürfe, die sich die Patientin macht. Schließlich hat die Patientin nur einen 15 min-Termin, wir sind schon im Verzug und die nächsten Patienten warten bereits. Sondern es kommt das Anreißen der Ressourcen (Gesprächspartner? Psychologische Beratungsstelle nötig? Was hilft zur Entspannung z. B. Gartenarbeit, Spazierengehen?). Ich veranlasse sicherheitshalber einen Blutabnahmetermin innerhalb der nächsten vier Wochen, danach einen Termin für ein ausführlicheres Gespräch. ◄

Die Beispiele verdeutlichen: Aus gleichen Beschwerden folgen unterschiedliche Planungen: im Beispiel 1 weitere Schritte nur, falls der Patient wegen zunehmender Verschlechterung wiederkommt, im Beispiel 2 Labor und neuer Beratungstermin.

Die Beispiele verdeutlichen ebenfalls: Aus gleichen Beschwerden folgen unterschiedliche Behandlungen. Der Büro-Arbeiter in Beispiel 1 mit grippalem Infekt braucht nur ein bisschen Ruhe, frische Luft, heißen Tee und einen Hustenstiller. Da er nicht körperlich schwer arbeitet und im Büro eher Ruhe hat als zu Hause, reichen ihm drei Tage Krankmeldung.

Die ältere Frau in Beispiel 2 braucht Zuwendung und Menschen, die ihre Sorgen teilen. Sie muss letztlich die Situation akzeptieren und eigene Wege finden, damit umzugehen. Das alles kann ich ihr nur bahnen: Ich kann ihr einzelne Ideen mitgeben, um damit einen „Anker" zu setzen (ich denke mir dabei das Denken wie ein Meer, in dem der kranke Mensch wie ein Schiff schwimmt. Stichworte und Ideen geben dem Menschen Halt und einen Gedankenfokus) oder ich kann einen Therapeuten oder eine Beratungsstelle vermitteln.

Literatur

1. Mader/Weißgerber: Allgemeinmedizin und Praxis, Springer-Verlag 1993

7 Beratungseinheit im Detail

> **Zusammenfassung**
>
> Worauf der junge Hausarzt neben seinem medizinischen Wissen in der Sprechstunde zu achten hat verdient eine genauere Betrachtung.

7.1 Anamnese: Sprechen und Zuhören als Kommunikationsgeschehen

„**Kommunikation** (lateinisch *communicatio* „Mitteilung") ist der Austausch oder die Übertragung von Informationen, die auf verschiedene Arten (verbal, nonverbal und paraverbal) und auf verschiedenen Wegen (Sprechen, Schreiben) stattfinden kann […]" [1].

Kommunikation zwischen Menschen bedeutet Verständigung, es gibt einen Sender, einen Empfänger und die Signale, die ausgetauscht werden. Dazu müssen die Signale bzw. die Sprache zwischen den beiden von beiden verstanden werden können. Ist das selbstverständlich? Oh nein! Wenn mich beispielsweise ein Ausländer nach dem Weg fragt und ich antworte ihm auf schwäbisch „da vorne müsset Se nom om's Eck ond na a Weile gradaus." dann versteht er das nicht besser, wenn ich denselben Text mit doppelter Lautstärke und schön langsam vortrage: „NOM OM'S ECK!!!" Sondern ich muss den Text auf hochdeutsch klar und deutlich, aber nicht lauter, sprechen oder ich kann ihn fragen, ob er englisch spricht und alles auf Englisch erklären, also die Sprache wechseln.

Kommunikation zwischen Arzt und Patient heißt wechselseitig sprechen und zuhören. Jemand, der bei einem Gespräch permanent auf Sendung ist, ist anstrengend bis unerträglich (egal, ob Patient oder Arzt). Sendung ist für einen Vortrag passend, nicht für die zwischenmenschliche Verständigung.

7.1.1 Sprechen

Am effektivsten sendet der Sprecher, indem er klar, verständlich und nicht zu schnell spricht.

> **Beispiel**
>
> „Wissen Sie, Frau Doktor, neulich war ich auf dem Markt, der ist immer samstags- au nein, dienstags ist er ja auch. Und da sehe ich doch die Frau Maier, die, wo der Sohn mit dem Motorrad den Unfall hatte. Zum Glück hat er ihn ja überlebt, aber der war fast ein Jahr krank. Und da ist mir eingefallen, dass ich beim Geburtstag von der Erika, also der Frau Müller, das ist eine enge Freundin von der Frau Maier, und da war ich auch eingeladen, und die Frau Maier und ihr Mann waren auch da, also bei dem Geburtstag, da ist mir nach dem Kuchen saumäßig schlecht geworden. Ich weiß nicht, ob das am Kuchen lag, die Frau Müller macht den immer mit so viel Sahne. Vielleicht war es auch der Kaffee, der war so stark. Und wo ich die Frau Maier getroffen hab am Gemüsestand, da habe ich gedacht, ich muss mal wieder zu Ihnen in die Sprechstunde. Ich komme ja nur, wenn es mir wirklich schlecht geht. Jedenfalls ist mir da auf dem Markt wieder eingefallen, dass es mir seit dem Geburtstag einfach nicht so ganz richtig im Bauch ist. Schlecht ist mir ja eigentlich nicht, und gespuckt (erbrochen) hab' ich auch nicht, aber ich bin halt nicht so die Spuckere (ich erbreche selten) …" ◄

Solch eine Schilderung dauert bei dieser schnell Sprechenden de facto nur zirka eine Minute, aber es kostet Mühe, die wesentliche Information herauszufiltern. Ich unterbreche den Redefluss und frage: „Haben Sie denn Schmerzen"? Meine Notiz, also die kurz gefasste Anamnese in der Karteikarte lautet daraufhin: „Seit fettem Essen mit Kaffee rezidivierend (wiederholt) unbestimmte Übelkeit ohne Schmerzen". Die kurze Patientenschilderung hätte heißen können: „Seit einem Geburtstagsfest vor vier Wochen mit viel Kaffee und Kuchen ist mir immer wieder übel. Mir tut nichts weh und ich habe nicht erbrochen, aber mir ist einfach unwohl."

Beim Nachfragen ist es positiv, wenn sich der Arzt auf den Sprachstil des Patienten einlassen kann – schwäbisch zu schwäbisch, hochdeutsch zu hochdeutsch, Fremdwörter nur für Leute, die diese verstehen, einfache kurze Sätze für Leute, die selbst einfache Worte benützen. Wenn der Behandelnde wichtige Worte aus der Schilderung des Patienten aufgreift, dann weiß dieser, dass er verstanden wurde. Während der Anamnese fungiert der Arzt nur teilweise als Sender, wichtiger wird diese Funktion später bei der Besprechung der Ergebnisse.

7.1.2 Zuhören

Zunächst ist der Patient der Sender. Genauso, wie ich bei einem Radioapparat (alter Bauart) am Knopf drehe, um die richtige Frequenz einzustellen (bei der der Empfang am klarsten ist), genauso muss ich meine inneren Antennen auf den Patienten ausrichten.

Dazu gehören die äußere und innere Zuwendung: Das Anschauen, am besten mit Augenkontakt, das entspannte aber aufrechte Sitzen, welches Aufmerksamkeit signalisiert, und die Konzentration auf diese und nur diese Person, die vor mir sitzt. Wenn ich geistig noch beim vorigen Patienten bin, bei dem Ärger von gestern, der Sorge vor morgen, der Urlaubsplanung oder der Frage, ob ich wirklich den Herd ausgeschaltet habe, dann kann ich nicht richtig zuhören. Wenn das Telefon zwischendurch klingelt, die Helferin ein EKG vorlegen will oder das Kindergartenkind des Patienten quengelt, dann wird es schwer sein, eine effektives und angenehmes Gespräch zu führen.

Nicken und kurzes „Ja" oder bestätigendes „Mhm" ermuntern zum Weiterreden.

Als zuhörender Arzt muss ich mir darüber im Klaren sein, dass in jeder „Sendung" verschiedene Inhalte gleichzeitig verborgen sind. Beschrieben hat das der Psychologe Prof. Dr. Schulz von Thun (*1944) als „Kommunikationsquadrat", besser bekannt als „Vier-Ohren-Modell". Demnach stecken in jeder Äußerung vier Botschaften gleichzeitig

- „Eine Sachinformation (worüber ich informiere)
- Eine Selbstkundgabe (was ich von mir zu erkennen gebe)
- Einen Beziehungshinweis (was ich von dir halte und wie ich zu dir stehe)
- Einen Appell (was ich bei dir erreichen möchte)
- […] Auf der Sachebene des Gesprächs steht die Sachinformation im Vordergrund, hier geht es um Daten, Fakten und Sachverhalte. Dabei gelten drei Kriterien:
- wahr oder unwahr (zutreffend/nicht zutreffend)
- relevant oder irrelevant […]
- hinlänglich oder unzureichend […]

Die Herausforderung für den Sender besteht auf der Sachebene darin, die Sachverhalte klar und verständlich auszudrücken. Der Empfänger kann auf dem Sachohr entsprechend der drei Kriterien reagieren.

Für die Selbstkundgabe gilt: Wenn jemand etwas von sich gibt, gibt er auch etwas von sich. Jede Äußerung enthält gewollt oder unfreiwillig eine Kostprobe der Persönlichkeit – der Gefühle, Werte, Eigenarten und Bedürfnisse. […]

Während der Sender […] Informationen über sich preis gibt, nimmt der Empfänger diese mit dem Selbstkundgabe-Ohr auf: Was ist das für einer? Wie ist er gestimmt? Was ist mit ihm? usw.

Auf der Beziehungsseite gebe ich zu erkennen, wie ich zum Anderen stehe und was ich von ihm halte. Diese Beziehungshinweise werden durch Formulierung, Tonfall, Mimik und Gestik vermittelt.[…]

Der Empfänger fühlt sich durch die auf dem Beziehungsohr eingehenden Informationen wertgeschätzt oder abgelehnt, missachtet oder geachtet, respektiert oder gedemütigt.
Die Einflussnahme auf den Empfänger geschieht auf der Appellseite. Wenn jemand das Wort ergreift, möchte er in aller Regel etwas erreichen. Er äußert Wünsche, Appelle, Ratschläge oder Handlungsanweisungen.
Die Appelle werden offen oder verdeckt gesandt. Mit dem Appell-Ohr fragt sich der Empfänger: Was soll ich jetzt (nicht) machen, denken oder fühlen?" [2]

Für die Sprechstunde heißt das, gleichzeitig zu hören und zu überlegen: Was sind die körperlichen Beschwerden? Welche der Beschwerden passen zusammen zu einem Krankheitsbild? Welche Beschwerden muss ich noch genauer hinterfragen?

Hat der Patient Angst oder ist er zuversichtlich? Ist er gelassen oder „völlig aus dem Häuschen"? Ist er von sich absolut überzeugt und rechthaberisch oder eher (über)sensibel? Ist er zu sich und anderen freundlich oder ungeduldig und unnachgiebig? Wirkt er bequem oder bemüht? Ist er sanft oder latent aggressiv, traurig, ausgeglichen, munter, emotional oder sachlich, intelligent oder „einfach gestrickt"? Wirkt der Patient misstrauisch? Handelt er unterwürfig, aufrecht oder unverschämt? Wirkt er hochnäsig, eitel, gierig oder respektvoll, nett, umgänglich? Was fühle ich selbst: Finde ich ihn nett, sympathisch oder unangenehm? Ist er mir zu träge oder zu aufdringlich?

Was erwartet der Patient? Will er Zuwendung, Klarheit, Beruhigung oder einen Lösungsvorschlag? Was soll ich für ihn tun? Wozu will er mich veranlassen?

Erstaunlich ist, dass sich diese Gedanken und Ebenen in Sekunden bis Minuten abspielen. Die ersten 20 s entscheiden in der allgemeinen menschlichen Begegnung über Sympathie und Antipathie, nicht nur „bei der Liebe auf den ersten Blick". Wir haben ein Bild des anderen Menschen im Kopf, bevor wir uns darüber bewusst geworden sind! Und nur wenige Minuten Gespräch können so viele Dimensionen haben und so viele Erkenntnisse und Ergebnisse zeitigen!

Meine eigene Haltung beim Zuhören ist idealerweise:

- interessiert an der Sache (dem zu findenden Problem) und der Person (als krankes Individuum, nicht als Mann oder Frau, Installateur oder Bürgermeister, Nachbar oder politischer Gegner)
- konzentriert, innerlich ausgeglichen, nicht gehetzt – Ich habe und gebe das Gefühl, als gebe es nur das Gespräch und uns beide Menschen (selbst wenn ich genau weiß, dass andere Menschen warten und ich die Uhr im Blick behalten muss).
- sympathisch und empathisch – „Du bist okay, ich bin okay, jeder nach seiner Weise, als Mensch wie er ist. Du bist nur im Moment gesundheitlich nicht okay, du hast ein Problem, und deshalb bist du bei mir. Mal schauen, ob und wie ich dich da weiterbringen kann."

7.1.3 Gezieltes Nachfragen, das Gespräch führen

„Ausreden lassen" klingt wunderbar. Jeder Mensch fühlt sich vor den Kopf gestoßen, wenn er mitten im Satz unterbrochen wird. Das wissen wir Ärzte, und dennoch unterbrechen wir die Patienten häufig (das ist beobachtete Tatsache). Warum?

1. Wir denken eventuell, dass wir bereits wüssten, wie das Ende des Satzes sein wird, wenn wir den Anfang gehört haben.
2. Wir wollen schnell zu einer Diagnose und Behandlung kommen, etwas tun, nicht nur hören.
3. Wir sind oder fühlen uns ständig unter Zeitdruck.
4. Es gibt Patienten, die sind permanent auf Sendung und erzählen hemmungslos und ausschweifend Dinge, die wir für irrelevant halten.

Grund 1 ist anmaßend. Grund 2 ist löblich. Grund 3 ist eine objektive Tatsache und das Gefühl verständlich. Bei allen drei Gründen sollten wir uns beherrschen. Nur bei Grund 4 dürfen wir unterbrechen.

Ich rate jedem Kollegen, nebenbei einmal eine Stoppuhr zu beobachten und zu objektivieren, wie lange der Patient gesprochen hat. Im Normalfall (nicht im vierten Fall) liegt die Beschwerdeschilderung gemessen (nicht gefühlt) bei ein bis zwei Minuten. Danach signalisiert der durchschnittliche Patient, dass er bereit ist, auf Empfang zu gehen. Wenn nicht, ist er überdreht, geschwätzig oder manisch krank.

Wenn nun die erste Pause in der Beschwerdeschilderung eingetreten ist, dann ist es kommunikationstheoretisch unbedingt nötig und in der Praxis oft tatsächlich hilfreich, zusammenzufassen, was der Empfänger verstanden hat. Eine typische zusammenfassende Nachfrage wäre beispielsweise: „Habe ich das richtig verstanden, dass …" Ich finde diese Formulierung nur dann praktisch, wenn z. B. Menschen mit mangelnden Deutschkenntnissen vor mir sitzen. Bei diesen kann ich damit, dass ich mit meinen eigenen Worten ihre Beschwerden beschreibe, bestätigen, dass ihre Botschaft angekommen ist. Bei vielen anderen zeige ich durch eine kurze Zusammenfassung plus Art und Inhalt der weiterführenden Nachfragen, dass ich sie verstanden habe. Beispielsweise so: „Wenn Sie jetzt schon seit zwei Wochen diese Rückenschmerzen so schlimm haben, dass Sie kaum laufen können – haben Sie denn dann schon mal etwas dagegen eingenommen?"

Auch im Beispiel oben habe ich nicht gesagt: „Verstehe ich das richtig, dass Ihnen seit dem Geburtstagskaffee vor ein paar Wochen dauernd übel ist?" Erstens ist dieser Mensch ein Grund-4-Patient, ich erwarte einen weiteren Schwall von Nebensächlichkeiten. Und zweitens komme ich wirklich für den Patienten besser voran, wenn ich frage, ob er Schmerzen hat. Das signalisiert ihm einerseits, dass ich zugehört habe (er hat ja bisher nichts von Schmerzen erzählt), andererseits leitet es über zu weiteren klärenden Fragen oder der Untersuchung.

Im Wort „Gespräch führen" steckt die Bedeutung gliedern, strukturieren und lenken.

Manche Menschen merken gar nicht, dass sie von Symptom zu Symptom hüpfen. Dann hilft ein lenkender Satz z. B. zur Hauptbeschwerde wie; „Gehen wir doch nochmal zurück zu Ihrem Kreuzweh: Wann ist das denn am besten und wann am schlimmsten?"

Einigen Patienten muss man „die Würmer aus der Nase ziehen". Das ist nicht schwer, wenn der Arzt einen inneren vorstrukturierten Fragenkatalog hat, den er symptombezogen aufrufen kann (Beispiel Schmerzen: wo, wann, Schmerzcharakter, was verschlimmert, was verbessert, wie häufig, seit wann, welche Begleiterscheinungen? Beispiel Schwindel: Drehschwindel oder Schwanken oder Liftgefühl, seit wann, mit Herzklopfen, Übelkeit, Ohrensausen, Hinfallen verbunden usw.) und mit dem er das Gespräch strukturiert.

Sinnvoll kann es sein, auch die Gefühlsebene der Beschwerden anzusprechen. Hier ist Empathie, Augenmaß und Zurückhaltung gefragt. „Habe ich das richtig verstanden, dass Sie die Schmerzen Sie doch sehr belasten" wäre kommunikationstheoretisch im Prinzip okay – ist aber völlig taktlos, wenn sich der Patient gerade vor mir schmerzgeplagt zusammenkrümmt, also hier eindeutig falsch. „Sie dürfen die Tränen ruhig laufen lassen" (ich stelle die Taschentücher-Box hin), „das ist ja schlimm, was Sie mir da erzählen"– das ist mitfühlendes und zum Teil nonverbales Aufnehmen der nonverbalen Signale („kloßige", gepresste Sprache, unterdrücktes Schluchzen, Zittern) und damit richtig.

7.2 Untersuchung

7.2.1 Einfaches Anschauen

In der Beschreibung des Ablaufs einer Beratungseinheit habe ich es vorweggenommen: Die Untersuchung beginnt schon in dem Moment, in dem der Patient das Zimmer betritt.

Wie kommt der Patient herein? Ist er blass oder rot, fiebrig und mit glänzenden Augen, pfeift er auf den Bronchien oder hat er Luftnot? Ist er schmerzgebeugt und hat eine Schonhaltung? Wie munter schaut er mich an? Hat er einen Foetor (Geruch der Atemluft bzw. aus dem Mund), Alkoholstigmata, Karies? Ist er auffallend dünn oder dick, wächst der Kropf schon über das Schlüsselbein (selten geworden!)? Läuft er mit Schwung oder mit kleinen Schritten, gebeugt oder aufrecht, muss er sich halten oder stützen? Ist er „trüb" oder agitiert? Wie bewegt sich der Patient? Wie ist seine Haltung? Wie sieht er heute im Vergleich zu sonst aus? Wie munter ist er? Wie spricht er? Wie ist die Kontaktaufnahme? Ist eine Hilfsperson bei ihm? Hier ist es ein bisschen von Nachteil, wenn zwecks Zeitersparnis mit zwei Sprechzimmern gearbeitet wird und der Patient bereits sitzt, wenn der Arzt herein kommt.

Es gibt viele Erkrankungen, die dem (erfahrenen) Arzt auf den ersten Blick klar sind [3].

7.2 Untersuchung

> **Beispiele**
>
> - Gelbliche Haut, dicker Oberbauch, „komischer" Mundgeruch: Stauungsikterus
> - Pfeifen bei der Atmung, verlängerte Ausatmung, rosig schlanker Patient: Asthma bronchiale
> - Pfeifen bei der Atmung, Beinödeme, blaue Lippen: Herzinsuffizienz
> - Zu schnelle Atmung ohne Pfeifen, weder blaue Lippen noch dicke Beine, vor Angst aufgerissene, geweitete Augen: Hyperventilationssyndrom
> - „Verrotzt, verheult, verquollen" mit Ausschlag: Masern
> - Kleinschrittiger Gang, vornübergebeugte Haltung, grobes Zittern der Hand: Parkinson
> - Der alte Patient legt sich schräg ins Bett: Verdacht auf Demenz ◄

Diese Liste ließe sich beliebig fortsetzen, aber ich will damit nur verdeutlichen, dass manche Krankheiten oder Probleme ohne zeitaufwändige Anamnese und Untersuchung erkannt werden können. Man sieht allerdings nur, was man kennt, deshalb ist eine gründliche Ausbildung mit „vielen Bildern im Kopf" die beste Garantie dafür, vieles erkennen zu können.

> **Beispiel**
>
> Unvergessen ist mir eine Situation aus einem Praktikum während der Studienzeit. Ich arbeitete in der zentralen Notaufnahme mit. Ein alter Mann, der auf der Notfall-Liege auf seine Untersuchung wartete, meinte „mir ist so kalt" und fing an zu zittern. Während ich als mitfühlende Studentin nach einer Decke Ausschau hielt, rief die Ärztin „Achtung, Schock"! Die Schwester rannte und brachte eine Infusion, die Ärztin legte einen Venenzugang und sagte zu mir: „Dableiben, Blutdruck messen". Der Druck war bei 60 extrem niedrig, der Puls sehr schwach und schnell ... Die erfahrene Ärztin hatte die Zeichen richtig interpretiert, ich damals noch nicht.
>
> Herr L. kommt zur Besprechung seiner Blutdruckwerte. Beiläufig sehe ich eine verdächtige Veränderung an der Unterlippe – dem Patienten ist da nichts aufgefallen, er habe „das schon „eine Weile". Ich schicke ihn dringend in die plastische Chirurgie, die Diagnose Plattenepithelkarzinom (Hautkrebs) wird histologisch (Gewebe-Untersuchung unter dem Mikroskop) bestätigt. ◄

„Wer älter aussieht, stirbt früher": Eine dänische Studie untersuchte eineiige, über 70 Jahre alte Zwillinge über viele Jahre (1995–2008). Alle zwei Jahre wurde ein Passfoto gemacht und das Foto drei verschiedenen Gruppen vorgelegt: Altenheimpflegerinnen, zufällig ausgewählten Frauen über 70 Jahren und Medizinstudenten. Sie sollten das Alter der abgebildeten Menschen schätzen. Das geschätzte Alter war hochsignifikant (→ Studien) mit der Überlebenswahrscheinlichkeit korreliert. Je größer der Altersunterschied zwischen den beiden Zwillingen geschätzt war, mit desto größerer Wahrscheinlichkeit verstarb der als älter eingeschätzte Zwilling [4].

Also Achtung: Wenn jemand Ihnen sagt „Du siehst aber alt aus", dann wird es höchste Zeit, dass Sie etwas für sich tun.

7.2.2 Einfaches Anhören

Auch das einfache Hören ist aufschlussreich: spricht der Patient heiser oder „kloßig"? Langsam und müde, oder logorrhoisch (ungebremster Redefluss) und aufgeregt? Kenne ich das von ihm? Wie formuliert er? Welche Art von Sprache benützt er (Fachsprache, Dialekt, technische Sprache, simple oder komplizierte Worte)?

Unterschätzt wird die Aussagekraft des Sprechens. Viele Krankheiten verraten sich durch die Stimmlage und die Art des Sprechens. Die Stimme verrät die Stimmung.

Schon am Telefon zeigt ein lang gedehntes, müdes „Jaaaah?", dass diese Person im Moment nicht guter Laune, vielleicht sogar depressiv ist. Ein kurzes „Ja, bitte?" signalisiert bei hartem Tonfall die Eile des Sprechers, bei singendem Tonfall Aufnahmebereitschaft und Interesse.

ADHS-Betroffene reden lebhaft, manchmal sprunghaft. Manische Patienten sprechen schnell und unzusammenhängend, sie „springen" assoziativ von Inhalt zu Inhalt.

Depressive Menschen reden langsam, stockend, gleichförmig-monoton, ohne Variation in Tonhöhe und Geschwindigkeit. Innere Anspannung führt zu gepresster Stimmlage. Angst führt zu „Kloß im Hals", und dieser ist durch hörbare Mühe beim Sprechen gekennzeichnet, zusammen mit einer Tonerhöhung.

Auch Menschen mit Tonsillitis/Angina müssen sich beim Sprechen anstrengen, aber sie überstrecken dabei den Hals und haben normale Tonhöhe. Dass Infekte der Atemwege zu rauer, krächzender Stimme führen, weiß jeder.

Verwaschene Sprache finden wir bei (Alkohol-)Vergiftungen und Schlaganfällen bzw. anderen Hirnerkrankungen. Sehr bitter ist es für neurologisch erkrankte Patienten, wenn sie im Alltag für betrunken gehalten werden, nur weil sie undeutlich sprechen und evtl. auch noch schwanken.

> **Beispiel**
>
> Einer Patientin fiel auf, dass sie im Chor nicht mehr so deutlich singen könne. Frühzeitig wurde dadurch die Diagnose ALS (amyotrophe Lateralsklerose, neurologische Erkrankung) gestellt. ◄

7.2.3 Selbstbeobachtung

Die Ebenen des Zuhörens wurden bereits beschrieben. Wir haben gelernt: Appellativer und emotionaler Gehalt der Botschaft sind wichtig. Beide erfasse ich nicht nur durch die Auswertung des Gesprochenen (appellative Worte sind beispielsweise „möchte", „erwarte", „könnten Sie nicht" o. ä.) sondern auch durch die Auswertung meiner eigenen Empfindungen. Einerseits: Was für Botschaften signalisiert meine Empathie, also welche Gefühle dieses Menschen spiegeln sich in mir? Und andererseits: Welche eigenen Gefühle löst dieser Mensch in mir aus, die als Reaktion meiner Persönlichkeit zu werten sind? Was empfinde ich, während ich dem Patienten zuhöre? Was denke ich, ohne es auszusprechen, was fühle ich, ohne es mitzuteilen? Gewissermaßen stelle ich mich geistig neben mich selbst, um mir über meine Empfindungen beim Zuhören klar zu werden und sie für die Diagnose und mein weiteres Verhalten auszuwerten. Untersuchen bedeutet Befunderhebung und dazu gehören die unsichtbaren Befunde. Die vom Patienten bei mir ausgelösten Gedanken und Gefühle wollen erfasst, geistig betrachtet, objektiviert, diagnostisch eingeordnet werden.

Beispiel

Frau S. schildert ihre Beschwerden. Ich fühle, wie ich dabei immer müder und träger werde, fast eingelullt. Gerade eben habe ich mich doch noch wohlgefühlt, jetzt spüre ich Melancholie. Halt! Ich werde mich von der Depression dieser Patientin nicht herunterziehen lassen!

Herr M. regt mich innerlich auf. So etwas Träges beim Sprechen. Der bekommt ja keinen Ton heraus! Und ich muss zweimal nachfragen, weil er nicht reagiert. Der ist doch nicht schwerhörig! Nein, ist er nicht. Aber er hat seine Schilddrüsentabletten seit einem Jahr nicht genommen und ist in die Hypothyreose (Schilddrüsenunterfunktion) gerutscht. Das macht ihn langsam und undeutlich. Die bestätigende TSH-Messung ergibt einen Wert von 418 (ausgeprägte Unterfunktion). ◄

Je offener ein Mensch für seine eigenen Emotionen und Gefühle ist, desto besser kann er sie bei sich erkennen. Je mehr Selbsterfahrung er hat, desto besser kann er die Emotionen in der Selbstbeobachtung reflektieren. Im allgemeinen Sprachgebrauch werden die Begriffe „Emotion" und „Gefühl" oft als gleichbedeutend angesehen. Genau genommen sind Emotionen direkte Empfindungen und Körperreaktionen (Schweißausbruch, Rotwerden, von innen kommendes Lächeln), Gefühl ist die bewusste Deutung der Reaktion. Ein Beispiel: „Ich habe rote Backen und mir ist heiß, ich habe Herzklopfen" ist die Empfindung. Der Zusatz „ich habe etwas falsch gemacht, ich fühle mich unwohl" führt zur Deutung „Schamgefühl". Der Zusatz „ich komme gerade vom Schlittenfahren in die warme Küche, ich hatte einen tollen Tag und freue mich auf die Lebkuchen" führt zur Deutung „freudige Erregung".

Während der Sprechstunde auf die aufkommenden Gefühle und Gedanken zu achten, ist bei der Diagnostik, der Therapie und für die Selbstachtsamkeit gleichermaßen wichtig.

> **Beispiel**
>
> Ich soll Frau N. zurückrufen. Ich kenne sie als stur und ablehnend, und ich spüre in mir Unwohlsein und deutliche Abneigung, den Hörer zu ergreifen. Ich mache mir meine eigene Mischung aus Angst und Widerwillen klar: Ich habe momentan keinen Nerv, mich mit Beschwerden überschütten zu lassen, und meine Vorschläge werden, wie meist, ins Leere laufen (negative aber durch Erfahrung begründete Prophezeiung). Wie komme ich aus der Situation und den negativen Gefühlen heraus? Heute wappne ich mich innerlich: Ich setze mir ein Zeitlimit für das Gespräch, ich formuliere mir das Ende des Gesprächs vor und setze mich aufrecht (selbstbewusst) hin. Und siehe da: Mein Unwohlsein ist verschwunden, ich kann das Gespräch führen. ◄

7.2.4 Einfaches Abtasten

Erst nach dem Schauen und Hören kommt das „Hand anlegen", in den Hals schauen bzw. Stethoskop aufsetzen: Symptom-orientiert und nach den vermuteten Krankheiten suchend bzw. sie ausschließend.

Jeder Medizinstudent lernt im Untersuchungskurs die Untersuchungstechnik am menschlichen Körper. Aber nicht jeder lernt, seinen Tastempfindungen zu vertrauen. Wie sonst kämen die Patienten so häufig zu der Klage: „Der Doktor hat mich nicht mal untersucht, der hat mich gleich zu … (Technik) geschickt"?

Keine Frage: Die moderne Medizintechnik ist bewundernswert. Keine Frage: Auch unsere Sinne sind bewundernswert. Mit dem Hören, Sehen, Tasten (und ggf. Riechen) und Denken erfasst ein geübter Allgemeinarzt über 90 % der Erkrankungen. Der Rest (Labor und Technik) dient dazu, die Diagnose zu verwerfen oder zu bestätigen.

Zweifellos gibt es Situationen in der Medizin, in denen Technik unmittelbar eingesetzt werden muss. Ich schreibe aber hier über die Hausarztpraxis, die, wie gesagt, gekennzeichnet ist durch „nicht ausgelesenes Krankengut" und diffuse, meist leichtere oder chronische Beschwerden.

Folgende Beispiele zeigen, dass Technik manchmal nicht sinnvoll ist.

> **Beispiel**
>
> **Beispiel Rückenschmerzen:** Diese haben ihre Ursache häufig in Dauerverkrampfung der Muskulatur (z. B. durch Schiefhaltung oder Fehlbelastung) und nicht in den Knochen. Geht ein Patient wegen der Schmerzen zuerst zu einem (durchschnittlichen) Orthopäden, dann wird zunächst einmal ein Röntgenbild gemacht. Dort zeigen sich Abnutzungen, Verschleiß. Oder der Patient möchte sofort „in die Röhre, weil man da alles richtig sieht". In der folgenden Kernspintomographie stellt man eine Bandscheibenvorwölbung ohne Druck auf den Nerv und ebenfalls Verschleißerscheinungen fest. Also macht der Patient Wirbelgelenk-Abnutzung oder „die Bandscheibe" für seine Beschwerden verantwortlich und möchte eine Spritze oder Operation. Das hilft

ihm aber nicht, denn die „nicht-normalen" Befunde sind zwar objektiv da, aber sie sind ebenso objektiv nicht für die Schmerzen verantwortlich. Die Abnutzungen waren vor einem Jahr schon da, und damals hat nichts weh getan! Wäre der Patient zu einem guten Hausarzt oder guten Orthopäden gegangen, dann hätte dieser durch Abtasten die Verspannungen gefunden und entsprechend behandelt.

Beispiel Mammografie: Diese ist segensreich, wenn durch Abtasten oder Ultraschall eine Verhärtung gefunden wird, die verdächtig ist. Aber wie sinnvoll ist das Screening? Darüber wird seit Jahren kontrovers diskutiert. Die meisten Mammakarzinome werden durch Abtasten entdeckt, davon wieder die meisten durch die Frauen selbst. Traue deinen Sinnen! Wenn Brustkrebs im Frühstadium erkannt wird, ist er gut heilbar. Die bisherige Erfahrung zeigt, dass 2–6 von 1000 Frauen, die regelmäßig zum Mammografie-Screening gehen, vor dem Tod bewahrt werden. Andererseits wird durch die Röntgenstrahlung bei der wiederholten Mammographie bei einer von 1000 Frauen Brustkrebs ausgelöst, 24 von 1000 untersuchten Frauen werden unnötig in Angst versetzt (es wird der Verdacht auf Brustkrebs geäußert, und er bestätigt sich dann nicht) und 9–12 von 1000 Frauen bekommen eine Überdiagnose. Das bedeutet, der Tumor („Tumor" heißt Wucherung, unabhängig ob gut- oder bösartig) hätte keine Probleme bereitet, wird aber (unnötig) operiert oder bestrahlt [5]. ◄

Mein Fazit: erst hören, fühlen und denken, und dann gezielt Technik einsetzen. Das dient nicht nur dem Patienten, weil er nicht „herumgeschickt" wird, sondern entlastet auch die Fachärzte und spart Kosten.

Bitte gestatten Sie mir einen Ausflug zurück zur „Erst-Blick-Diagnose": Was geschieht, wenn ich als Ärztin nebenbei, im Alltag, auf Anhieb eine Krankheit erkenne? Schauen, denken und beurteilen lässt sich auch außerhalb der Praxis nicht abschalten, selbst wenn ich nur als Privatperson unterwegs bin. Im medizinischen Notfall ist alles klar: Wenn ein Mensch vor mir einen epileptischen Krampfanfall bekommt, darf ich nicht wegschauen, nur weil ich nicht im Dienst bin – ich muss handeln. Außerhalb eines Notfalls ist abzuwägen. Habe ich als Arzt eine besondere Verantwortung, wenn ich eine Krankheit erkenne? Ja. Muss ich die Erkrankung bzw. den Verdacht dem fremden Menschen mitteilen? Nein. Darf ich es tun? Jein. Einerseits habe ich nicht das Recht, ungefragt in das Leben eines anderen Menschen einzugreifen nach dem Motto „guten Tag, ich bin Arzt, ich weiß, was gut für Sie ist". Andererseits bin ich doch hilfsbereit und fürsorglich – also was tun? Ich finde, jeder Arzt muss im Einzelfall entscheiden, wie er sich verhält.

Das ist vergleichbar mit dem Problem, das jeder Mensch bekommt, wenn er im Alltag etwas sieht, das er für nicht in Ordnung hält: Jeder muss für sich im Einzelfall entscheiden, ob er da seinen Mund aufmacht. So, wie man automatisch auf ein Kind aufpasst, das an der Straße Ball spielt, genauso werde ich bei einem alten Mann, bei dem ich Demenz erkenne, aufpassen, dass er nicht selbst Auto fährt. Wildfremde Menschen werde ich je nach Situation ansprechen (z. B. am Strand: „Haben Sie diesen schwarzen

Hautfleck schon einmal untersuchen lassen?") oder eben nicht. Je freundschaftlicher ein Mensch mit mir verbunden ist, desto eher kann ich ihm meine Beobachtungen mitteilen.

> **Beispiel**
>
> In der Bäckerei stand ich einmal hinter einer älteren Frau und dachte mir: „Wow, die hat ja eine Akromegalie wie im Lehrbuch!" (Akromegalie: Erkrankung durch einen Tumor im Gehirn, der Wachstumshormon produziert. Kinn, Nase, Hände u. a. werden größer und gröber). Ich sprach sie nicht an. Vertretungshalber war sie ein Jahr später in meiner Sprechstunde. Da sprach ich sie an. Der Tumor war nicht bekannt, bestätigte sich durch eine Kernspinuntersuchung und wurde erfolgreich operiert. ◄

7.3   Von der Analyse zum Ergebnis – Ärzte als Detektive

In den Naturwissenschaften bedeutet Analyse, dass etwas systematisch zerlegt wird, um es zu untersuchen (Beispiel „chemische Analyse"). Auch mein Vorgehen, eine Beratungseinheit überhaupt in die Elemente Zuhören-Untersuchen-Besprechen zu zerlegen und einzeln zu betrachten, ist in diesem Sinn naturwissenschaftlich.

In den Sozialwissenschaften ist eine Analyse ein Auswerten von Daten, um Zusammenhänge zu erforschen, eine Situation zu verbessern oder ein Problem zu lösen. Die Analyse eines Patientenproblems ist nur teilweise ein „Zerlegen" in Einzelteile und eher eine Analyse im sozialwissenschaftlichen Sinn. Salopper ausgedrückt, gleicht der Weg innerhalb der Beratungseinheit vom Hören, Zuhören und Untersuchen bis zur Äußerung einer Verdachtsdiagnose einem Detektivspiel oder einem Krimi. Da gibt es Aussagen von Zeugen, Indizien, Fakten und Begleitumstände. Aus jenen heraus bildet der Detektiv oder Krimileser einen Verdacht, und es wird spannend, den Täter zu überführen.

Den „Aussagen" im Krimi entsprechen in der Praxis die Beschwerden: Schwäche, Husten, Schmerzen, Durchfall, Schwindel usw. Bei den Aussagen sind manche Zeugen (Patienten) in ihrer Beschreibung schrecklich ungenau: „Mir ist einfach nicht gut", „ich hab' so ein komisches Gefühl", „irgendwie bin ich benommen". Das ist vergleichbar mit einem Krimizeugen, der sagen würde, er habe da so eine dunkel gekleidete Person gesehen, mittelgroß. Der geduldige Detektiv schreibt sich das brav in sein Protokoll, aber er fragt nach: „Wer hat den Täter noch gesehen". Das entspricht beim Arzt: „Hat ihre Frau diesen Anfall schon einmal beobachtet? Waren Sie blass oder rot im Gesicht?"

Im Krimi wird der Tatort abgeriegelt und nach Spuren und Indizien abgesucht. In der Praxis wird der Patient in die Sprechstunde gebracht oder der Arzt macht einen Hausbesuch. Der Arzt prüft: wie sieht der Patient aus, wie sieht die Umgebung aus? Was für Indizien gibt es? Gegebenenfalls wird nachgefragt: War beim Schwindel Herzklopfen dabei? Oder Angstgefühl? Ohrensausen, Ohrenpfeifen oder Übelkeit? Entsprechend wird das Herz, die Psyche oder das Innenohr als „Täter" verdächtigt. Dann wird untersucht, um objektive Fakten zu erhalten, denn Fakten sind Tatsachen und stärker als Indizien. Im Krimi liegt als Faktum z. B. ein blutiges Messer neben der Leiche. Bei der Krankheit gibt es Fieber, Blutdruckwerte und die Befunde aus der körperlichen und (später) technischen Untersuchung. Fakten können aber unterschiedliche Ursachen haben: Vielleicht war im Krimi das Messer blutig, weil das Opfer damit vorher Gulasch geschnitten hat? Durch technische Untersuchung wird dann klar, dass das Blut am Messer Schweinebratenblut war und das Opfer in Wirklichkeit an Gift gestorben ist, und nicht, wie beim ersten Blick vermutet, erstochen wurde.

In der Arztpraxis zeigen zum Beispiel die Laborwerte, dass die Müdigkeit nicht vom Überarbeiten kommt (Vermutung des Patienten), und nicht vom Eisenmangel (Verdacht des Arztes), sondern von einer akuten Leukämie im Frühstadium. Gelegentlich kommen Fakten oder Zeugen hinzu, die alles in einem neuen Licht erscheinen lassen (solch überraschenden Wendungen kennen wir u. a. aus den Krimis von Agatha Christie). Zunächst gibt es dann falsche Bezichtigungen und Verwirrung, bevor der echte Täter verhaftet wird. So ähnlich kann es in der Sprechstunde sein: alles spricht für einen Herzinfarkt, aber in der Klinik sind alle erhobenen Befunde normal und es hat sich nur um einen Brustschmerz durch Nervenüberreizung gehandelt. Öfters kommt der Täter erst einmal davon und wird später aufgrund neuer Taten oder zufällig verhaftet. Hierfür ein typisches Arztpraxisbeispiel ist der Schmerz, der einer Gürtelrose vorausgehen kann. Der Patient hat heftige Schmerzen z. B. im Bein, und es ist nichts zu finden. Also werden die Abnützungserscheinungen der Wirbelsäule oder die Bandscheibe verdächtigt. Ein paar Tage später erscheinen dann die charakteristischen, verräterischen Bläschen auf der Haut in dem entsprechenden Bereich, und die Diagnose Gürtelrose ist eindeutig.

Beispiel

Einen Patienten mit Fehlverdacht meinerseits werde ich nicht vergessen. Er klagte darüber, er sei immer so schlapp. Er könne deshalb nicht arbeiten und wollte eine Krankmeldung. Sonstige Beschwerden oder Hinweise (Schlafmangel, Stress): keine. Ich fand keinen krankhaften Befund, die Laborwerte waren in Ordnung. Ich hatte den Verdacht, er hätte eben keine Lust „zu schaffen" und schickte ihn mit ein paar wenigen Tagen Auszeit wieder arbeiten. Sechs Wochen später wurde wegen einer geplanten Operation ein Röntgenbild der Lunge angefertigt und dabei zeigt sich die Lungentuberkulose. ◄

Man ist eben nicht immer Hercule Poirot, Miss Marple, Commissario Brunetti, Prof. Boerne oder wie sie alle heißen. Die Sprechstunde ist nicht jeden Tag so spannend wie ein Krimi, viele Täter erwischt man sozusagen auf frischer Tat und muss gar nicht fahnden.

„Common diseases are common" heißt es auf Englisch: Häufige Krankheiten sind häufig. Oder anders: Wenn du Hufgetrappel hörst, dann kommt wahrscheinlich ein Pferd, nicht ein Zebra. Wenn Du allerdings Hufgetrappel hörst und dabei ein Tier mit schwarzweißen Streifen siehst, kann es sogar mal ein Okapi sein!

Die richtige Diagnose zu stellen, ist ein Erfolgserlebnis für den Arzt. Seltene Erkrankungen zu erkennen macht besonders stolz. Bei Fortbildungen reden viele Kollegen über nichts anderes, als solche Okapi-Erlebnisse („ich hatte da einen interessanten Fall von"). An den Universitäten ist Okapi-Zeigen besonders beliebt, deshalb denken angehende Ärzte zunächst an Okapis, wenn sie Hufgetrappel hören und müssen erst einmal in Krankenhaus und Praxis arbeiten, um gewissermaßen ganze Pferde- und Zebraherden kennenzulernen.

Wie schon gesagt: Die medizinische Ausbildung schafft den „Datenhintergrund" im Kopf des Arztes, mit dem die Beschwerden abgeglichen werden. Zusätzlich schaffen Empathie und Lebenserfahrung einen anderen Datenhintergrund, mit dem die Beschwerden ebenfalls abgeglichen werden. Zunächst wird alles zerlegt, in Kategorien unterteilt, sortiert, zugeordnet. Das hilft überblicken, ist aber immer künstlich. Danach wird wieder zusammen gesetzt, daraus wird die ganzheitliche Behandlung.

Wenn der Arzt keine Idee hat, wie er die Fakten zusammen bringen soll, hilft manchmal ein Blick in die Tabellen für „keine Ahnung-Standard-Diagnostik" [6] oder die Bitte an den Kollegen in der Praxis (so man hat), sich den Patienten einmal anzuschauen [6].

Beispiel

Nochmals ein Beispiel aus der Arztpraxis:

Sechs verschiedene Patienten melden sich in die Sprechstunde an mit der Beschwerde „ich kriege ganz schlecht Luft".

Patient 1 ist jung, hat eine rote Schnupfennase, glänzende Augen und krächzt beim Reden. Er hustet und keucht nicht. *Er* bekommt nur „ganz schlecht" Luft durch die Nase, hat aber sonst keine Atemstörung. Er braucht nur Hausmittelchen, rezeptfreie Medikamente.

Patient 2 ist jung, keucht beim Ein- und Ausatmen hörbar, „pfeift aus allen Löchern" und hat ein verquollenes Gesicht. *Er* bekommt tatsächlich so schlecht Luft, dass Notfallmanagement wegen akuten allergischen Asthmas erforderlich ist.

Patient 3 ist mittleren Alters, deutlich übergewichtig. Er hat keinen Schnupfen, er sitzt ruhig auf dem Stuhl, die Lunge ist frei, er hat keine Wassereinlagerungen. Die Nachfrage ergibt, dass er innerhalb eines Jahres stark zugenommen hat und seither immer schwerer Luft beim Laufen bekommt. *Er* hat die Luftnot, weil er plötzlich viele Kilogramm Gewicht mit sich herumschleppen muss. Er braucht die Klärung, wie es zu dieser Gewichtszunahme kam.

Patient 4 ist älter, leicht übergewichtig. Er hat weder Schnupfen noch Pfeifen und die Lunge ist frei. Aber er hat hohen Blutdruck und Wassereinlagerungen in den Beinen. *Er* hat die Luftnot einerseits davon, dass er Gewicht herumschleppt (auch das Gewicht des Wassers), andererseits davon, dass der Blutdruck bei Belastung steigt, deshalb das Herz nicht mehr mitmacht, das Blut nicht genügend aus der Lunge weg pumpt und dadurch der Sauerstoffaustausch vermindert wird. Er braucht eine Blutdrucktablette, Entwässerung und Training.

Patient 5 ist mittleren Alters, leicht übergewichtig. Sonst ist körperlich alles unauffällig, er sitzt momentan beschwerdefrei auf dem Stuhl. Durch richtiges Zuhören und Nachfragen kommt heraus, dass die Luftnot immer auftritt, wenn er von seinem Chef auswärts bei Kunden eingesetzt wird. *Er hat eine Angststörung mit Hyperventilation in bestimmten Situationen.* Er braucht eine Verhaltenstherapie, evtl. Notfall-Beruhigungstabletten, evtl. einen anderen Arbeitsplatz.

Patient 6 ist älter und ein Harnblasenkrebs ist bei ihm bekannt. Er bekommt im Moment gut Luft, aber beim Abhören der Lunge ist der Befund pathologisch (krankhaft verändert). Ich schicke ihn mit Verdacht auf Lungenmetastasen zur weiteren Abklärung. ◄

Zusammenfassung

Bei gleicher Beschwerde ist das Ergebnis der Analyse jedes Mal ein anderes. Die Indizien und Fakten führen zu unterschiedlichen Verdachtsdiagnosen und Behandlungsvorschlägen.

Es gehört zur Professionalität des Arztes, hinter den Symptomen zu erkennen, auf was es ankommt – einerseits wie die Beschwerden des Patienten medizinisch einzuordnen sind (in eine bekannte Krankheit oder in eine behandlungsbedürftige Störung oder in ein Leidensbild, welches gar keiner Maßnahmen bedarf), andererseits was die Beschwerden für den Patienten bedeuten (Machen sie ihm Angst? Ergeben sie einen Sinn für ihn? Wie ist seine Umgebung betroffen?).

Wenn der Schritt vom „das fühle ich" (Beschwerde) zum „das habe ich" (Diagnose) für den Patienten gegangen ist, kommt unweigerlich die Frage: „Was soll werden?"

7.4 Vom Ergebnis zur Behandlung – Ärzte als Kommunikationssender und als Dolmetscher

Der nächste Schritt im Beratungsablauf ist die Diskussion und das Vermitteln des Untersuchungsergebnisses oder der Diagnose. Das kann beim Einen schnell gehen (dem Asthmapatienten brauche ich nicht viel zu erklären, ich kann direkt mit Spray und Spritzen beginnen), beim Anderen muss ich vielleicht ausführlich erklären, wie ich seine Beschwerden interpretiere, weil er denkt, ich hätte da Fakten übersehen oder die Diagnose ist ihm nicht einleuchtend (im Krimivergleich: der Mörder war aber doch so sympathisch, der kann es nicht gewesen sein).

Die simpelsten Fälle sind: Das Symptom ist eindeutig, der Befund ist eindeutig, dem Patienten leuchtet die (Verdachts-)Diagnose ein und es gibt eine eindeutige Lösung (ein Medikament, ein Hilfsmittel o. a.).

Schwieriger wird es, wenn dem Patienten die Diagnose oder der Therapieweg völlig neu sind oder wenn ihm der Vorschlag des Arztes nicht gefällt. Bei dieser Konstellation bzw. in dieser Phase des Beratungsgespräches ist Kommunikation erneut alles, jetzt fungiert der Arzt als Sender bei der Kommunikation und der Patient als Empfänger.

Es gelten wieder dieselben Kommunikations- Voraussetzungen: Sprechen Patient und Arzt die gleiche Sprache? Meinen sie dasselbe? Sind die „vier Ohren" offen?

Wie in jedem guten Gespräch gilt: Der Sender muss empfangsbereit bleiben. Hört der Patient überhaupt noch zu? Typisch ist beispielsweise, dass bei dem Wort „Krebs" das Zuhören aussetzt. Dieses Wort kann einschlagen „wie eine Bombe". Wer Kriegsveteranen betreut oder viele Actionfilme sieht, der weiß, dass das Einschlagen einer Bombe in der Nähe des Ohres zu Pfeifen im Ohr bzw. vorübergehender Taubheit führen kann. Das Wort Krebs ist eine emotionale Bombe und führt kurzfristig zu emotionaler bedingter Taubheit. Die erklärenden rationalen und sogar hoffnungsvollen Worte des Arztes fließen ungehört am Patienten vorbei, denn innerlich stürzen Gedanken über ihn herein wie „das kann doch nicht sein, ich doch nicht", oder „was wird jetzt aus meiner Familie" oder „letztes Jahr ist mein Bruder gestorben und nun bin ich dran".

Der Arzt muss diese Reaktionsmöglichkeit kennen und den Patienten beobachten. Kann er ihn wieder in die rationale Gesprächsebene holen? Ist erst einmal eine Pause sinnvoll?

Bei neuen Fakten oder Diagnosen ist die „Ankertechnik" (Abschn. 6.4.2) nützlich: Der Arzt versucht, in die durcheinander wogenden Gedanken des Patienten Anker zu werfen. Anker sind starke Begriffe, die Ruhe in das Geschehen bringen. „Gut behandelbar" ist z. B. ein Anker oder „Durchblutungsstörung" oder „keine Operation".

Des Weiteren ist für das Gespräch die Überlegung wichtig: „Kann ich den Patienten da abholen, wo er gerade steht?" Finde ich für ihn ein anschauliches Beispiel zur Erklärung, z. B. für einen Ingenieur ein technisches Modell, für eine Erzieherin ein Beispiel mit Kindern, bei einer Köchin den Vergleich mit einem Backrezept? Beim Einen ist es klarer zu sagen: Das ist so und so. Beim Anderen können verschiedene Möglichkeiten angesprochen und zusammen überlegt werden. Beim Einen brauche ich kurze, klare Sätze, beim Anderen kann ich ausholen. Auch je nach Persönlichkeitstyp des Patienten ist die Kommunikation unterschiedlich, z. B. spreche ich als Ärztin bei einem aufgeregten Menschen bewusst langsamer, senke die Stimmlage und benütze eine wechselnde Lautstärke, um ihn aus der Unruhe zu holen.

Fachsprache ist wichtig zur Verständigung zwischen den Fachleuten. „ACS, erfolgreich DES in RCA" steht im Arztbrief – ein Arzt weiß damit genau, dass der Patient wegen plötzlicher Herzschmerzen aufgrund einer Durchblutungsstörung in das Krankenhaus kam und ein Herzkatheter durchgeführt wurde, wobei eine Art Drahtröhrchen zum Offenhalten in das rechte Herzkranzgefäß eingebracht wurde (ACS – akutes Coronar-Syndrom, DES – Drug Eluting Stent, RCA – rechte Coronar-Arterie). Hier ist der Arzt als „Dolmetscher" gefragt. Was er von diesem Befund dem Patienten wie übersetzt, hängt vom Patienten ab. Dem einen genügt es zu wissen, dass er dem Herzinfarkt entronnen ist und er konzentriert sich darauf zu fragen, wie es weiter geht. Der andere möchte am liebsten alles genau wissen. Doch hier ist Vorsicht geboten: der Arzt erklärt vielleicht gerne und sonnt sich in seinem Wissen. Aber er muss kritisch neben sich stehen: dienen seine Erklärungen dazu, dass der Patient einsieht, warum er krank ist und was er für seine Gesundheit tun kann? Oder konsumiert er den Vortrag des Arztes

7.4 Vom Ergebnis zur Behandlung – Ärzte ...

wie eine Fernsehsendung und dann kommt das nächste Programm? Der Arzt ist nicht der Lehrer, der den Patienten zum Fachabitur in Medizin bringen muss. Andererseits soll er ihm nichts Unverständliches erzählen oder gar missverständliche Ausdrücke benützen.

> **Beispiel**
>
> Der Arzt sagt zum Beispiel: „Der Befund war negativ". Der Patient erschrickt. Oh je, das ist ja schlimm! Die richtige Botschaft wäre gewesen: „Wir haben den Abstrich von ihrem Rachen eingeschickt, aber es waren keine bösen Bakterien nachweisbar. Deshalb steht „negativ" auf Ihrem Befundausdruck. Das bedeutet Entwarnung, Sie brauchen kein Antibiotikum". ◀

Wenn ich von einem Fachmann in einem andere Beruf in der Fachsprache – ohne Dolmetschen – beraten werde, verstehe ich nichts. Ich finde es bedauerlich, dass er sich nicht die Mühe gibt, für den Laien verständlich zu reden. Wenn z. B. der Bankberater von Obligationen oder Vorfälligkeitsentschädigung spricht, dann muss ich diese Begriffe bereits gelernt haben, sonst verstehe ich das nicht. Wenn der Computerfachmann mir rät, ich brauche da nur die Ports in der Firewall anzupassen, dann schaue ich ihn mit großen Augen an, und letztlich ärgere ich mich bei beiden, dass sie sich nicht bemühen, sich mir in der Sprache erklärend anzupassen.

Wenn ich sage „Herr Schmidt, Sie hatten eine typische Angina pectoris. Eine HKU ist indiziert, weil sie ja in letzter Zeit rezidivierend Belastungsdyspnoe hatten. Nicht, dass Sie uns bei der nächsten Radtour mit einem Infarkt umkippen" – was versteht dann Herr Schmidt? „Infarkt" und „umkippen". Er denkt an das Haus, das er zu bauen im Begriff ist, an seine kleinen Kinder und er sieht seine weinende Ehefrau schon an seinem Grab stehen. Stattdessen erkläre ich: „Herr Schmidt, dieses Engegefühl auf der Brust kann Zeichen einer Durchblutungsstörung vom Herzen sein. Sie haben mir Luftnot bei Belastung beschrieben, das spricht ebenfalls für ein Herzproblem. Ich schlage Ihnen vor, dass wir das durch eine Herzkatheteruntersuchung klären lassen. Möchten Sie sich das ein paar Tage überlegen, oder soll ich gleich für Sie im Krankenhaus anrufen für einen Termin?", dann hätte der Patient nicht vor Angst einen Tunnelblick bekommen und sich höchstwahrscheinlich auf die weiteren Behandlungsschritte einlassen können.

Soll ein Arzt überhaupt die Fachsprache übersetzen? Hier gilt eindeutig: *Jein*. Von seiner eigenen Gesundheit ist jeder Mensch direkt betroffen. Er kann nicht in einen anderen Körper umziehen, wenn dieser nicht mehr funktioniert. Er interessiert sich – sogar hoffentlich- für die Vorgänge und Veränderungen in und bei sich selbst. Je nach Rationalität (Motto: ich will verstehen) und Emotionalität (ich will vertrauen) will er mehr oder weniger wissen. Beides hängt zusammen: ich vertraue dem Arzt, weil ich verstanden habe, was er da tut.

Dem Patienten auf seine Fragen zu antworten ist ein Ausdruck von Respekt, von der Beziehung auf Augenhöhe und auf jeden Fall nötig, wenn eine Verhaltensänderung vom Patienten zugunsten seiner Gesundheit wichtig ist.

Verwechslungen und Fehldeutungen von Fachwörtern können unterhaltsam sein.

> **Beispiel**
>
> Frau J. stammt aus Serbien und ist sehr dick. Sie hat eine Magenschleimhautentzündung aufgrund von Helicobacter-Befall, das sind Bakterien, die eine chronische Reizung verursachen können. Man kann sie mit Antibiotika behandeln. Als ich Frau J. ihren Magenspiegelungsbefund erklärt habe, meint sie zunächst ungläubig: „Bin ich 130 Kilo! Was können sooo kleine Bakterien mich krank machen?" Ich versuche zu erklären, dass hohes Gewicht nicht vor Infektionen schützt. Sie sieht ein: „Na gut, Frau Doktor, schreiben Sie mir dann eben die Antipilotika gegen diese Helikopter-Bakterien auf" ◄

Ein alter Ärztewitz, der viel über fehlende Kommunikation aussagt: Der Arzt fragt den Patienten: „Hatten Sie das schon einmal?" „Ja". „Dann haben Sie es jetzt wieder!"

7.5 Behandlung – Ärzte als Verhandler und Motivationstrainer

7.5.1 Eindeutige Ursache – eindeutige Behandlung?

Die Idee, woher eine Erkrankung kommt, und der Vorschlag zur Behandlung scheinen direkt aneinander gekoppelt zu sein: Wenn die Ursache eine Autoimmunerkrankung ist – dann helfen Medikamente, die die übermäßige Immunreaktion unterdrücken. Wenn die Ursache eine Verspannung ist – dann wirken entspannende Maßnahmen. Wenn die Ursache eine Fußfehlstellung ist – dann sind Schuheinlagen nötig. Wenn eine Herzkrankheit besteht, dann werden Herzmedikamente helfen. Bei Übergewicht durch zu vieles Essen nützt Diät. Besteht eine bakterielle Infektion, dann sind Antibiotika wohl sinnvoll. Eine große Schnittwunde muss man wohl nähen, bei einer kleinen Schnittwunde entscheide ich mich für ein einfaches Klammerpflaster usw.

Doch so einfach ist es nicht. Die meisten Erkrankungen in der Hausarztpraxis sind multifaktoriell, d. h. nicht durch eine einzige Ursache bedingt. Bei akuten Notfällen ist alles klar und der Arzt muss schnell und strukturiert „nach Schema" vorgehen, in fast allen anderen Fällen ist es nicht so eindeutig. Man muss das Problem von mehreren Seiten gleichzeitig angehen oder gar nicht.

Eine eindeutige Ursache bedeutet noch lange keine einheitliche Behandlung: Die eine Autoimmunerkrankung muss man gar nicht behandeln, z. B. die Hashimoto-Thyreoiditis (autoimmune Zerstörung des Schilddrüsengewebes), außer die Zellen sind so kaputt, dass eine Schilddrüsenunterfunktion entsteht. Dann ersetzt man nur das Schilddrüsenhormon, dem Patienten geht es wieder gut, und die Schilddrüse geht eben körperbedingt kaputt – na und? Immununterdrückende Medikamente hätten zu viele Nebenwirkungen. Dagegen muss eine andere Autoimmunerkrankung wie das autoimmun bedingte Rheuma unbedingt mit immununterdrückender Medizin (und nicht nur Schmerztabletten oder Salben) behandelt werden, sonst gehen die Gelenke kaputt.

Ein anderes Beispiel sind Bakterien: Sind sie gefährlich, wie beim Scharlach oder der Nierenbeckenentzündung? Dann die richtigen Antibiotika verschreiben, aber sofort! Oder sind sie ständig da, wie bei der chronischen Blasenentzündung einer bettlägerigen inkontinenten alten Frau? Dann ist nur für häufigeren Windelwechsel zu sorgen, auf Warnsignale für Nierenentzündung aufzupassen und keine Antibiotika anzuwenden.

7.5.2 Faktoren der Therapieauswahl

Die Therapieentscheidung unterliegt vielen Fragen: Was braucht und was will dieser vor mir sitzende Mensch? Wie ist die Balance zwischen Nutzen und Schaden? Was ist der langfristige Benefit, ist dieser überhaupt sicher genug nachgewiesen (Abschn. 14.2)? Ist die Behandlung kurzfristiger Aktionismus (oder wäre es besser, abzuwarten) ? Ist die Therapie für den Patienten akzeptabel (oder widerspricht sie seinen Vorstellungen)? Ist sie realisierbar bzw. umsetzbar (beispielsweise fünfmal tägliches Blutzuckermessen und danach Insulin spritzen – geht das überhaupt bei dem Alltag des Patienten)? Ist das, was den Patienten an der Krankheit stört, dasselbe, was mich als Arzt stört (subjektiver Leidensdruck versus Gefahrenpotenzial der Krankheit)?

Individuell ist eine Behandlung nicht nur in Bezug auf die Zusammenstellung der Optionen (z. B. Medikament plus Physiotherapie oder Krankmeldung plus Psychotherapie), sondern auch innerhalb einer Option. Beispielsweise ist die Auswahl eines Blutdruckmedikaments auf die Individualität des Patienten zugeschnitten: Welche Begleiterkrankung hat der Patient? (Herzinsuffizienz – dann Betablocker, Asthma oder Schuppenflechte – kein Betablocker). Hat er einen stressigen Job und muss immer fit sein oder hat er Schlafstörungen (Medikament, welches müde machen kann, beim ersten nein, beim zweiten ja)? Junge Frau mit nervöser Hautrötung oder älterer Mann mit Potenzproblemen (Gefäßerweiterndes Medikament bei ihr nein, bei ihm ja). Dunkle Hautfarbe? (Dunkelhäutige reagieren nicht auf ACE-Hemmer (eine Medikamentensorte)). Es kann sein, dass vier Nachbarn mit Bluthochdruck ihre Medikamente vergleichen, alle gehören zur biologischen Spezies „Homo sapiens", aber jeder hat eine andere Medikamentenkombination.

Ökonomische Überlegungen stehen bei einem deutschen Hausarzt nicht im Vordergrund. Die von ihm verschriebenen Behandlungen sind nicht so teuer wie Krebsbehandlungen oder Operationen. Doch „zahlt das meine Kasse" ist eine berechtigte Frage des Patienten, die je nach seinem Einkommen relevant sein kann. Und „dazu ist das Sozialsystem nicht da" ist eine berechtigte Überlegung des Arztes. Leider steht der Hausarzt unter Budgetdruck und ist vom Gesetz her zur Wirtschaftlichkeit verpflichtet, muss also bei jeder Therapie und jedem Medikament überlegen, ob es preiswertere Alternativen gibt. „Choosing wisely" (klug entscheiden) ist der aktuelle Fachbegriff dafür, bei der Behandlungsentscheidung Nutzen und Schaden nicht nur individuell, sondern auch gesamtökonomisch abzuwägen.

Zur Verfügung stehen, das habe ich schon genannt, verschiedene Optionen, z. B.

- nur ein beruhigendes Wort,
- Medikamente,
- Krankmeldung,
- empathisches Zuhören,
- eine Operation
- ein Attest
- eine Schulung wegen seiner Erkrankung
- Physiotherapie
- Logopädie
- Psychotherapie
- Ergotherapie
- Sport
- Ruhe oder Aktivierung
- eine Haushaltshilfe oder ambulante Pflege
- ein Hilfsmittel (Rollator, Gehstock, Schuheinlagen, Kompressionsstrümpfe)
- Kur oder Krankenhaus
- Rente oder Änderung der Lebensumstände,
- abwarten, gar nichts tun?

Im Hausarztgespräch sind alle diese Fragen und Optionen im Hinterkopf des Arztes, während er vom Fokus Beschwerden zum Fokus „Heilung" bzw. „gesünder werden" schwenkt.

Aber Nichtstun – ist das überhaupt eine Option? Eindeutig ja, und das ist nicht fatalistisch gemeint: Beobachten und dabei Zuwarten wurde schon als typisch für die Allgemeinmedizin beschrieben. Und die Selbstheilungstendenzen bei harmlosen Erkrankungen ebenfalls. Das ist nicht wirklich ein Nichtstun, sondern es ist das Nicht-aktiv-den-natürlichen-Verlauf-stören.

Geduld ist eine Kerneigenschaft für den guten Hausarzt. Geduld ist nicht gleichbedeutend mit Nichtstun. Geduld heißt aufmerksames, uneiliges Zuhören. Geduld heißt wiederholtes Besprechen wichtiger Aspekte mit dem Patienten. Vermittlung von Geduld heißt, die Selbstheilung abwarten zu können oder einen unbeeinflussbaren Krankheitsverlauf nicht durch Aktionismus zu verschlimmern. Geduld bedeutet wachsen lassen, reifen lassen, aufmerksam sein, zur richtigen Zeit handeln.

Beschreiben will ich in den folgenden Kapiteln nicht die einfachen Entscheidungen. Eine akute Blinddarmentzündung gehört immer ins Krankenhaus, Herzinfarkt und Schlaganfall sogar so schnell wie möglich. Wenn ein Einlagenrezept hilft, dann brauche ich mir nicht über die Resilienz (s. u.) des Patienten Gedanken zu machen – bei den in der Hausarztpraxis üblichen chronischen Erkrankungen aber schon.

7.5.3 Gesprächsfokus Resilienz und Salutogenese

Der Begriff Salutogenese (lateinisch, übersetzbar mit Gesundheitsentstehung) ist ein Konzept des Medizinsoziologen A. Antonovsky (1923–1994), das die Entstehung von Gesundheit in den Mittelpunkt des Denkens rückt, anstatt die Entstehung der Krankheit (Pathogenese). Die Frage ist beispielsweise nicht „Woher kommt der Schmerz?", sondern „Warum geht der Schmerz nicht?" und „Was kann ich tun, damit der Schmerz weggeht?" Man sucht nicht einen Schuldigen, sondern einen Ausweg.

„Daran ist die Hebamme nicht mehr schuld!" ist ein Spruch, den ich von meinen Patienten gelernt habe. Anders ausgedrückt: richte den Blick nicht zurück, sondern nach vorn. Betrachte nicht die längst abgeschlossenen und wohl zu Recht vergessenen Ereignisse, sondern suche nach den Heilungsmöglichkeiten. Wenn im Ausnahmefall dazu gehört, zu ergründen, wie es zu den Symptomen z. B. zur Erschöpfung gekommen ist, dann ist natürlich daran ebenfalls zu arbeiten, um die Ursachen zu beseitigen.

Die Konzepte Pathogenese und Salutogenese ergänzen sich, sie schließen sich nicht aus. Woher die Krankheit kommt, auf welche Weise sie den Körper verändert und wie sie weg zu bekommen ist, hängt ja zusammen. Aber im Vordergrund soll stehen, die im Patienten vorhandenen Ressourcen zu aktivieren. Gesundheit ist kein Zustand, sondern ein Prozess, bei dem Schutzfaktoren und Risikofaktoren in Wechselwirkung treten. Das Konzept ist im Prinzip nicht neu: Schon unsere Altvorderen sprachen von einer Balance zwischen guten, also gesundmachenden und schlechten, also krankmachenden Einflüssen. Nur wurden diese nicht so systematisch untersucht und beschrieben.

Die Betonung der Salutogenese im ärztlichen Denken soll dazu führen, dass nicht hauptsächlich die Defizite, die Krankheit, betrachtet und betont werden, sondern die Schutz- und Stärkungsfaktoren, die Resilienz.

Die Resilienz (von lateinisch *resilire* Abprallen) bezeichnet die Widerstandskraft des Menschen. Warum bekommt der eine schon beim leisesten „Zug" eine „Erkältung" und der andere kann stundenlang im Luftstrom sitzen und bleibt pumperlgesund (übrigens lachen Küstenbewohner nur über diese Infekt-Erklärung durch uns Landratten)? Warum bricht bei einer Frau ausgerechnet dann der Brustkrebs wieder aus, wenn ihr Mann sich von ihr getrennt hat – und jahrelang zuvor hatte sie keinen Rückfall? Wieso verkraften manche Menschen sogar Kriegserlebnisse, sind mit 90 lebensfroh und schlafen bestens, und andere kommen nicht von den Erlebnissen los, erzählen täglich davon, grübeln nachts darüber und durchleiden sie immer und immer wieder?

Es gibt viele Bücher über Resilienz. Kurz gefasst sind nachgewiesene Faktoren für psychische Widerstandskraft unter anderem:

- Die positive Einstellung zu sich selbst und zu anderen
- Die „Selbstwirksamkeitserwartung" (ich weiß oder glaube, dass ich selbst etwas tun kann und dieses Tun erfolgreich ist)
- Stabile und gefühlspositive Beziehungen zu anderen Menschen

Das Therapiegespräch berücksichtigt die Salutogenese, indem es nach genau diesen schützenden, positiven Faktoren fragt: Haben Sie denn etwas, was Ihnen hilft? Was entspannt Sie? Wobei empfinden Sie Freude? Was haben Sie denn in der Vergangenheit gemacht, wenn Sie so ein Problem hatten? Diese Fragen helfen, eigene Ressourcen zu erkennen.

Wer kann Sie dabei (bei der Diät, bei der Lebensveränderung, beim Gespräch mit dem Chef) unterstützen? Haben Sie Interesse an einer Selbsthilfegruppe? Was halten Sie davon, in Reha zu gehen? Die Suchtberatungsstelle in … hilft bei solchen Problemen- wollen Sie dort anrufen und einen Termin machen?

Derartige Fragen helfen, Therapiebündnisse zu schließen und die unterstützenden Ressourcen des Patientenumfelds oder des Sozialsystems anzuzapfen.

7.5.4 Ärzte als Verhandler

Warum gehen Menschen zum Arzt?

1. Um sich frustrieren zu lassen?
2. Um ihre Angst genommen zu bekommen?
3. Um mal wieder „in den Senkel gestellt" zu werden?
4. Um Hoffnung zu bekommen oder zu behalten?
5. Weil sie wissen wollen, was bei Ihnen nicht in Ordnung ist?
6. Weil sie zu faul sind, irgendetwas selber zu machen, und der Arzt wird schließlich dafür bezahlt, dass er es richtet?
7. Weil sie mal wieder in dem interessanten Heft im Wartezimmer blättern wollten?

Die Antworten 1. und 3. sind sicher falsch, über den Rest lässt sich diskutieren …

Fast alle Menschen gehen zum Arzt, um in irgendeiner Weise Hilfe zu bekommen. Ausgenommen sind die Patiententypen „Waschbär" und „Jammerer" (Kap. 14), die von Arzt zu Arzt gehen, aber alle Hilfsangebote ablehnen. Der Fachausdruck hierfür heißt neuerdings „Help-rejecting-complainer".

Der Behandlungsvorschlag des Arztes kann auf folgende Reaktionen treffen:

1. Der Patient akzeptiert den Vorschlag sofort und
   a) befolgt ihn. Der Arzt freut sich sehr.
   b) will ihn befolgen. Der Arzt freut sich sehr. Zuhause überlegt sich der Patient den Vorschlag noch einmal, will ihn aber lieber dann doch nicht befolgen. Entweder waren die Beschwerden schon von selbst besser oder er bekommt Informationen von außen, die ihn von seinem Entschluss abbringen (jemand aus der Umgebung hatte Nebenwirkungen oder er liest den Beipackzettel oder seine Frau studiert den Beipackzettel und sagt ihm, er dürfe dieses Medikament nicht nehmen oder der Weg zur Physiotherapie ist ihm doch zu weit oder, oder, oder). Daraufhin gibt es

drei Möglichkeiten: der Patient braucht keine Hilfe mehr, er sucht sich die Hilfe anderweitig oder er geht zurück zum Arzt. Jetzt freut sich der Arzt nicht mehr so.

Unverständnis darf der Arzt in kommunikativer Weise äußern („Ich verstehe das nicht, erklären Sie mir doch bitte …"). Vorwürfe sind kontraproduktiv („Es ist unglaublich!" „Ich habe Ihnen doch gesagt …". „Was fällt Ihnen ein, wie kommen Sie dazu!"). Am besten atmet der Arzt kurz durch und geht direkt zum Verhalten in Punkt 2b weiter.

2. Der Patient akzeptiert den Vorschlag nicht.
   a) Er akzeptiert den Vorschlag nicht, sagt das aber dem Arzt nicht, weil er ihn nicht enttäuschen will oder weil er sich nicht getraut, etwas dagegen zu sagen. Der Patient ist unzufrieden, der Arzt ist zufrieden.
   b) Er akzeptiert den Vorschlag nicht und sagt das sofort. Nun arbeiten beide zusammen an einer Option, die für beide akzeptabel ist. Das muss nicht ein fauler Kompromiss sein, das kann auch eine Idee des Patienten sein, die der Arzt gut findet oder mindestens duldet als Versuch. Oder der Arzt schlägt seine zweitbeste Therapieoption vor (die erste wurde ja schon verworfen), und diese ist für den Patienten akzeptabel. Dann sind wieder beide zufrieden. Heutzutage heißt dieses Vorgehen Decision-Sharing (Entscheidung teilen). Früher nannte man das eher Verhandeln. Ganz früher wurde nicht verhandelt, da war der Arzt autoritär und der Patient hat gemacht, was der Herr Doktor befohlen hat- oder auch nicht. Achtung: Verhandeln setzt einen entscheidungs-fähigen Patienten voraus! Wenn der Patient oder/und seine Umgebung gar nicht denk-fähig oder kommunikations-fähig sind, dann gibt es kein Decision-sharing.

7.5.5 Ziel und Weg – Ärzte als Motivationstrainer

▶ Wer etwas will, findet Wege. Wer etwas nicht will, findet Gründe. (Albert Camus).

Zur Zielabklärung ist wieder Kommunikation gefragt: Wie heißt das Fernziel? Und wie heißt das erste Teilziel? Haben Arzt und Patient dasselbe Ziel und/oder können sie sich über das Ziel einig werden? Was wollen sie erreichen, welches sind die Erwartungen? Dürfen die Ziele des Patienten überhaupt übernommen werden?

Beispiel

Frau M.H. (78 Jahre, kann nach einem Schlaganfall nicht mehr weit laufen, hat drei Töchter, die sie abwechselnd versorgen): „Ich bin doch eine alte Frau. Ich brauche keine Tabletten mehr. Wenn Sie mir die Krankengymnastin ins Haus schicken könnten, das tät' mir reichen." Ja, ich veranlasse eine Physiotherapie mit dem Vermerk „Erlernen eines Eigenübungsprogramms". Nein, ich schicke die Krankengymnastin nicht ins Haus. Das wäre unwirtschaftlich und nicht nötig, denn eine der Töchter kann sie in die Physiotherapiepraxis fahren. Nein, ich akzeptiere nicht, dass sie keine Tabletten mehr brauche. Sie ist nicht sterbenskrank, und so erkläre ich ihr, dass der Blutdruck mit Medikamenten gesenkt werden muss, sonst riskiert sie den nächsten Schlaganfall mit Pflegebedürftigkeit. Sie sieht das ein und ist bereit, die Tabletten zu nehmen. ◄

Wenn die Zieleinigung gelingt: Beginne wieder bei „der Patient akzeptiert den Vorschlag sofort" (oder auch nicht … siehe oben). Wenn die Zieleinigung nicht gelingt, dann ist es am Arzt zu entscheiden, ob bestimmte Maßnahmen unbedingt für das Wohl des Patienten nötig sind: Ist es gefährlich oder zu verantworten, wenn der Arzt die Therapie nicht durchsetzt? Solange der Patient mündig/nicht krankheitsbedingt in seiner Entscheidungsfreiheit eingeschränkt ist, kann er sich für ungesunde Lebensweise, Verwahrlosung und sogar Lebensgefahr entscheiden – das muss akzeptiert werden. Entscheidungen werden aufgrund von Emotionen und Informationen getroffen, bei beiden kann der Therapeut mitwirken [7].

▶ Wenn du ein Schiff bauen willst, dann trommle nicht Männer zusammen um Holz zu beschaffen, Aufgaben zu vergeben und die Arbeit einzuteilen, sondern lehre die Männer die Sehnsucht nach dem weiten, endlosen Meer.

Ich übersetze in den Hausarztalltag: Wenn du, lieber Arzt, möchtest, dass ein herzkranker übergewichtiger Mensch weniger isst, dann mach' ihm keine Kalorienrechnung auf, erzähl ihm nicht, dass und wie er Diät halten soll, dass er sich mehr bewegen muss und deshalb jeden Tag eine Stunde spazieren gehen soll. Setze ihm lieber die Idee in den Kopf, wie schön das Leben ist, wenn er erst einmal abgenommen hat: er kann besser laufen, er fühlt sich leichter, die Gelenke tun nicht mehr so weh … Ein Ziel ist noch lange nicht alles. Aber ohne Ziel ist alles nichts.

Die Wegabklärung
Jeder Weg beginnt mit dem ersten Schritt. Ist das Blabla oder weise? Es ist eine Tatsache.
Was folgt daraus? Den ersten Schritt besprechen! Das Ziel ist ja skizziert und man ist sich einig geworden. Nun wird nicht der ganze Berg von Hürden und die vollständige Wegbeschreibung diskutiert, das entmutigt nur und kostet Zeit. Sondern jetzt folgt die Frage, wie sich der Patient einen ersten Schritt vorstellen kann. Wenn er keine Idee hat, dann sollte man einen Vorschlag unterbreiten. Danach wird das ganze kommunikative Vorgehen wiederholt. Auszuhandeln ist: Was ist die Aufgabe des Arztes, was die des Patienten? Welches ist der bequemste/einfachste erste Schritt?

„Viele sind hartnäckig in Bezug auf den einmal eingeschlagenen Weg, wenige in Bezug auf das Ziel". (F. Nietzsche 1844–1900, dt. Philosoph)

„Das habe ich mir in den Kopf gesetzt" – mit diesem Gedanken soll der Patient die Praxis verlassen. Hierzu kann der Arzt beitragen, indem er Kerngedanken und zentrale Ausdrücke des Patienten aufgreift und sie als Anker wiederholt; und indem er sich den vereinbarten ersten Schritt nochmals vom Patienten bestätigen lässt (und Kerngedanken sowie Kennwort in der Akte notiert, um sie bei der nächsten Konsultation wieder zu benützen und nach dem Erreichen des ersten Teilziels zu fragen).

Eine andere Möglichkeit ist die „Gedanken-Impftechnik": Er findet ein Stichwort, das er dem Patienten „einimpfen" kann und das in der Zukunft des Patienten eine schützende Wirkung hat, z. B. „Trauben sind Gift für Sie" (Diabetiker) oder „die Rückenübung ist ganz einfach" oder „die Tablette ist super verträglich".

Wir Menschen tun etwas, weil es sich gut anfühlt, oder weil wir erwarten, dass wir uns nach dem Tun besser fühlen. Wir tun auch manches, weil „es richtig" ist, selbst wenn es sich zunächst nicht gut anfühlt. Danach fühlen wir uns ebenfalls besser, weil wir auf uns stolz sein können. Die beste Erwartungsübertragung vom Arzt ist an den Patienten: Wenn du das tust, was wir als ersten Schritt besprochen haben, dann wirst du dich gut fühlen. Und es ist prima, dass du den ersten Schritt gehst. Wir sehen uns wieder in sechs Wochen (o. ä.) und schauen, wie es ging.

Übrigens hat die Körperhaltung des Arztes einen Einfluss darauf, ob er überzeugend wirkt. Aufrechtes Sitzen, Augenkontakt, Lächeln und entkrampfte Körperspannung (Kraftgefühl, nicht Stressgefühl) führen zu Kraftgefühl und Zuversicht.

Und dann? Dann sollte man erst einmal dem Patienten Zeit lassen, diesen ersten Schritt zu gehen.

> „Ein guter Rat ist wie Schnee. Je sanfter er fällt, desto länger bleibt er liegen und umso tiefer dringt er ein." (Simone Signoret, franz. Schauspielerin, 1921–1985)

Der Patient soll mit der inneren Gewissheit nach Hause gehen: Ich will und kann etwas für meinen Zustand tun. Ich werde jetzt erst einmal … (was als erster Schritt besprochen wurde), das schaffe ich. Und dann geht es mir langfristig besser. Bis zum nächsten Termin will ich … (1 kg abnehmen, meinen Blutzucker unter 200 haben usw.), das werde ich dem (Arzt) zeigen, dass ich das kann. Mein Hund wird sich freuen, wenn ich wieder mit ihm rausgehe … Jeder Veränderungsvorschlag löst zunächst Angst aus. Deshalb soll der Vorschlag nicht nur von außen kommen, sondern im Patienten selbst entstehen und entwickelt werden im Sinne von: „Da bin ich selbst drauf gekommen".

Große Aufgaben schrecken ab, deshalb unterteilt man sie in kleine. Das weiß jeder. Die Hausfrau (-mann, divers) putzt nicht das ganze Haus auf einmal (das wäre ein Riesending, abends wäre sie völlig fertig und genervt), deshalb putzt sie jeden Tag einen anderen Raum. Studierende können nicht ein ganzes Lehrbuch an einem Tag lesen, darum lernen sie jeden Tag nur ein paar Seiten.

Das nenne ich Häppchentaktik oder Straßenkehrer-Beppo-Methode (siehe Michael Ende, dt. Schriftsteller 1929–1995 „Momo").

Gar nicht funktionieren Absprachen wie: „Vielleicht könnten Sie einmal darüber nachdenken, ob es nicht besser wäre, dass …" Der Konjunktiv beinhaltet schon, dass da nichts draus wird! Je konkreter und kleinteiliger die Absprache ist, desto eher kann sie eingehalten werden. Dennoch darf keine Drohung verbunden sein wie z. B. „wenn Sie nächstes Mal wieder 140 kg auf die Waage bringen, will ich Sie nicht mehr sehen" – das ist weit von einer partnerschaftlichen Absprache entfernt.

Gute Vorsätze halten evtl. nicht lange, deshalb ist wiederholt ein Abgleich nötig. Wie sind die Erwartungen? Welchen Grad an Lösungswillen und Problembewusstsein hat der Patient? Ist er in der Lage, etwas zu verändern? Wenn nein, und es ist nötig – wer hilft ihm dabei? Wenn ja, wie groß sind die Häppchen, die er schlucken kann? Warum hat es nicht funktioniert? Ist es überhaupt nötig, die Therapie fortzusetzen, den Weg weiter zu gehen? Muss der Weg evtl. geändert werden? Wenn die Arzt-Patient-Gespräche aufeinander aufbauen, genügen kurze Kontakte für die Erinnerung. Noch besser haften Übereinkünfte, wenn sie mit Humor im Gefühl gegenseitigen Verständnisses vereinbart werden:

Beispiel

Herr M.: „Oh, Frau Doktor, wollen hätte ich schon, aber wissen Sie, mein innerer Schweinehund ..." Meine Rückfrage, wie denn dieser Schweinehund exakt aussieht, verblüfft Herrn M. Ich fasse danach zusammen: „Aha, also ihr Schweinehund ist schwarz und faul. Er liegt am liebsten auf dem Sofa und sie füttern ihn dauernd mit Würstchen. Können Sie ihn ab morgen täglich mal eine halbe Stunde an die Leine legen und mit ihm spazieren gehen?" Herr M. lacht und meint, das könne er tatsächlich versuchen. „Sie, von Tierversuchen halte ich gar nichts, Herr M., selbst von Versuchen mit dem inneren Schweinehund halte ich nichts. Also bitte nicht „versuchen", sondern wirklich machen!". Herr M. lacht wieder und meint, er werde ihn wirklich heute schon an die Leine legen und ihn ausführen ... ◄

▶ **Wichtig**

Take-home-messages:
- Der Arzt soll den Patienten nicht ändern wollen, weil er das gar nicht kann. Er muss ihn akzeptieren, wie er ist, und kann nur dazu beitragen, dass er sein Verhalten ändert. Die Persönlichkeit bleibt gleich, sonst wäre es keine.
- Der Patient soll sich nicht nur behandeln lassen, sondern selbst handeln. Vorschriften werden häufig umgangen, positiv gesetzte Ziele dagegen angestrebt.
- Der Patient wird langfristig nur etwas tun, wovon er in irgendeiner Weise fühlbar profitiert.

Warum wirkt eine Therapie? Weil die Wirkung nachgewiesen ist und/oder der Patient an die Wirkung glaubt.

Literatur

1. Wikipedia, aufgerufen 4.1.2020
2. https://www.schulz-von-thun.de/die-modelle/das-kommunikationsquadrat, zugegriffen am 4.1.2020
3. „Wie man sich bettet so dement liegt man" MMW-Fortsch.Med.Nr.6/2010 (152. Jg.) S. 25
4. K. Christensen et al. Perceived age as clinically useful biomarker of aging. BMJ 339- 2009-7735, 1433–1434, gelesen in MMW- Fortschr.Med.Nr.6/2010
5. https://focus-arztsuche.de/magazin/diagnosen/mammographie-ab-wann-die-untersuchung-sinn-macht 1/2020
6. Tabula diagnostica, Checkliste für die allgemeinmedizinische Diagnostik ©Braun RN, Mader FH 2003
7. Antoine de Saint-Exupéry, franz. Schriftsteller 1900–1944: Die Stadt in der Wüste/Citadelle

Tücken bei der Behandlung

Warum wirkt eine Therapie nicht?

8

> **Zusammenfassung**
>
> Die Ursachen für Therapieversagen sind in der Praxis völlig different vom Krankenhaus. Ursachen und Möglichkeiten der Intervention werden besprochen.

In der Klinik wirkte die Therapie manchmal nicht. Dann musste man überlegen, ob die Diagnose stimmte, oder man musste die Therapie ändern, z. B. nach erneuter Keimresistenztestung eine andere Antibiose verordnen. Die Schwestern sorgten dann für die Medikamenteneinnahme und bald konnte man abschätzen, ob die neue Behandlung „greift". In der Hausarztpraxis stellte ich einen ganz anderen Zusammenhang fest.

▶ Die häufigste Ursache, warum eine Therapie nicht wirkt, ist nicht, dass sie nicht wirksam ist sondern dass sie nicht oder nicht wie verordnet angewendet wird.

> **Beispiel**
>
> **Beispiel 1:** Frau C. kommt mit Kopfschmerzen in die Sprechstunde. Ihr Blutdruck ist 210/110, ansonsten finde ich nichts. Vor einem halben Jahr habe ich ihr einen ACE-Hemmer (Blutdrucksenker) aufgeschrieben, ihr gesagt, dass ihr Blutdruck dauerhaft mit Medikamenteneinnahme zu behandeln ist und ihr eine Broschüre über „arterielle Hypertonie" mitgegeben. Die Kontrolle nach ein paar Wochen ergab einen guten Blutdruck.

Ich frage jetzt nach, ob sie die Tabletten von damals vertragen hat. „Ja". Ob sie sie weiterhin nimmt, denn ich sehe in der Akte keinen Rezeptvermerk. „Nein wieso, der Blutdruck war doch gut".

Beispiel 2: Herr I. kommt mit einer Liste der eigenen Blutdruckwerte, die Werte sind sämtlich zu hoch bei 160–170 bzw. 90–100. Den Bluthochdruck hat er seit 10 Jahren, am Anfang wurde er mit ACE-Hemmer und Diuretikum (Entwässerungsmittel, senkt den Blutdruck) behandelt, dann habe ich zusätzlich einen Calciumantagonisten (Blutdruckmittel mit anderem Wirkansatz) verschrieben. Die Rezepte wurden nachbestellt, ein Medikamentenplan ist vorhanden. Ich glaube daher, dass er alles Verordnete regelmäßig nimmt und ich die Behandlung erweitern muss. Also greife ich zu einem Alphablocker (erneut ein anderer Wirkmechanismus), ergänze den Medikamentenplan und will den Patienten schon verabschieden, da sehe ich, dass er humpelt. Ich frage nach – Herr I. ist beim Orthopäden in Behandlung und hat schon die sechste Spritze neben die Wirbelsäule bekommen. Ich denke bei mir: ‚Hurra, jetzt weiß ich, warum der Blutdruck über 160 ist! Wahrscheinlich enthält die Spritze Cortison, das kann den Blutdruck hochtreiben!' Und ich frage, ob in der Spritze Cortison ist. Herr I.: „Nein, das wollte ich nicht, das war mir zu stark. Deshalb hab' ich auch so lange die Tabletten weg gelassen. Wissen Sie, ich hab' gedacht, Tabletten und Spritzen gleichzeitig, das verkraftet mein Körper nicht".

Beispiel 3: Bei Herrn S. fällt mir auf, dass er sich seine Tabletten mehr als ein halbes Jahr nicht mehr nachverschreiben ließ. Treuherzig nennt er mir den Grund: „Die Tabletten springen immer so aus der Packung und fallen dann über den Tisch auf den Boden" – da hat er sie nicht mehr genommen. ◄

Wie habe ich anfangs in der Praxis versucht, die Medikamente immer neu anzupassen wegen vermeintlich fehlender Tablettenwirkung, bis mir klar war: der Grund für mangelnden Erfolg lag nicht an der falschen Auswahl der Tabletten, und sie ließ sich dementsprechend nicht durch Änderung der Medikation verbessern. Ähnlich ist die Situation, wenn Medikamente nicht oder fehlerhaft genommen werden, weil sie falsch zugeordnet werden.

Beispiel

Beispiel 4: die Ehefrau von Herrn J. gibt ihm seine Tabletten jeden Tag: morgens eine Herz-, eine Zucker- und eine Blutdrucktablette, mittags eine Wassertablette, abends nochmals eine andere Blutdrucktablette. Der Blutzucker ist so gut, dass ich ihr telefonisch mitteile, sie möge doch bitte die Zuckertablette pausieren. Bei der nächsten Kontrolle ist der Blutzucker noch weiter unten, dafür der Blutdruck erhöht. Ich denke mir schon, was passiert sein könnte, und es bestätigt sich: Sie hat morgens die Tabletten verwechselt, weiterhin die Zuckertablette gegeben, aber dafür die Blutdrucktablette pausiert.

8 Tücken bei der Behandlung

Beispiel 5: Herr M. klagt über starke Schmerzen. Er hat vom Schmerztherapeuten ein Tramadol-Fläschchen mit Dosierpumpe verordnet bekommen. (Tramadol: stärkeres Schmerzmittel). Auf die Frage, wie viel er genommen hat, zeigt er: „Da steht N2 (Packungsgröße, z. B. 50 ml) drauf, also zwei Tropfen. Da habe ich immer zweimal drauf gedrückt" (bei der Dosierpumpe kommt pro Druck eine Portion heraus, nicht nur ein Tropfen). ◄

Beispiele 6 bis xy erspare ich dem Leser: Schmerzmittel werden nicht genommen, Insulin wird nicht nach Vorschrift gespritzt, eine Diät wird nicht eingehalten, eine Physiotherapie nicht durchgeführt, eine Operation abgesagt. Überall wird die Therapie „nicht umgesetzt".

Was sind, systematisch gesehen, die Gründe dafür?

- Grund 1: Der Patient ist nicht willens, die Therapie durchzuhalten. Er hat Angst, er hat Zweifel, er hat andere Sorgen, er hat das Ziel aus den Augen verloren, die Therapie ist zu anstrengend.
- Grund 2: Der Patient ist im Prinzip willens. Aber er pausiert oder beendet die Therapie, weil er eine falsche Vorstellung von den Zusammenhängen hat (siehe Beispiele 1 und 2 oben und Kapitel Logik und Unlogik) oder die Medikamente werden falsch eingenommen: Sie werden verwechselt (Beispiel 4), sie werden falsch dosiert, sie werden nicht richtig erkannt (Sehfehler, Erkennungsfehler, gesetzlich vorgeschriebener Ersatz der Medikamente seitens der Apotheke; Kap. 45), sie werden falsch pausiert. Manchmal gibt es äußere Gründe: Die Tabletten sind in einem Blister (Plastik-Alufolienstreifen) und können nicht herausgedrückt werden oder „sie springen über den Tisch" (Beispiel 3).

Wie kann der Arzt reagieren? Er kann aufklären, Zutrauen schaffen, motivieren, an das Ziel erinnern, den Weg zum Ziel in noch kleinere Häppchen teilen, dem Patienten einen anderen Therapeuten empfehlen, Verbündete finden. Herausfinden, was die Hürden sind, was den Weg behindert, was das Problem ist. Manche Hürden erscheinen irrational, sind aber „psycho-logisch", der Patient handelt nicht vernunftgemäß, aber er hat dafür Gründe.

- Grund 3: Der Patient ist definitiv nicht selbst in der Lage, die Therapie durchzuführen. Er ist z. B. Analphabet (in Deutschland waren 2011 ca. 4 % der Erwachsenen totale sowie mehr als 14 % funktionale Analphabeten, viele Menschen (v. a. Frauen) aus anderen Ländern haben keinen Zugang zu einer Schule) und kann daher weder Tabellen lesen noch schriftliches Informationsmaterial erfassen. Möglicherweise hat er eine Gehirnkrankheit (z. B. Demenz), eine vorübergehende Denkstörung (schwere Depression, Psychose, schwere Herzinsuffizienz, Drogeneinfluss u. a.), er kann zwar lesen, aber Tabellen nicht erfassen (und damit den Medikamentenplan nicht einhalten) oder er ist geistig behindert oder stark seh-eingeschränkt; er hat keine Mittel (Geld, Auto z. B. um zu einer Schulung zu fahren), er kann sich nicht bücken (um z. B. eine Wunde am Fuß zu verbinden) usw.

Was kann der Arzt tun? Er kann

a) prüfen, wer am effektivsten die Therapie garantieren kann: Angehörige? Ambulante Pflege? Klinik (z. B. um die Depression zu behandeln)? Selbsthilfegruppe (Interaktion statt Vortrag, Diskussion statt Befehl, Anbindung an eine Person dort)?
b) prüfen, ob die Therapie so modifizierbar ist, dass sie durchgeführt werden kann.

> **Beispiel**
>
> Die Blutzuckerwerte von Frau M. sind eine Katastrophe. Sie spritzt viermal täglich Insulin (dreimal kurzwirksam zu den Mahlzeiten, einmal langwirksam), misst viermal täglich den Blutzucker, „so, wie im Krankenhaus gelernt". Sie ist freundlich und kooperativ, versorgt sich selbst und ist nicht schwerbehindert. Ich schaue mir die Werte und Insulinmengen an. Die Insulindosis wird von Frau R. nicht den Zuckerwerten angepasst, sie spritzt immer dieselben Einheiten Insulin, egal wie hoch der Zucker ist – so hat sie das im Krankenhaus sicher nicht gelernt. Ich frage ein paar Dinge nach, sie antwortet mit Sätzen „Ja, wie man das halt so macht" oder „Hauptsache, ich kann jeden Tag aufstehen". Ich mache einen Uhrentest (Abschn. 9.2), der eindeutig krankhaft ausfällt. Hier hilft nur die Anweisung/Verordnung, dass die ambulante Pflege in Zukunft das Insulin spritzt. Binnen sechs Wochen sind wir auf zwei Insulingaben täglich herunter (einmal kurzwirksam und einmal langwirksam) und die Werte sind prima. ◄

Was ist, wenn die Therapie zwar umgesetzt/durchgeführt wird, aber trotzdem nicht genügend wirkt?

- Die Voraussetzungen sind falsch: Die Messdaten stimmen nicht (z. B. ist die Blutdruckmanschette kaputt oder wird falsch angelegt → Messdaten überprüfen z. B. Gerätevergleich von Patientengerät und Praxisgerät). Oder die Diagnose stimmt nicht (die Schmerzen in der Wirbelsäule liegen doch nicht nur an Abnutzung, sondern gehen von einem Osteoporose-bedingten Wirbelzusammenbruch aus → hier hilft nur Re-Evaluation: gehe zurück an den Anfang (gehe zurück auf Los. Ziehe keine 100 € ein) und überprüfe die Diagnose.
- Die Erkrankung hat sich verschlimmert. Eigentlich hilft die Behandlung schon, aber sie reicht nicht mehr aus → die Therapie muss erweitert werden.
- Die Medikamente haben an Wirkung verloren: Abbau oder Ausscheidung sind gesteigert (z. B. weil sich die Nierenfunktion verbessert hat) oder es gibt eine

Gewöhnung. Vielleicht kommen neue Medikamente dazu und diese haben eine Wechselwirkung mit den bisherigen Medikamenten (häufig: Blutdruckmittel und orthopädische Schmerzmittel) – dann muss die Therapie umgestellt werden.
- Es kommt eine neue Erkrankung hinzu, die das ursprüngliche Leiden verschlimmert, z. B. eine Depression – dann muss die Therapie alle Leiden berücksichtigen.
- Die Erwartungen bzw. Bedingungen des Patienten oder seiner Umgebung haben sich geändert. Die Therapie reicht z. B. nicht aus, weil sich das Schmerzempfinden erhöht hat → die Therapie muss erweitert oder umgestellt werden und/oder die Resilienzfaktoren müssen gestärkt werden und/oder der Patient muss seine Erwartungen der Realität anpassen.

▶ Eine Behandlung, die nicht so wirkt wie gewünscht, muss nicht unbedingt falsch sein. Es lohnt sich, zu untersuchen warum sie nicht den Wünschen entspricht, um sie entsprechend anzupassen. Empfehlung an den Patienten: Trau dich zu reden. Empfehlung an den Arzt: Frag nach, nimm dir Zeit.

Wie kann der Arzt die Wirkung einer Therapie verbessern?

- Er kann Fehlerquellen/Therapiehindernisse ausschalten wie besprochen.
- Er kann sich unterstützen lassen: bei fehlender Therapietreue durch Angehörige oder ambulante Dienste (siehe oben), bei eigentlich vorhandener Therapietreue durch Festigen der Informationen und Therapieabsprachen mithilfe schriftlicher Unterlagen.

Was gesprochen wird, verfliegt in der Luft. Schon auf dem Nachhauseweg fragt sich der Patient „wie war das nochmal? Habe ich das denn richtig verstanden?" Was gesprochen wird und dann schriftlich mitgenommen werden kann, wird im wahren Wortsinn behalten. Wer eine Broschüre nur in die Hand gedrückt bekommt, ohne dass vorher über das Thema gesprochen wurde, muss außerordentlich interessiert/wissbegierig sein, um zuhause die Broschüre zu lesen. Wenn die Broschüre aber dazu dient, das bereits Besprochene zu vertiefen, dann steigen die Chancen, dass sich der Patient ebenfalls darin vertieft. Noch persönlicher wird die Broschüre, wenn der Arzt z. B. mit Textmarker die soeben besprochenen Stichworte im Text markiert oder bei Gymnastikübungen ein oder zwei ankreuzt, als besonders für diesen Patienten geeignet.

Welche Informationsbroschüren für die Sprechstunde hilfreich sind, hängt vom Beratungsangebot der Praxis und dem Schwerpunkt der Praxisinhaber ab. Ich benütze gerne Broschüren über den Cholesteringehalt der Ernährung, Diabetes, Asthma, COPD, über Kompressionsstrümpfe, Wirbelsäulengymnastik, Panikstörung. Außerdem sind im PC Informationsblätter gespeichert zu Osteoporose, Fruktose- und Laktoseintoleranz, Divertikulose, die einführende Ernährungsübersicht und die Fußpflege bei Diabetes (Beispiele in Abb. 8.1, 8.2, 8.3, 8.4 und 8.5), die Schmerzskala, Angst-Fragebogen, das Verhalten nach Wirbelsäulenoperationen und Krampfaderoperationen u. a. Diese Informationsblätter können bei Bedarf mit dem Namen des Patienten ausgedruckt werden.

Praxis

Ratschläge für den übergewichtigen Diabetiker

Gute Nahrungsmittel sind: Gemüse (alle Sorten)   grüne Salate   Rohkost (z.B. Karotten, Kohlrabi)
Mineralwasser   Tee, Kaffee   zuckerfreie Getränke (z.B. „Light"- Produkte)

In Maßen richtig sind: Kartoffeln   Vollkornbrot   Obst
Nudeln   Reis   fettarme Milchprodukte
Schinken (ohne Fettrand)   Sülze   magerer Fisch (fast alle Seefische)
mageres Fleisch (Huhn ohne die Haut, Lamm, Kalb/Rind, Wild, Kaninchen)

Schlecht sind: Fett   Weißmehl   Fertigsoßen
Nüsse   Zucker/Süßigkeiten   Ketchup
Alkohol   Limonaden   Fruchtsäfte
Honig
Gebäck, Kuchen und andere Nahrungsmittel aus hellem Mehl
Auch Diabetikersüßwaren und Diätmarmelade!

Margarine hat die gleiche Kalorienzahl wie Butter, Ersatzzucker fast die gleiche Kalorienzahl wie normaler Zucker!
Bereiten Sie die Marmelade mit Süßstoff und Pektin zu. Beachten Sie: Fleisch soll die Beilage sein, Gemüse die Hauptportion!

Günstige Zubereitungsarten sind: kochen   dünsten   dämpfen   grillen (ohne Fett)
garen in der Mikrowelle   braten mit wenig Fett (Tontopf, Folie, beschichtete Pfanne)

Ungünstige Zubereitungsarten sind: frittieren (1 Berliner hat 500 kcal!)   panieren
braten mit Speck oder Schmalz oder Butter oder Palm/Kokosfett

Verzweifeln Sie nicht. Jedes Kilo zählt! Nehmen Sie sich ein erreichbares Ziel vor (z.B. 1kg abnehmen in 3 Wochen - dann sind es 17 Kilo in einem Jahr!). Wichtig ist nicht, dass Sie schnell abnehmen, sondern dass Sie auf Dauer gesünder leben und sich dadurch beweglicher und besser fühlen, dass Ihre Blutgefäße nicht verkalken, Ihre Niere weiter brav entschlackt und Ihre Augen Ihnen die schönen Dinge dieser Welt zeigen können.

Ihre Dres. Fitzner

Abb. 8.1 Kurz gefasste Ratschläge für den übergewichtigen Diabetiker

Praxisstempel……

Empfehlung für Diabetiker zum Schutz der Füße

Die Empfindung an den Füßen kann durch den Diabetes herabgesetzt sein. Risse und Wunden werden dadurch später bemerkt. Es kommt leicht zu Infektionen, die dem Fuß sehr schaden. Deshalb:

- Laufe nicht barfuß
- Trage Schuhe mit Spielraum für die Zehen.
- Trage Schuhe nicht ohne Strümpfe
- Wasche die Füße lauwarm, trockne sie auch zwischen den Zehen sorgfältig und creme sie mit einer milden Salbe oder Handcreme ein
- Vermeide Heizkissen und Wärmflaschen
- Reinige die Nägel nicht mit spitzen Gegenständen. Feile die Nägel lieber, anstatt sie zu schneiden
- Kontrolliere jeden Tag einmal die Füße auf kleine Wunden, Risse oder Blasen. Bei eingeschränktem Sehvermögen bitte mindestens zweimal die Woche jemanden (Verwandte, ambulanter Pflegedienst), die Füße zu inspizieren
- Schneide nicht Hornhautschwielen oder Hühneraugen selbständig. Überlass dies der medizinischen Fußpflege. Wenn diabetische Folgeschäden an den Füßen vorhanden sind, übernimmt die Krankenkasse eine sog. podologische Fußpflege alle 4-6 Wochen (Rezept vom Hausarzt)
- Achte auf eine gute Stoffwechseleinstellung und vermeide Übergewicht. Rauche nicht. Lass deinen Blutdruck kontrollieren und ggf. behandeln, ebenso die Cholesterinwerte.

Abb. 8.2 Empfehlungen für Diabetiker zum Schutz der Füße

Schriftliche Informationen vermindern die Fragen und Zweifel des Patienten, er kann sie zuhause immer wieder nachlesen und macht weniger Fehler.

Inzwischen steht jedem Patienten, der drei und mehr Medikamente täglich nimmt, ein schriftlicher Therapieplan („bundeseinheitlicher Medikamentenplan") zu. Das ist sinnvoll, obwohl es viel Arbeit bereitet. Der Medikamentenplan (Beispiele Abb. 8.6 und 8.7) zeigt das Medikament in seinem Klarnamen, seinem chemischen Namen, die Dosierung und den Grund für die Verschreibung.

Im Prinzip sollte jeder Behandler seine Therapieänderungen und -erweiterungen im Plan eintragen. Wichtig ist, dass die MFA und ggf. die Angehörigen darauf achten, dass immer der neueste Medikamentenplan eingehalten wird. Auch wenn es selbstverständlich erscheint: Die Erfahrung zeigt, dass dem nicht so ist! Einen Medikamenten-

Ernährung zum langsamen Abnehmen und gegen Blähungen,

meine Empfehlung für _____

Grundlage: Die Ernährung ist gemischte und ausgewogene Ernährung, vitaminreich, kohlehydratnormal, fettreduziert. Zusatzpillen sind nicht erforderlich, es entstehen keine Zusatzkosten.

Zu bevorzugende Eiweiße: fettarmes Fleisch (Filet/ Rücken von Schwein oder Rind, Lachs, Forelle, Geflügel ohne Haut), Sojabohnen (falls keine Allergie vorliegt), Schinken, (kalter) Braten

Zu bevorzugende Kohlehydrate: Kartoffeln, Reis, gedämpftes Gemüse (Karotten, Broccoli, rote Beete), Roggenbrot, Reisbrot, Dinkel ausgemahlen

Zu bevorzugende Getränke: jede Sorte Tee, Wasser, Mineralwasser, Gemüsebrühe, Espresso

Neutral: Kaffee, Milch, Joghurt, Äpfel, Obst (je nach Allergie und Verträglichkeit), Tomaten, Gurken, Käse (in Scheiben oder Hartkäse), rohe Karotten, Nüsse (fettreich, aber als Snack geeignet), dunkle Schokolade (ohne Füllung, Keksanteil oder Alkohol), Eissalat

Zu vermeiden: Alkohol, Fett (auch "cholesterinfreies" Öl), Kraut, Hülsenfrüchte, Zucker, Weißmehl, Fertigsoßen, Fertiggerichte, Limonaden (auch Cola, Fanta), Streichkäse/Weichkäse, Körner, Kopfsalat, Hackfleisch, Wurst außer Schinken

Vorgehen:

1. Darm gründlich entleeren (deshalb gerne nach Darmspiegelung direkt anfangen, ansonsten Abführmittel z.B. Glaubersalz)

2. in der 1. Woche nur Nahrungsmittel aus dem "zu bevorzugenden" Bereich s. oben essen. Regelmäßig drei Mahlzeiten, dazwischen *mindestens 4 Stunden* Nahrungspause.

Essen immer mit 1/2 Glas Getränk beginnen, dann 2 Bissen Eiweiß (gut kauen), Kohlehydrate grundsätzlich nur "1 handtellervoll". Langsam kauen, das Essen genießen, nicht nebenher andere Dinge tun (außer evtl. Musik hören).

Nur essen, bis der Hunger weg ist. Reste ggf. einfrieren oder abends essen.

Abb. 8.3 Ernährung zum langsamen Abnehmen und bei Blähungen

Nach 20.30 nichts mehr essen. Falls Hunger da ist: , rohe Karotten knabbern (ab 2.Woche auch einzelne Nüsse)

3. ab der 2.Woche auch Nahrungsmittel aus dem neutralen Bereich. Täglich nur 1 neues Nahrungsmittel ausprobieren. Wenn keine Blähungen auftreten, dann ist dieses weiterhin zu empfehlen, wenn Darmbeschwerden auftreten, dann Nahrungsmittel notieren, weglassen und nach 2-3 Wochen nochmals probieren. Falls dann wieder Beschwerden auftreten: mindesten 6 Monate meiden.

4. ab der 2.Woche mindestens 1 Stück (möglichst frisches) Obst täglich, lieber 2-3 Stück täglich, als Nachtisch oder zum Frühstück/Abendessen. Gerne das Frühstück als Obstsalat mit Joghurt, keine Flocken oder Cerealien dazu!

Mit dieser Ernährung fühlt man sich fitter und leichter. So lange Übergewicht besteht, kann man rechnen, 1 - 2 kg pro Woche abzunehmen.

Wenn man mehr abnehmen möchte, dann "FdH" !

Mit freundlichem Gruß und "Daumendrücken" für das Durchhalten

Ihre Hausärztin Dr. med. G. Fitzner

Abb. 8.3 (Fortsetzung)

plan individuell aufzuschreiben ist dann sinnvoll, wenn der bundeseinheitliche Plan zu unübersichtlich ist, oder der Patient z. B. mit Tabellen nicht zurechtkommt. Für mich ist erstaunlich, wie viele Patienten die Spalten von oben nach unten mit den Spalten von links nach rechts nicht koppeln können, wie viele nachfragen, was sie morgens, mittags, abends nehmen müssen und dann staunend bemerken: „Ah, da steht es ja" – aber im Tablettenspender findet man die Mittagstabletten mit den Abendtabletten zusammen in demselben Fach. Selbstverständlich muss in der Karteikarte immer eine Kopie des aktuellen Plans hinterlegt sein. Ich empfehle zusätzlich einen internen Medikamentenplan für Patienten, in dem Unverträglichkeiten vermerkt sind bzw. andere Informationen stehen z. B., dass der Patient ein Medikament nicht nimmt (Kap. 40; Abb. 8.6, 8.7).

Die meisten Tücken bei der Behandlung lassen sich ausschalten. Nicht dadurch, dass man die Behandlung wechselt, sondern dadurch, dass man sich die Arbeit macht, herauszufinden, wie die Tücke beschaffen ist. Hier ist erneut die Kommunikation das A und O.

Praxis… (Stempel/Ausdruck)

Merkblatt Divertikulose

Bei Ihnen wurde bei der Darmspiegelung eine sogenannte Divertikulose festgestellt.

Dabei handelt es sich um hohlraumförmige Ausbuchtungen, mit Verbindung zum Darminhalt. Diese können sich mit Stuhlgang füllen und entzünden.

Was können Sie tun, um eine Entzündung zu vermeiden?

1. der Stuhlgang soll weich bleiben

2. lieber öfter Stuhlgang als zu wenig

3. ausreichend Flüssigkeit (1.5-2 Liter täglich)

4. ausreichend Bewegung (30-45 min täglich)

5. Einnahme von faserreichen Ballaststoffen (Rohkost, Kartoffeln, Cerealien wie z.B. Weetabix oder Bran Bud)

6. Vermeidung von Körner (sie sind aber nicht verboten) und Körner-haltigem Obst (z.B. Erdbeeren)

Was können Sie bei einer Entzündung tun?

Bei leichten Schmerzen im linken Unterbauch leicht verdauliche Kost bevorzugen (z.B. klare Brühe mit Nudeln, Reis, Joghurt),

bei starken Schmerzen und Fieber sollten Sie sich bitte in die Sprechstunde anmelden, evtl. ist ein Antibiotikum nötig. Bei extremen Schmerzen gehen Sie bitte in die Notfallambulanz

Abb. 8.4 Merkblatt Divertikulose

Praxis .... (Stempel)

Informationen zum Helicobacter

Sehr geehrte Frau [...], sehr geehrter Herr [...],

Bei Ihnen wurde als Ursache Ihrer Bauchbeschwerden ein Bakterium gefunden, welches Helicobacter pylori heißt. Das ist nicht ungewöhnlich, bei vielen Menschen lebt der Helicobacter in der Magenschleimhaut, ohne Probleme zu verursachen.
Aber die Bakterien **können** auch Entzündungen oder Geschwüre verursachen, sie können sogar zur Magenkrebsentstehung beitragen.
Deshalb empfehlen wir eine Behandlung mit einer Kombination aus Magensäure-Blockern und Antibiotika, die wir Ihnen rezeptiert haben. Bitte nehmen Sie die Tabletten genau nach Anweisung ein. Gelegentlich tritt zwar Übelkeit oder Kopfschmerzen auf, diese verschwinden aber nach Ende der Tabletteneinnahme rasch.

Um sicher zu gehen, dass die Bakterien erfolgreich vernichtet sind (wir sprechen von "Eradikation"), führen wir 4-6 Wochen nach Ende der Tabletteneinnahme eine Kontrolle durch. Dazu geben Sie uns bitte eine Stuhlprobe im beiliegenden Röhrchen ab - wie gesagt, bitte erst in ca. 6 Wochen! Dadurch lässt sich eine erfolgreiche Eradikation sehr einfach nachweisen.
Das Ergebnis der Stuhlprobe erhalten wir ca. 1 Woche nach Einsendung. Bitte rufen Sie uns deshalb 8-10 Tage nach Abgabe des Stuhlröhrchens an, um den Befund zu erfahren. Falls die Eradikation nicht gelungen sein sollte, gibt es Behandlungsalternativen, die wir dann mit Ihnen besprechen.

Viel Erfolg und beste Grüße!

Ihre [...]

Abb. 8.5 Merkblatt Helicobacter

Medikationsplan

Seite 1 von 1

ausgedruckt am:

Wirkstoff	Handelsname	Stärke	Form	morgens	mittags	abends zur Nacht	Nacht	Einheit	Hinweise	Grund
Metamizol	Novaminsulfon 500 mg Lichtenst.Tropfen z.Einnehmen	443,08 mg		bei Bedarf					20 bis max 40 tropfen, bis max 6x täglich	Schmerzmittel
Ramipril	Ramilich 5 mg	5 mg	Tabl.	1	0	0	0	Stück		blutdruck
Torasemid	Torasemid AI 10 mg	10 mg	Tabl.	1	1	0	0	Stück		wassereinlagerung
Kalinor Kaliumhydrogencarbo Kalium-Ion	Kalinor Brausetabletten	2170 mg 2000 mg 1565,66 mg		2 x/Woche				Stück		mineralstoff
Bisoprolol	Bisohexal 2,5 mg	2,12 mg	Tabl.	1	0	1	0	Stück	nimmt pat nicht	herzberuhigung
Amlodipin	Amlodipin Aaa 5 mg	5 mg	Tabl.	Pause				Stück	nimmt Pat nicht	bluthochdruck
1x pro woche blutzucker messen morgens nüchtern+ 2 stunden nach dem frühstück+ abends, wenn möglich auch vor dem schlafen. ergebnisse zum arztbesuch mitbringen!										
Levothyroxin	L-thyroxin Aventis 100 µg	0,097 mg	Tabl.	1	0	0	0	Stück		schilddrüse
Gabapentin	Gabapentin Micro Labs 300 mg	300 mg	Hartkps	1	0	0	1	Stück		
Metformin	Metformin Lich 500 mg	389,93 mg	Tabl.	1	0	0	0	Stück	bei blutzucker über 200 zusätzlich abends	
Piretanid	Piretanid Hexal 6 mg	6 mg	Tabl.	Pause				Stück		

täglich wiegen, 3x pro woche blutdruck messen. gewichtsprotokoll und blutdruckprotokoll zum arztbesuch mitbringen!

Abb. 8.6 Medikamentenplan bundeseinheitlich mit internen Vermerken

Medikamentenplan

Name: Datum:

	morgens	mittags	abends	zur Nacht	bei Bedarf

Bemerkungen:

_____
_____
_____
_____
_____
_____

Praxis-Stempel

Abb. 8.7 Medikamentenplan praxisindividuell

Sonderfälle in der Kommunikation

9

> **Zusammenfassung**
>
> Hirnleistungsstörungen sind eine besondere Herausforderung, da die Kommunikations- und Entscheidungsfähigkeit der Patienten dadurch eingeschränkt ist. Hirnleistungsstörungen kommen z. B. bei langjährigem Diabetes oder bei demenzieller Entwicklung vor, sind allerdings auch transient bei verschiedenen anderen Erkrankungen. Die Früherkennung von Demenz und der Umgang mit Demenzkranken ist in der Allgemeinarztpraxis relevant.

9.1 Langjähriger Diabetes

Es ist eine langjährige Beobachtung: Diabetiker sind etwas Besonderes. Je länger wir Ärzte einen Typ-2-Diabetiker (das sind nicht die Jungen, die sofort Insulin benötigen, weil sie selbst keines produzieren, sondern die über 40-jährigen oder älteren Patienten, meist übergewichtig, deren Körperzellen zu gering auf ihr körpereigenes Insulin ansprechen) therapeutisch begleiten, desto schwieriger finden wir es oft, nicht zu verzweifeln.

Warum? Die medizinischen Vorgaben sind klar: Welche Ernährung ein Diabetiker einhalten soll, dafür gibt es Schulungen. Abnehmen und regelmäßige Bewegung sind die Basis, wann und welche Tabletten und wann und welches Insulin eingesetzt werden muss, dafür gibt es Leitlinien und Fachgesellschaften. Das Ziel ist eine Normalisierung des Blutzuckers, um einerseits Unterzuckerungen und andererseits Folgeschäden der Zuckerkrankheit zu vermeiden. Also alles paletti?

Ja, das Ziel ist klar. Aber der Weg ist steinig. Und die Motivationsarbeit schwierig: Es ist tägliche Erfahrung und häufiges Thema bei Fortbildungen, dass Diabetiker-Einzelberatungen frustrierend sind, hinsichtlich Ernährungsumstellung, Bewegung, Fußpflege, Blutzucker-Insulin-Zusammenhang, Vorbeugung von Folgeschäden usw.

Viele „Zuckerpatienten registrieren nicht, wie viel sie essen, haben immer Hunger und daher das Gefühl, „sich zu halten". Die Füße sehen trotz schriftlicher Anleitung zur Fußpflege gelegentlich katastrophal aus". Ein Mensch, der seit 15 Jahren Kurzzeit-Insulin spritzt, sollte wissen, dass er dementsprechend essen soll. Entsprechend sollte er nicht nüchtern in die Sprechstunde kommen und dort mit Unterzuckerung umfallen (siehe Beispiel 3 unten). Es ist manchmal zum Verzweifeln.

Es ist (nicht nur meine) Erfahrung, dass Diabetiker den Hausarzt treuherzig anschauen, überzeugt sind, alles richtig zu machen und dennoch ist objektiv vieles falsch. Zu Beginn der Behandlung gibt es oft Erfolge, nach wenigen Jahren sind diese wieder dahin. Nur extrem selten werden Diabetiker schlank und bleiben schlank.

Beispiel

Beispiel 1: Frau S, 68 J., Diabetes Typ 2 seit 23 Jahren, 125 kg, Blutdruck mit Medikamenten gut eingestellt, milde Nephropathie, sonst keine Folgeschäden. Sie war zweimal zur Diabeteseinstellung in einer Fachklinik und einmal zur ambulanten Schulung. Wir sprechen darüber, dass sie vor einem Jahr noch 10 kg weniger Gewicht hatte als jetzt. Frau K: „Ich esse doch fast nichts! Sie können meine Kinder fragen". Wir vereinbaren, einmal drei Wochen lang Protokoll zu führen über alles, was sie isst. Sie trinke nur Wasser, deshalb nur das Essen aufschreiben. Wir besprechen, dass sie die Art der Nahrungsmittel aufschreibt und die ungefähre Menge, dass sie nichts abzuwiegen braucht, also z. B. „eine Scheibe Brot mit Käse" oder „drei kleine Kartoffeln" oder „ein großes Schnitzel mit Soße" schreiben soll. Wie vereinbart bringt sie mir nach den drei Wochen das Protokoll. Es sind nur drei DinA5-Seiten, darauf steht für jeden Tag eine Notiz, meist das Mittagessen in der folgenden Form: Montag Spaghetti mit Hackfleisch. Dienstag Braten. Mittwoch Käsespätzle. Donnerstag Pfannkuchen usw. Ich sage, dass ich mich freue, dass sie das alles aufgeschrieben hat, aber ob sie sonst nichts an diesem Tag gegessen hat? „Doch natürlich." Was zum Beispiel? Ja, zu den Spaghetti gab es Salat. Zum Schweinebraten Kartoffeln. Bei den Käsespätzle wieder Salat „aber das darf ich doch?". Beim Pfannkuchen Honig „der aus dem Reformhaus". Und wie es mit Frühstück und Abendessen gewesen sei, frage ich weiter? „Ja, ganz normal." Was ist denn normal? „Ja meistens ein Brötchen mit Marmelade oder zwei" – Danke für mein heutiges Kabarett.

Beispiel 2: Herr J., 75, sportlich, hat mehrere Diabetesschulungen hinter sich und kann einwandfrei Blutzuckertagesprofile erstellen. Die Eigenmessungen sind prima, aber der HbA1 sehr schlecht. Die Rezepthäufigkeit passt nicht zum Medikamentenplan – bei zweimal täglich vorgeschriebener Einnahme und 120 Tabletten hat das Päckchen fast ein Jahr gereicht!? Es stellt sich heraus: die Tabletten hat er nur

9.1 Langjähriger Diabetes

zweimal pro Woche genommen, weil er ja nur zweimal pro Woche ein Tagesprotokoll gemacht hat. An den übrigen fünf Wochentagen hat er nichts eingenommen.

Beispiel 3: Herr K., 67 Jahre, kommt neu in unsere Praxis mit entgleistem Diabetes und massiver Schilddrüsenunterfunktion (HbA1 über 12 und TSH über 40). Ich frage: Machen Sie eine Blutzuckereigenmessung? „Ja, natürlich kann ich das". Wie viel Zucker haben Sie denn gemessen? „In letzter Zeit habe ich eigentlich nicht gemessen". Hatten Sie schon einmal eine Diabetesschulung? „Schon ein paarmal, u. a. im Diabeteszentrum Bad Mergentheim, zuletzt vor zwei Jahren". Wie viel Insulin spritzen Sie? „Mal so, mal so". Wie viel ungefähr? „Da müsste ich nachschauen". Haben Sie einen Blutzucker-Insulinspritz-Plan oder so ein Büchlein, wo Sie das aufschreiben? „Nein, das brauche ich nicht, ich spritze nach Gefühl. Ich merk 'doch gleich, wenn's mir nicht gut geht" (wie war das mit der Frau bei Loriot, die wusste, wann das Ei weich ist?). ◄

Je länger der Diabetes vorhanden ist und je schlechter er eingestellt ist, desto mehr Folgeschäden sind vorhanden. Bekannt sind auch den Laien die Langzeitschäden an Nerven und Augen, die zu brennenden oder tauben Unterschenkeln bzw. Sehminderung führen. Auch die Spätschäden Durchblutungsstörungen mit hohem Risiko für Herzinfarkt, Schlaganfall, „Schaufensterkrankheit" und (Hautschäden an den Füßen) und Nierenschädigung (bis zum Nierenversagen) sind den meisten Diabetikern bekannt – aber sie bleiben dick, oder nehmen zu und ab wie der Mond.

Eine Ursache ist sicher, dass alle die oben genannten Folgeschäden in den ersten Jahren kaum Beschwerden machen. Diabetes ist eine heimtückische Krankheit – sie nagt wie ein Biber am Baum und irgendwann kippt das System um. Der Diabetiker fühlt sich nicht krank. Das lässt ihn vergessen, dass er handeln und sich behandeln lassen muss.

Eine weitere Ursache ist der Teufelskreis aus Übergewicht, Insulinresistenz, zu wenig Zucker in den Zellen, Hunger, mehr essen – Kalorien, Übergewicht. Der zweite Teufelskreis besteht aus Übergewicht – das Laufen wird beschwerlich – fehlende Bewegung – kein Kalorienverbrauch – Übergewicht.

Eine dritte Ursache wird von mir „diabetische Wahrnehmungsstörung" genannt: Diese Menschen merken einfach nicht, dass sie essen und wie viel sie essen. Möglicherweise ist ein zu hoher Zuckerspiegel auf Dauer toxisch für das Gehirn?

> **Beispiel**
>
> Ein extremes Beispiel für Nicht-Wahrnehmen erlebte ich mit Frau N., 71 Jahre alt, 160 cm groß und über 150 kg schwer. Sie hat schon alle diabetischen Spätschäden, war auch mehrfach in einer diabetologischen Fachklinik. Ich werde wegen Luftnot gerufen. Sie sitzt auf ihrem Bett, vor sich ein verstellbares Tischchen, und futtert Kekse. Das Bett ist übersät mit Essen, dabei viele Süßigkeiten (wer ihr die wohl mitgebracht hat? Sie kann ja nicht mehr selbst einkaufen!). Wegen der Luftnot will ich sie abhören. Sie hört nicht auf zu essen, während sie spricht, und ich muss ihr die

Kekse aus der Hand nehmen, um ihr das Hemd hochzuziehen. Ich bitte sie, tief ein und aus zu atmen (zum Abhören). Nach einmaligem Ein- und Ausatmen höre ich schon wieder Kaugeräusche. ◀

Was wir Ärzte schon lange beobachtet haben, ist wissenschaftlich untersucht: Wissenschaftler der Universität Alberta in Kanada haben festgestellt, dass die Gehirnleistung bei Typ-2-Diabetes schon früh nach Krankheitsbeginn nachlässt. Insbesondere das logische Denken, die Planungs- und Organisationsfähigkeit sowie die Aufmerksamkeit lassen nach [1].

Gibt es eine diabetische Enzephalopathie als Spätfolge? Der treuherzige Herr W. hat das bei sich selbst erkannt: „Jetzt bin ich 76 Jahre alt und kann essen wie ein Zwanzigjähriger, aber bei mir im Hirn da tut sich nix" (wörtlich!).

Beispiel

Ein weiteres erlebtes Beispiel ist Frau E., 56 Jahre alt, Diabetes seit elf Jahren, früher Alkoholabhängigkeit, seit langer Zeit trocken. Sie nimmt Diabetestabletten seit zehn Jahren und Insulin seit vier Jahren, damals im Krankenhaus eingestellt. Seit einem halben Jahr ist sie wieder in unserer Praxis, weil sie wieder hergezogen ist. Sie kommt pünktlich, wie bestellt 9.30 Uhr zur Behandlung einer offenen Wunde am Fuß (diabetisches Fußsyndrom), zum dritten Verbandwechsel. Während ich die harten und abgestorbenen Hautanteile abtrage, schwitzt Frau K. stark. Ich frage, ob ihr nicht wohl sei. „Ja, ich glaub', ich krieg' Unterzucker". Recht hat sie: der Blutzucker ist bei 43 mg/dl (eindeutig Unterzucker). Apfelsaft, Schokolade aus unserer Nasch-Schublade, Infusion. Während ich bei der Infusion langsam Glucose (Zucker) spritze, erforsche ich, wie es zur Unterzuckerung kam. Sie hat Insulin gespritzt und die Tablette genommen, aber dann nichts gefrühstückt „sonst hätte es mir nicht rechtzeitig zum Termin bei Ihnen gereicht". Ich frage, ob sie nicht bei der Schulung gelernt hat, nach dem Spritzen zu essen. „Doch, schon ..." Mir bleibt die Sprache weg und so denke ich nur: „Herr, schmeiß Hirn ra, 's mangelt!" (Lieber Gott, wirf uns Hirn herunter, es fehlt! Dieser Spruch ist altschwäbisch oder er stammt von dem schwäbischen Autor Gerhard Raff geb. 1946). ◀

Und hier sind wir beim Knackpunkt. Natürlich mangelt es nicht an Hirn, aber es ist nicht so fit wie vor der Erkrankung!

„Depressive Störungen kommen bei diabetischen PatientInnen doppelt so häufig vor wie in der nicht-diabetischen Population. Andere psychische Erkrankungen, die gehäuft mit Prädiabetes und Diabetes mellitus vorkommen, sind kognitive Dysfunktionen bis zur Demenz, auffälliges Essverhalten" [2].

Übergewicht verschlimmert die Einschränkung zusätzlich: „Durch die Untersuchung wird deutlich, dass bei Übergewicht nicht nur das Diabetes-Risiko, sondern auch das

Risiko für eine frühe kognitive Beeinträchtigung steigt […] Welche Mechanismen genau dazu führen, ist bislang unklar. Menschen mit Typ-2-Diabetes sollten sich aber bewusst sein, dass es sich bei kognitiven Verminderungen um eine frühe Folgeerkrankung des Diabetes handeln könnte" [3].

Was tun, wenn der Diabetiker nicht selbst für sich sorgen kann?

- Erstens sind extra Disease Management Programme (DMP)eingeführt. Beim DMP-Diabetes werden regelmäßig Urin und Blutwerte geprüft, die Füße und der Augenhintergrund untersucht und der Patient wird einbestellt, falls er an diese Kontrollen nicht selbst denkt.
- Zum zweiten kann man die ambulante Pflege oder die Angehörigen aktivieren.
- Zum dritten gibt es Sportangebote speziell für Diabetiker, wobei die meisten Krankenkassen die Kosten der Trainingseinheiten übernehmen.

Bei alten Diabetikern ist eine lockerere Stoffwechseleinstellung weniger gefährlich als die Unterzuckerung durch zu strenge Einstellung, deshalb werden mit zunehmendem Alter höhere Blutzucker-Zielwerte akzeptiert.

Diskussionen über Sinn und Unsinn von Diäten und Diskussionen über die Zielwerte der Zuckerkontrolle kenne ich seit über 30 Jahren. Einerseits ist eindeutig, dass eine gute Stoffwechseleinstellung den Spätschäden vorbeugt und es ist durch Studien belegt, dass Bewegung und Ernährung die Basis einer guten Stoffwechseleinstellung sind. Andererseits ist fraglich, ob eine Intensivierung von Diätmaßnahmen erfolgreicher ist als eine nicht so intensive Umstellung: „In der Look-AHEAD-Studie bringt eine intensive Lebensstil-Intervention, bei der Übergewichtige mit Typ-2 Diabetes über Jahre individuell und in Gruppen zu Diät und körperlicher Aktivität beraten werden […] langfristig nur eine sehr begrenzte Gewichtsreduktion. Das Ergebnis bestätigt die Erfahrungen aus anderen Studien. Auf kardiovaskuläre Komplikationen […] sowie auf die Sterblichkeit hat die Intervention keinen Einfluss. Ärzte und Betroffene sollten um die nach derzeitigem Kenntnisstand sehr begrenzten Erfolge auch intensiver konservativer Interventionen zur Gewichtsreduktion wissen, um das häufig zu erwartende Scheitern nicht fälschlicherweise persönlichem Versagen zuzuschreiben." [4] Das ist doch mal ein Trost für uns Hausärzte und für die Diabetiker.

9.2 Hirnleistungsstörung und Demenz – Früherkennung von Demenz, Testung und Umgang

Gelegentlich im Keller zu stehen und sich zu fragen, was zum Teufel nochmal man hier wollte – ist normal. Bei jedem Arztbesuch die Tasche am Stuhl und die Brille auf dem Tisch liegen zu lassen, kann noch normal sein, kann aber bei jungen Menschen auf ein Aufmerksamkeitsdefizit-Syndrom hinweisen und bei alten Menschen auf eine Demenz.

An drei aufeinanderfolgenden Tagen dasselbe Rezept zu bestellen und nicht mehr zu wissen, dass man am Vortag schon da war, ist nicht mehr normal und bedarf der Abklärung.

> **Beispiel**
>
> Herr W. 73 Jahre war langjährig Alkoholiker, ist aber schon seit über zehn Jahren verlässlich trocken. Er verhält sich nett, freundlich und immer sehr höflich. Den MFA fällt auf, dass er immer wieder falsch zu seinen Terminen kommt, jetzt hat er dasselbe Rezept schon zum dritten Mal in kurzer Folge bestellt. Ich bespreche diesen Fakt mit ihm und frage, ob er vergesslicher geworden sei? Das sieht er nicht so, er komme im Alltag prima zurecht, und er weiß alle möglichen Gründe dafür, dass er seine Termine „verbasselt". Er räumt ein, er sei immer „tappiger", „ohne g'hebt ka i mei Trepp net na" (ohne mich zu halten, kann ich die Treppe zuhause nicht hinunter gehen). Ich bespreche mit ihm, dass eine neurologische Untersuchung (bei V. a. Korsakow-Syndrom) sinnvoll ist und biete ihm an, dass wir für ihn einen Termin beim Neurologen machen. Wir bekommen für den 7.9. dort einen Termin und da wir wissen, dass er diesen trotz schriftlicher Information voraussichtlich vergessen wird, schreiben wir ihm bei uns für den 5.9. einen Termin auf, bei dem er seine Unterlagen (Überweisung, Laborbefunde) abholen soll. Am 5.9. kommt er zwar eine halbe Stunde zu früh, plaudert aber nett im Wartezimmer, bis er dran ist. Wir besprechen den neurologischen Termin, er erhält seine Unterlagen.
>
> Am 6.9. bestellt er innerhalb von einer Stunde noch zweimal das Rezept, welches er bereits am 5.9. mitgenommen hat. Als die MFA ihn auf den Termin beim Neurologen für den Folgetag hinweist, wird er ungemütlich: er wisse nichts von einem Neurologentermin und hat am 7.9. seinen Kegelausflug, auf den freue er sich schon das ganze Jahr. Er gehe nicht zum Nervenarzt, wozu? Die MFA telefoniert mit der neurologischen Praxis um abzusagen und erfährt, dass der Patient am 5.9. bereits dort war. Er ist direkt von unserer Praxis dorthin gegangen, hat seine Unterlagen abgegeben und sie haben, weil gerade eine Lücke war, ihn bereits untersucht. Der Demenztest ist nur leicht verändert, aber die Verdachtsdiagnose Korsakow-Syndrom wird bestätigt. Ich rede mit der Tochter, die zustimmt, dass sich der Vater nicht mehr zuverlässig alleine versorgen kann, und sie organisiert eine 24-h-Pflege für ihn.
>
> Bei einem routinemäßigen Hausbesuch bei Herrn S. fällt mir auf, dass der Patient miserabel Luft bekommt, er „schnauft wie ein Walross". Herr S. ist übergewichtiger Diabetiker, Mitte 70, mit Kniearthrose beidseits, Hüftarthrose (die er nicht operieren lassen möchte), Langzeit-Bluthochdruck. Heute sind Blutdruck und Zucker ordentlich, aber es sind so massive Wassereinlagerungen der Beine und in der Lunge vorhanden, dass ich den Patienten mit dekompensierter Herzinsuffizienz einweisen will. Herr S. lehnt das rigoros ab. Seine Frau (ebenso alt, ebenfalls Langzeitdiabetes und Bluthochdruck, sie versorgt die beiden) meint ebenso wie er, er könne zuhause bleiben: „Das mit den dicken Beinen und dem Schnaufen hat er schon länger".

Ich diskutiere eine Weile, aber beide bleiben völlig ablehnend. Zu meiner Sicherheit mache ich einen Karteikarteneintrag wie folgt: „Ich habe heute eine Krankenhauseinweisung abgelehnt. Ich wurde darauf hingewiesen, dass dies zu einer Verschlimmerung meiner Erkrankung bis hin zum Herzversagen mit Todesfolge führen kann". Datum, Unterschrift des Patienten. Herr S. unterschreibt mir ohne Zögern. „Notgedrungen" verordne ich nur herzentlastende und wassertreibende Medikamente.

Vier Tage später ist die Luftnot nachts so schlimm, dass der Patient vom Notarzt ins Krankenhaus gebracht wird. Die von mir verordneten Medikamente waren noch gar nicht eingenommen, denn die Ehefrau „kam nicht dazu, die Tabletten zu holen". Beim nächsten Hausbesuch kann ich es mir nicht verkneifen, den Patienten darauf hinzuweisen, dass er ja doch lieber, wie von mir vorgeschlagen, gleich ins Krankenhaus hätte gehen sollen. Er erinnert sich an nichts! Ich zeige ihm den Texteintrag und frage ihn, ob das seine Unterschrift sei. „Ja, doch". Der Patient erinnert sich nicht, dass er unterschrieben hat! ◄

Auch wenn mir juristisch nichts vorzuwerfen ist – der Patient ist ja schließlich mündig – hätte ich anders handeln sollen. Ich hätte daran denken müssen, dass Herzinsuffizienz zu Sauerstoffminderversorgung des Gehirns mit verminderter Entscheidungsfähigkeit führen kann, und hätte ohne Diskussion den Transport ins Krankenhaus per Rettungsdienst veranlassen sollen.

Die meisten Hirnleistungsstörungen in der Hausarztpraxis kommen nicht von Herzschwäche wie bei Herrn S. oder Korsakow-Syndrom wie bei Herrn Z., von Drogeneinfluss oder Creutzfeld-Jakob- Krankheit; auch nicht von einer typischen Alzheimer-Demenz. Am häufigsten ist die vaskuläre Demenz bei den bekannten Gefäßrisikofaktoren Rauchen, Bluthochdruck, Diabetes, Übergewicht, zu hohes Cholesterin.

Alter ist kein ausreichender Grund für Hirnleistungsstörung! Um einen Computervergleich zu verwenden: Ältere Menschen haben mehr Programme drauf, aber der Zugriff zum Speicher ist langsamer. Bei Demenz dagegen gehen die Verknüpfungen und am Ende die Programme kaputt.

Im Krankenhaus und während des Studiums lernten wir die Abgrenzung von Depression und Demenz, wir lernten mittlerweile, dass wir eine cMRT (Kernspintomografie des Kopfes) und welche Laboruntersuchungen wir veranlassen. Aber wir lernten nicht, auf welche Alltagseinschränkungen wir achten sollen und welche praxistauglichen Tests wir durchführen können, um die Demenz zu vermuten und zu bestätigen.

„Ich glaub, ich hab Alzheimer" sagen manche im Spaß, wenn sie mal wieder den Schlüssel verlegt haben. Wer Demenzkranke betreut, macht solche Späße nicht mehr. Je nach Persönlichkeit können Demenzpatienten freundlich oder garstig, lieb oder aggressiv sein – anstrengend sind sie immer und oft für sich selbst gefährlich: Schlimmstenfalls lassen sie den Herd an und verursachen einen Zimmerbrand, oder sie verlaufen sich im Wald und sterben an Unterkühlung. Im Spätstadium ist die Diagnose offensichtlich. Im Frühstadium werden Demenzerkrankungen eher von den Angehörigen als vom

Patienten selbst vermutet. Falls Gedächtnisstörungen oder andere Leistungsdefizite von den Patienten selbst bemerkt werden, werden sie meist verheimlicht, evtl. aus Angst, Scham oder Wut. Die Erkrankten vergessen Verabredungen, finden passende Worte nicht, verlegen Schlüssel, Brillen und anderes. Sie meiden Entscheidungen, weil sie die Argumente für und wider eine Problemlösung gleich wieder vergessen. Die Angehörigen beschreiben zusätzlich Verhaltensänderungen oder neu aufgetretene Schwierigkeiten im Umgang. Sie berichten über schlechteres Zurechtkommen im Alltag, was die Patienten bagatellisieren (im Gegensatz zur Depression: dort ist die Alltagskompetenz subjektiv schlechter als objektiv) – an geistige Fehlleistungen oder Ausfälle können sie sich ja nicht erinnern.

Manchmal unterschreiben die Patienten kostspielige Verträge, oder sie lassen sich sinnlose Dinge aufschwatzen. Dabei wirken sie gleichzeitig von außen gesehen unauffällig.

Beispiel

Meine 84-jährige Patientin E. ist schwer gehbehindert und seit über 15 Jahren nie aus dem Haus gekommen. Einkaufen geht ihre Tochter, Besuche bekommt sie selten, selbst die wenigen Treppenstufen vor dem Haus kann sie nicht mehr bewältigen, sodass sie nicht einmal in den Garten geht. Aber dem netten Vertreter an der Haustür unterschrieb Frau S. eine Reiserücktrittsversicherung.

Frau A., 76 Jahre alt, bestellte im „Otto-Katalog" (offline) mehrfach dieselbe Jacke. Die Jacken füllten den Schrank und die leeren Pakete stapelten sich im Hausflur. ◄

Bevor solche Fehler passieren, kann der Hausarzt die Angehörigen nach den folgenden frühen Signalen einer Hirnleistungsstörungen/Demenz fragen:

1. Die Patienten können Neues nicht verarbeiten (der Kochbegeisterte mag keine neuen Rezepte ausprobieren, der Tee wird nicht gefunden, weil er in einer anderen Schublade ist). Das Sprechen wird langsamer, es kommen stereotype Antworten wie „so isch 's na au wieder" (so ist es nun auch wieder) oder „hajo natürlich" (Einverstanden. Selbstverständlich ist es so) oder „Wenn du meinst" oder „'s isch nemme dees"(es ist nicht mehr wie früher). Floskeln ersetzen substanzielle Antworten. Beim kurzen Gespräch auf der Straße oder „über den Zaun" mag das nicht auffallen. Ich rate dem Leser, beim Warten z. B. beim Bäcker auf die Gespräche der sich zufällig treffenden Mitmenschen zu hören. Wenn sich jene nicht gut kennen aber meinen, sich aus Freundlichkeit unterhalten zu müssen, dann ergibt sich gelegentlich ein Austausch von Floskeln, bei denen ein Demenzerkrankter mithalten könnte.
2. Der Patient muss nach ihm sonst geläufigen Begriffen suchen oder verwendet die Worte falsch.

9.2 Hirnleistungsstörung und Demenz …

3. Der Patient „kommt nicht mit", fragt mehrfach dasselbe (Achtung: Das hängt auch vom Kommunikationsvermögen des Arztes ab).
4. Der Betroffene kann nicht gleichzeitig zwei Dinge tun, die er bisher tun konnte (bitte jetzt keine Gender-Diskussion über Multitasking!), z. B. beim Laufen reden oder Kaffee kochen und nebenbei Tisch decken oder dem Arzt zuhören und seine Medikamentenschächtelchen aus seiner Tasche kramen.
5. Der Patient ist ungewöhnlich umständlich, fahrig, vergesslich, ziellos, tapsig, ungewohnt unpünktlich, unzuverlässig, ungepflegt, misstrauisch oder auffahrend. Er findet sich nicht mehr zurecht oder kennt die langjährige Helferin nicht mehr.
6. Der Erkrankte kann mit den Ergebnissen seiner Handlungen nicht umgehen. Wenn die Angehörigen viele dieser Punkte bestätigen, wenn dem Hausarzt als aufmerksamem Beobachter solch ein Leistungsdefizit auffällt, dann ist er durch das langjährige Vertrauensverhältnis am besten in der Lage, einen Test auf Demenz durchzuführen, weil der Patient ja nicht erkennt, dass er zum Facharzt sollte (Bagatellisierungsneigung), und seinen Angehörigen eher unterstellt, dass sie ihn „als Deppen dastehen lassen wollen" (Misstrauen).

Die Testung, sprich Objektivierung von Defiziten, ist unabdingbar für die Behandlung, denn Kommunikation und Therapie-Entscheidungen „auf Augenhöhe" mit dem Patienten setzen dessen Kommunikations- und Entscheidungsfähigkeit voraus.

Es gibt zahlreiche Demenztests für die Praxis (z. B. Demtec, TFDD, SKT, MiniMentalStatus, CERAD, GDS), doch am einfachsten und überraschend treffgenau finde ich den Uhrentest. Der Uhrenkreis kann nebenbei beim Hausbesuch auf einem Stück Papier gezeichnet werden, wie eine Spaßaufgabe. Es kann sogar eine Armbanduhr neben den Kreis gelegt werden mit der Erklärung „so eine Uhr sollten Sie jetzt aus dem Kreis machen", so mit Zahlen und Zeigern. Malen Sie bitte die Zeiger so ein, dass sie auf 11 Uhr und 10 min stehen, dass die Uhr also 10 nach 11 zeigt). Es ist unglaublich und vor allem für anwesende Angehörige verblüffend, wie extrem manchmal die Zeichenergebnisse eine räumliche Desorganisation zeigen. Aufgrund dieser Verblüffung ist es für die Familie dann einsichtig, warum der Patient das Bidet mit dem WC verwechselt hat oder seine Kleidung nicht mehr richtig anziehen kann (Auswertung des Uhrentests s. geriatrisches Assessment, Kap. 10).

Der krankhafte Uhrentest (Abb. 9.1) stammt von einer Frau, die ihren Haushalt noch ordentlich versorgt. Im Gespräch mit der Nachbarin am Zaun ist bisher nichts aufgefallen, sie plaudert über das Wetter und beherrscht das allgemeine Geplänkel: „Wie geht's?" „Wie soll's schon gehen? Man lebt. Wenn man nur jeden Tag aufstehen kann …" Aber sie schimpft mit ihrem Mann, weil er die Fernsehzeitschrift immer verlegen würde, sie verdächtigt ihre Tochter, den Geldbeutel entwendet zu haben, und meint, die Schwiegertochter hätte ihr die Unterwäsche gestohlen (Die Patientin hat Größe 44–46, die Schwiegertochter ist eine adrette schlanke Frau mit Größe 38, und würde sicher mit den „Liebestötern" der alten Frau nichts anfangen können).

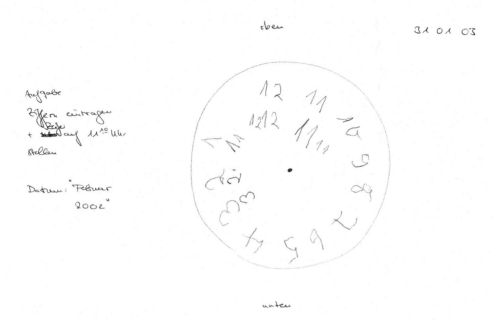

Abb. 9.1 Uhrentest einer Demenzkranken

Demenzkranke behalten nur ihre Grundpersönlichkeit (geduldig oder stur, freundlich oder dominierend) bei, ansonsten verlieren sie vieles von dem, was sie bisher ausgemacht hat. Die eigentlich individuell Kranken werden im Verhalten einander ähnlich. Individualität und spezielle Persönlichkeits- und Verhaltensmerkmale gehen verloren.

Die Kommunikation mit Demenzkranken ist eine Herausforderung, vor allem für den rationalen Menschen. Die Patienten verlieren bei zunehmender Demenz ihr Denkvermögen, aber nicht ihr Fühlvermögen. Sie können mit Argumenten und Begründungen nicht umgehen, aus Fehlern nicht lernen (deshalb hat es keinen Sinn, sie auf Fehlleistungen hinzuweisen) und mit Konflikten nicht rational umgehen. Oft sind sie aber stimmungssensibel wie kleine Kinder und die Spiegelneuronen funktionieren. Wenn man sich das bewusst macht, erhält man sich seine Geduld und ist erfolgreicher im Umgang mit dem Kranken.

Freundliches, langsames, deutliches, geduldiges Sprechen mit einfachen Worten (aber nicht Baby-Sprache!), am besten mit Blickkontakt, führt auch bei im Denken gestörten Menschen zu aufmerksamem Zuhören. Die Sätze müssen klar und positiv formuliert sein („machen Sie bitte den Mund auf", anstatt „wenn Sie den Kiefer so verbeißen, kann ich Sie nicht untersuchen"). Reizworte, insbesondere solcher negativer Art (Krieg, Geld), führen zu negativen Emotionen und damit zu negativen Reaktionen. Wenn Gesten oder Berührungen die Worte verstärken können, ist es von Vorteil, sie einzusetzen. Wichtige

Inhalte zu wiederholen erhöht die Chance, dass die zentrale Information ankommt („Hier ist leckeres Essen. Bitte essen Sie jetzt. Nehmen Sie doch diesen Löffel zum Essen). Einfache Befehle werden verstanden und im Allgemeinen befolgt (wenn sie der Persönlichkeit des Patienten nicht widersprechen). Plötzliche Bewegungen, Eile, Zurechtweisungen führen zu Unsicherheit des Patienten und evtl. Aggression. Ruhige Höflichkeit und innere Gelassenheit führen (wie auch bei anderen schwierigen Patienten) am ehesten zum Erfolg.

▶ Kognitive Ansprache ist bei Demenzkranken sinnlos, emotionale Ansprache dagegen sinnvoll.

Wichtig für die Demenzkranken ist, dass sie keine plötzlichen Veränderungen meistern müssen – die Möbel sollen so bleiben, wie sie schon seit 30 Jahren stehen, es gibt das gewohnte Frühstück und den schon oft gegangenen Spazierweg.

Wer im Frühstadium eines Gehirnabbaus ist, der kann seine Reserven mobilisieren mit anspruchsvollen, erfreulichen und sozial interaktiven Aktivitäten. Museumsbesuche sind nachweislich präventiv wirksam [5], Treffen mit Freunden zum Plaudern, Kartenspielen oder Musizieren höchstwahrscheinlich ebenso. Wichtig ist, dass sich der Mensch bei diesen Aktivitäten mit nicht vorhersehbaren (ungefährlichen) Dingen auseinandersetzt. Immer den gleichen Plausch mit dem Nachbarn über den Zaun halten oder immer Kreuzworträtsel lösen (bei denen niemand prüft, ob die Ergebnisse korrekt sind) gehören nicht dazu. Wenn die Demenz schon fortgeschritten ist, sollte der Kranke alles machen dürfen, was er möchte (wenn es ihm oder der Umgebung nicht schadet).

Beispiel

Herr E., früherer Lehrer, hatte schon immer Spaß an Kreuzworträtseln. Seine Pflegerin kauft ihm weiterhin regelmäßig Hefte, mit denen er Stunden zufrieden zubringt. Eines der Blätter aus solch einem Heft durfte ich auf meine Bitte hin mitnehmen (Abb. 9.2). Man erkennt einige richtige Antworten und viele Buchstaben, die keinen Sinn ergeben – na und? ◄

Bitter für die Partner ist, wenn der Demenzkranke sie nicht mehr erkennt oder schlecht behandelt (z. B. wenn der Mann seine Ehefrau anschreit und in ihrer Fürsorge ablehnt, aber die hübsche junge Physiotherapeutin immer anlächelt). Sehr anstrengend für die Angehörigen wird es, wenn der Kranke beginnt, sich riskant zu verhalten (Herd anlassen, Wohnungstür offen lassen etc.), aggressiv oder sexuell aufdringlich zu werden, in aller Treuherzigkeit eklige Dinge zu tun (der Ehemann einer Patientin verpackte seinen Stuhlgang in Stofftaschentücher und versteckte sie wie Ostereier in der Wohnung) oder unruhig herum zu „tigern", v. a. in der Nacht (viele Demente haben einen fehlerhaften oder aufgehobenen Tag-Nacht-Rhythmus). Der Hausarzt kann nur darauf hinweisen,

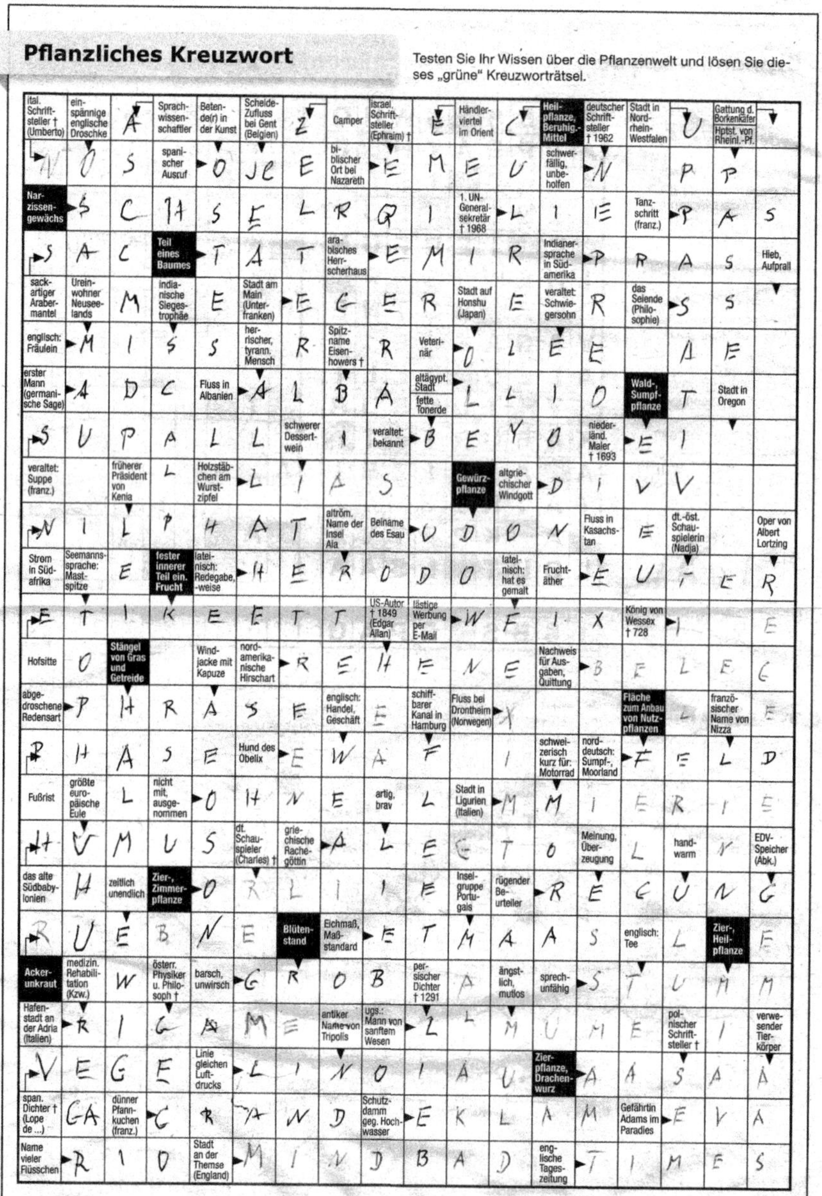

Abb. 9.2 Kreuzworträtsel eines dementen Patienten

dass solche Störungen krankheitsbedingt sind und nicht persönlich genommen werden dürfen. Glücklicherweise gibt es Demenz- und Alzheimergesellschaften für schriftliche Auskünfte und telefonische Unterstützung, Angehörigengruppen und soziale Dienste.

▶ Eine demenzielle Erkrankung ist unbedingt bei einer Einlieferung im Krankenhaus mitzuteilen!

Beispiel

Herr A.G. ist ein freundlicher kleiner Mann türkischer Herkunft mit mittelgradiger Demenz. Weil er aufgrund einer peripheren arterielle Verschlusskrankheit (pAVK) starke Schmerzen beim Gehen hat, wird er vom Gefäßchirurgen (nicht von uns als Hausarzt!) eingewiesen und erfolgreich operiert. Auf Station redet er kaum, was man den schlechten Sprachkenntnissen zuschreibt. Als seine Frau ihn abholen möchte, ist er nicht aufzufinden: Da er „nach Hause" (12 km entfernt!) wollte, ist er schon mal losgelaufen. Aufgrund der Demenz hatte er ansonsten keinerlei Plan und aufgrund der Operation keine Schmerzen mehr beim Gehen, sodass er tüchtig marschieren konnte. Nach fünf Stunden Suchen mit Polizei-Einsatz findet man ihm im Nachthemd in den Weinbergen, eine Plastiktüte in der Hand mit dem Entlassbericht des Krankenhauses. Im Bericht steht die Diagnose „pAVK erfolgreich operiert" – von Demenz wussten weder der Chirurg noch die Stationsschwestern. ◀

Literatur

1. https://www.diabetesinformationsdienst-muenchen.de/erkrankungsformen/folgeerkrankungen/index.html; aufgerufen am 4.1.20
2. Wiener klinische Wochenschrift April 2016, Volume 128, Supplement 2, pp. 170–178
3. Van Gemert T et al. Cognitive Function Is Impaired in Patients with Recently Diagnosed Type 2 Diabetes, but Not Type 1 Diabetes. J Diabetes Res. 2018 (online)
4. Arznei-telegramm 2013; Jg. 44, Nr. 8
5. 5. Fancourt D et al. cultural engagement and coginitve reserve. Br J Psychiatry 2018; 213 (5): 661

Geriatrisches Basis-Assessment

10

Einschätzung von Orientierung, Sturzneigung und Unterstützungsbedarf

Zusammenfassung

Das geriatrische Basis-Assessment ist ein Instrument zur Prüfung von alltagsrelevanter Orientierung, Sturzneigung und Hilfsbedarf.

Da Orientierungsprobleme und Hinfälligkeit alltagsrelevant sind, aber den Patienten und Angehörigen erst im fortgeschrittenen Stadium auffallen, ist es sinnvoll, ein Assessment bei allen älteren Patienten durchzuführen. Als Kassenleistung wird das Assessment ab dem 70. Lebensjahr maximal zweimal jährlich bezahlt; sinnvoll ist es bei allen Pflegeheimpatienten, als Basis-Check mit dem 70. Lebensjahr und zur Verlaufskontrolle und Objektivierung von erhöhtem Hilfsbedarf. Geprüft werden

1. die Orientierung in Zeit, Ort, zur Person und Situation. Ob jemand orientiert ist, lässt sich im allgemeinen Gespräch gut abschätzen, wenn der Untersucher sich nicht mit Phrasen und Floskeln zufrieden gibt, sondern genauer nachfragt. Zeitlich orientiert ist jemand durchaus, der nicht exakt den heutigen Wochentag weiß, aber zu aktuellen Diskussionsthemen der Zeit eigene Gedanken äußern kann. Wer auf die Frage „wen haben wir momentan als Kanzler" Helmut Kohl oder gar Konrad Adenauer nennt, ist offensichtlich nicht zeitlich orientiert. Wer aus dem Fenster auf die frühlingsblühende Wiese blickt und meint, es sei November, ist desorientiert – da braucht es keine weiteren Tests. In Zweifelsfällen empfiehlt sich mindestens der Uhrentest (Abb. 10.1, 10.2 und 9.1), ggf. weitere Demenztests. Die Testung gibt Aufschluss über die kognitiven Fähigkeiten, also auch einen groben Anhalt dazu, ob der Mensch geschäftsfähig ist, ob er für sich (z. B. über eine Operation) entscheiden kann, ob es Sinn hat, ihm etwas zu erklären und ob er Hilfe in der Regelung seines Alltags braucht.

Name des Patienten: _____ **Datum:** _____

Durchgeführt von: _____

Barthel-Index

> **Beurteilen Sie die Fähigkeiten des Patienten innerhalb der letzten ein bis zwei Tage:**

Essen | Punkte
Unabhängig, isst selbstständig, benutzt Geschirr und Besteck	☐ 10
Braucht etwas Hilfe, z. B. beim Fleisch- oder Brotschneiden	☐ 5
Nicht selbstständig, auch wenn o. g. Hilfe gewährt wird	☐ 0

Bett-(Roll-)Stuhl-Transfer
Unabhängig in allen Phasen der Tätigkeit	☐ 15
Geringe Hilfe oder Beaufsichtigung erforderlich	☐ 10
Erhebliche Hilfe beim Transfer, Lagewechsel Liegen-Sitz selbstständig	☐ 5
Nicht selbstständig, auch wenn o. g. Hilfe gewährt wird	☐ 0

Waschen
Unabhängig beim Waschen von Gesicht und Händen, Kämmen und Zähneputzen	☐ 5
Nicht selbstständig bei o. g. Tätigkeiten	☐ 0

Toilettenbenutzung
Unabhängig in allen Phasen der Tätigkeit (inkl. Reinigung)	☐ 10
Benötigt Hilfe, z. B. wegen unzureichenden Gleichgewichtes oder bei der Kleidung, Reinigung	☐ 5
Nicht selbstständig, auch wenn o. g. Hilfe gewährt wird	☐ 0

Baden
Unabhängig bei Voll- oder Duschbad in allen Phasen der Tätigkeit	☐ 5
Nicht selbstständig bei o. g. Tätigkeit	☐ 0

Gehen auf Flurebene bzw. Rollstuhlfahren
Unabhängig beim Gehen über 50 m, Hilfsmittel erlaubt, nicht Gehwagen	☐ 15
Geringe Hilfe oder Überwachung erforderlich, kann mit Hilfsmitteln 50 m gehen	☐ 10
Nicht selbstständig beim Gehen, kann aber Rollstuhl selbstständig bedienen, auch um Ecken und an einen Tisch heranfahren, Strecken mindestens 50 m	☐ 5
Nicht selbstständig beim Gehen oder Rollstuhlfahren	☐ 0

Treppensteigen
Unabhängig bei der Bewältigung einer Treppe (mehrere Stufen)	☐ 10
Benötigt Hilfe oder Überwachung beim Treppensteigen	☐ 5
Nicht selbstständig, kann auch mit Hilfe nicht Treppen steigen	☐ 0

An- und Auskleiden
Unabhängig beim An- und Auskleiden (ggf. auch Korsett oder Bruchband)	☐ 10
Benötigt Hilfe, kann aber 50 % der Tätigkeit selbstständig durchführen	☐ 5
Nicht selbstständig, auch wenn o. g. Hilfe gewährt wird	☐ 0

Stuhlkontrolle
Ständig kontinent	☐ 10
Gelegentlich inkontinent, maximal 1 x pro Woche	☐ 5
Häufiger/ständig inkontinent	☐ 0

Urinkontrolle
Ständig kontinent	☐ 10
Gelegentlich inkontinent, maximal 1 x pro Tag	☐ 5
Häufiger/ständig inkontinent	☐ 0

Gesamtpunktzahl: _____

Abb. 10.1 Geriatrisches Assessment Barthel-Index

10 Geriatrisches Basis-Assessment

Barthel-Index (modifiziert nach Mahoney und Barthel, 1965)

Ziel
Der Barthel-Index ist ein international verbreitetes Messinstrument zur Erfassung grundlegender Alltagsfunktionen. Die Aktivitäten des täglichen Lebens werden anhand festgelegter Punkte überprüft.

Ergebnisinterpretation
In den oberen Bereichen, also nahe der 100-Punkte-Marke kann man davon ausgehen, dass die Selbstpflegefähigkeiten eines Klienten erhalten und er nicht von Pflege abhängig ist. Trotzdem kann Hilfsbedarf, z.B. im hauswirtschaftlichen Bereich bestehen. Das heißt, auch ein Klient, der 100 Punkte erreicht, muss damit noch nicht in der Lage sein, selbstständig leben zu können. Bei der Beurteilung pflegebedürftiger alter Menschen können einzelne Items eine größere Bedeutung haben als die im Summenscore erreichte Punktzahl aussagt.

Timed Up & Go-Test

Ziel
Der Test dient zur Beurteilung der Mobilität.

Testdurchführung
Der Patient sitzt auf einem Stuhl mit Armlehnen. Der Rücken liegt bequem an der Rückenlehne an. Nach Aufforderung soll der Patient mit einem normalen und sicheren Gang bis zu einer Linie laufen, die in 3 m Entfernung vor dem Stuhl auf dem Boden markiert ist, sich dort umdrehen, wieder zurück zum Stuhl gehen und sich in die Ausgangsposition begeben. Die benötigte Zeit wird in Sekunden gemessen.

Der Uhren-Test (modifiziert nach Shulmann, 1993)

Ziel
Der Test dient zur Beurteilung der kognitiven Fähigkeiten.

Testdurchführung
1. Geben Sie dem Patienten ein Blatt Papier mit einem vorgezeichneten Kreis. Zeigen Sie ihm, wo oben und unten ist.
2. Geben Sie dem Patienten folgende Anweisung: „Dies soll eine Uhr sein. Ich möchte Sie bitten, in diese Uhr die fehlenden Ziffern zu schreiben. Zeichnen Sie danach die Uhrzeit 10 nach 11 ein."
3. Machen Sie sich Notizen zur Ausführung der gestellten Aufgabe (Reihenfolge, Korrekturen etc.).
4. Bewerten Sie die angefertigte Zeichnung gemäß der unten stehenden Kriterien. Notieren Sie den Score zusammen mit Datum und Namen des Patienten auf dem Zeichenblatt.
5. Der validierte Cut-Off zur Unterscheidung zwischen Normalbefund einerseits und kognitiver Beeinträchtigung im Sinne einer evtl. vorliegenden Demenz andererseits liegt zwischen 2 und 3. Anders ausgedrückt: Ein Score von ≥ 3 Punkten ist als pathologisch anzusehen.

Ergebnisinterpretation
Beurteilen Sie die kognitive Beeinträchtigung des Patienten: Beispiele

Score 1: „perfekt"
- Ziffern 1–12 richtig eingezeichnet
- Zwei Zeiger, die die richtige Uhrzeit (11:10) anzeigen

Score 2: leichte visuell-räumliche Fehler
- Abstände zwischen Ziffern nicht gleichmäßig
- Ziffern außerhalb des Kreises
- Blatt wird gedreht, so dass Ziffern auf dem Kopf stehen
- Patient verwendet Linien („Speichen") zur Orientierung

Score 3: Fehlerhafte Uhrzeit bei erhaltener visuell-räumlicher Darstellung der Uhr
- nur ein Zeiger
- „10 nach 11" (o.ä.) als Text hingeschrieben
- keine Uhrzeit eingezeichnet

Score 4: Mittelgradige visuell-räumliche Desorganisation, so dass ein korrektes Einzeichnen der Uhrzeit unmöglich wird
- unregelmäßige Zwischenräume
- Ziffern vergessen
- Perseveration: wiederholt den Kreis, Ziffern jenseits der 12
- Rechts-Links-Umkehr (Ziffern gegen den Uhrzeigersinn)
- Dysgraphie – keine lesbare Darstellung der Ziffern

Score 5: Schwergradige visuell-räumliche Desorganisation
- wie unter (4) beschrieben, aber stärker ausgeprägt

Score 6: keinerlei Darstellung einer Uhr
(cave: Ausschluss Depression/Delir !)
- kein wie auch immer gearteter Versuch, eine Uhr zu zeichnen
- keine entfernte Ähnlichkeit mit einer Uhr
- Patient schreibt Wort oder Name

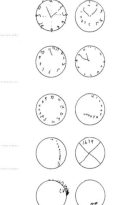

Abb. 10.2 Geriatrisches Assessment, Time-up-and-go- und Uhren-Test 1

2. die Hilfs- oder Pflegebedürftigkeit. Sie lässt sich recht schnell mit einem Fragebogen, dem sog. Barthel-Index (Abb. 10.1) feststellen. Nützlich ist der Vergleich im weiteren Verlauf, z. B. eine Besserung durch Medikamente oder eine Reha-Maßnahme, die sich mit der wiederholten Erhebung bzw. dem zugehörigen Punkte-Score gut dokumentieren lassen. Ein niedriger Barthel-Index ist nicht nur ein Hinweis, dass ein Pflegegrad zu beantragen empfohlen werden kann, sondern spricht auch die Inkontinenz (Urin oder Stuhlgang nicht halten können) (die immer noch ein schambesetztes Thema ist) an und kann dann zur entsprechenden Inkontinenz-Abklärung und -Versorgung führen. Zusätzlich zeigt die Erhebung des Barthel-Indexes, ob ein Hilfsmittel gebraucht wird (Rollstuhl, Duschstuhl, Rollator, Gehstock etc.). Auch der nötige Umfang der Hilfe für die Körperpflege, bzw. die Notwendigkeit der Einschaltung von Sozialstation oder ambulanter Pflegehilfe wird deutlich.
3. die Sturzneigung. Sie ist durch den Time-up-and-go-Test (nach Podsiadlo und Richardson) oder den Tandemstand-Test zuverlässig messbar.
    a) Beim Time-up-and-go-Test sitzt der Patient auf einem Stuhl mit Armlehne. Er soll aufstehen, drei Meter weit (z. B. vom Sprechzimmerstuhl zur Wartezimmertür, die Strecke muss vorher entsprechend ausgemessen werden) gehen, dann so schnell wie möglich umkehren und sich wieder hinsetzen. Gehhilfen und Abstützen sind erlaubt, Hilfe von anderen Personen nicht. Die Zeit wird gemessen: < 10 s bedeutet keine Mobilitätseinschränkungen, 11–19 s leichte/unbedeutende Mobilitätseinschränkung, 20–29 s relevante/abklärungsbedürftige Mobilitätseinschränkung, > 30 s starke Mobilitätseinschränkung (Abb. 10.2 und 10.3).
    b) Beim Tandemstand-Test wird der Patient gebeten, die Füße direkt voreinander zu stellen (so, dass die Großzehenspitze des einen Fußes die Ferse des anderen Fußes berühren). Diese Haltung muss 10 s lang beibehalten werden. Wenn dies bei 2–3 Versuchen nicht möglich ist, muss man von einer Gleichgewichtsstörung mit erhöhtem Sturzrisiko ausgehen. Problemlos lässt sich der Tandemstand-Test in eine Checkup-Untersuchung bzw. Ganzkörperuntersuchung einbauen. Ich erkläre die Durchführung und dass der Test zur Klärung einer Sturzneigung dient. Zur Erleichterung der Verständlichkeit mache ich die Tandemhaltung vor und bitte den Patienten, mir die Haltung nach zu machen. Im Tandemstand stehend zähle ich rückwärts von zehn, sobald der Patient ebenfalls die Tandemhaltung einnimmt. Das vermindert evtl. Peinlichkeiten und macht den Test zu einer spielerisch/sportlichen Aufgabe. Gelingt der Tandemstand nur wacklig oder erst beim dritten Anlauf, ist eine Standunsicherheit und/oder Sturzneigung deutlich. Oft ist der Patient davon überrascht und recht motiviert, Gleichgewichtsübungen durchzuführen. Diese sind schriftlich erhältlich z. B. bei der Bundeszentrale für gesundheitliche Aufklärung. Es gibt auch Kurse beispielsweise für die Übungen „Fünf Esslinger" nach Dr. Runge oder andere Gleichgewichtstrainings, z. B. innerhalb der Programme vieler Seniorenbegegnungsstätten und Volkshochschulen.

Timed Up & Go-Test

Beurteilen Sie die Mobilität des Patienten nach der benötigten Zeit:		Zeit in Sekunden
Völlig uneingeschränkte Alltagsmobilität	☐	< 10 Sek.
Mobilitätseinschränkung, noch keine Beeinträchtigung der Alltagskompetenz	☐	11–19 Sek.
Mobilität soweit eingeschränkt, dass funktionelle Auswirkungen im Alltag wahrscheinlich sind	☐	20–29 Sek.
Ausgeprägte Mobilitätseinschränkung, die in der Regel zu einer intensiven Betreuung und adäquaten Unterstützung führt	☐	> 30 Sek.

› Zur Vorlage beim Uhrentest bitte hier nach hinten knicken.

Uhrentest

Score:

Abb. 10.3 Geriatrisches Assessment, Time-up-and-go- und Uhren-Test 2

Checkliste Wohnumgebung + Hilfsmittel

1. Wohnumgebung

allgemein: Türschwellenausgleich. Stolperfallen (Läufer, Bettvorleger, Kabel). Handlauf. Türverbreiterung für Rollator oder Rollstuhl. Hausnotruf. Telefon mit großen Tasten/eingespeicherten Rufnummern der wichtigsten Kontaktpersonen.

a. Toilette: Erhöhung des Sitzes. Haltegriffe. Nachtstuhl.

b. Bad: Handgriffe. Wannenlifter. Drehscheibe. Klappsitz. Ebenerdige Dusche. Rutschfeste Unterlagen/Duscheinlage. Duschstuhl.

c. Schlafzimmer: Krankenbett. Dekubitus-prophylaxe-kissen und -matratze. Haltegriff. Strumpfanzieh-hilfe. Inkontinenz-Krankenbetteinlagen.

d. Treppen: Treppenlift. Treppensteiggerät. Rampen.

e. Wohnzimmer und Küche: Sitzerhöhungen. Fernseher-Lautsprecher / Funkkopfhörer. Esshilfen.

2. Hilfsmittel

Auf Hilfsmittelrezept verordnungsfähig sind: Rollstuhl (Standard), ggf. mit elektrischer Schiebehilfe (Begründung erforderlich z.B. rheumatisch veränderte Gelenke des Angehörigen, der schieben muss). Badewannenlifter. Toiletten/Nachtstuhl. Krankenbett. Drehscheibe/Drehhilfe. Antidekubitusmatratze und -kissen (ab Decubitus Grad 1).

Die Krankenkasse übernimmt Hilfsmittel, die wegen Krankheit oder Behinderung erforderlich sind. Die Pflegekasse übernimmt solche, die zur Pflegeerleichterung dienen.

Zuschüsse der Pflegekasse gibt es für Baumaßnahmen, die der Pflegeerleichterung dienen/die dem Kranken das Zuhausebleiben ermöglichen wie: Türschwellenausgleich, Haltegriffe, Hausnotruf, Türverbreiterung, Duschen-Umbau, Treppensteiggerät

Abb. 10.4 Checkliste Wohnumgebung und Hilfsmittel im Wohnbereich

> In schwereren Fällen kommen Stütz- oder Gehhilfen zum Zug. Außerdem kann die „außergewöhnliche Gehbehinderung" (Gehfähigkeit unter 30 m Strecke) abgefragt werden, die zum Parken auf Behindertenparkplätzen berechtigt (Antrag über das Landratsamt). Manchmal enthüllt der Test noch mehr als ein Gleichgewichtsproblem.

> **Beispiel**
>
> Frau D. Sch. gelingt es nicht, die Füße im Tandemstand überhaupt nur hinzustellen, obwohl ich es ihr vormache. Sie stellt sie schräg zueinander, schaut immer wieder auf meine Füße und ändert die Haltung ihrer eigenen Füße, ohne zu einem Ergebnis zu kommen. Davon überrascht breche ich den Versuch ab: hier ist eine räumlich-visuelle Desorganisation zu vermuten – die sich im Uhrentest bestätigt. Meine Folgerung: Diese Frau kann ihr Medikamentenkästchen für die Woche nicht mehr selbst richten! Und siehe da: Sobald die Sozialstation das übernimmt, stimmen die Rezeptbestellungen und die Blutwerte bessern sich. ◄

Wenn Sturzneigung gegeben ist und auch Hilfsmittelbedarf besteht, dann sollte das Wohnumfeld geprüft werden. Falls es einen Pflegeschwerpunkt o.ä. in der Gemeinde gibt, kann dieser solch einen Check durchführen – ansonsten ist wieder der Hausarzt beim Hausbesuch gefragt (Abb. 10.4).

11 Empathie und das schwierige Gespräch

Kopf und Bauch, der Arzt als Beichtvater und das problembesetzte Gespräch

> **Zusammenfassung**
>
> Empathie ist von Mitleid oder Mitgefühl abzugrenzen. Einfühlungsvermögen hilft bei der Diagnostik, Kommunikation und Therapie. Das besondere Vertrauensverhältnis in der Patient-Hausarzt-Beziehung führt manchmal zum Distanzierungswunsch der Patienten. Auch problembesetzte Gespräche können strukturiert werden.

11.1 Empathie

Empathie bezeichnet die Fähigkeit, die Gefühle/Empfindungen einer anderen Person intuitiv zu erfassen bzw. zu verstehen und nachzuempfinden, kann also am ehesten mit Einfühlungsvermögen übersetzt werden.

▶ Empathie bedeutet nicht Mitgefühl und schon gar nicht Mitleid.

Bis zu einem gewissen Maß erlebt der empathische Mensch die Empfindungen des Gegenübers selbst. Das ist biologisch vorprogrammiert und wichtig für den sozialen Zusammenhalt einer Gesellschaft.

Jeder Mensch gähnt, wenn er Gähnen sieht (Pferde tun das ebenfalls). Und fast jeder lächelt spontan, wenn er angelächelt wird. Bei Affen wurden 1992 Nervenzellen nachgewiesen, die das gleiche Aktivitätsmuster zeigen, wenn diese Tiere etwas betrachten, wie wenn sie es selbst tun. Man nennt diese Nervenzellen Spiegelneuronen. Seit 1992 wird diskutiert, ob Spiegelneuronen für das Nachahmen von Verhalten z. B. bei lernenden kleinen Kindern, für spiegelndes Verhalten (Gähnen) oder für die Empathie entscheidend sind. Die Diskussion ist interessant, aber weder abgeschlossen noch praxisrelevant. In der Praxis und im Alltag ist Empathie täglich zu erleben.

> **Beispiel**
>
> Ein Beispiel: Ich sehe meine direkte Nachbarin mit der Frau aus dem übernächsten Haus am Zaun stehen. Ich höre nicht, was sie reden. Aber ich sehe das Gesicht der Nachbarin mitleidig-traurig werden und weiß damit, dass die andere Frau etwas Trauriges erzählt. Als ich später bei der Nachbarin nachfrage, bestätigt sich die Vermutung. ◄

Sich einfühlen kann man am besten, wenn man entweder die Situation selbst schon ähnlich erlebt hat oder wenn man genug Phantasie hat, sich vorzustellen, wie man fühlen würde, wenn man in dieser Situation wäre. Sein Einfühlungsvermögen kann man zurückdrängen oder überspielen, aber nie ganz abschalten. Im Patientenkontakt geschieht das, wenn der Arzt unter Druck, vor allem Zeitdruck, steht oder sich einer geschäftsmäßigen Routine verschrieben hat. Der zugewandte Hausarzt lässt die Empathie nicht nur zu, sondern nützt sie für die Verbesserung der Diagnostik.

Das Erfahrungs-Ich mit den Emotionen wird dem Bauch zugeordnet, während der Kopf den Verstand repräsentiert, der wiederum die Sprache formulieren muss. Eine Folge davon ist, dass es schwerfällt, Gefühle in Worte zu fassen (hier gibt es reichlich Trivial- und Fachliteratur, die den Frauen bessere Fähigkeiten und Übung darin zuschreibt. Wie man aber zumindest an den männlichen Psychologen sehen kann, gibt es keine „natürliche" Geschlechterbegrenzung dieser Fähigkeit). Der Bauch ist wesentlich schneller als der Kopf.

▶ Handlungen werden oft emotional entschieden und im Nachhinein rational begründet.

Das Problem liegt darin, dass Bauch und Kopf nicht immer synchron arbeiten, manchmal sogar überhaupt nicht am gleichen Strang ziehen wollen. Eine Folge davon ist, dass sich bei zwei kommunizierenden Menschen besser Kopf mit Kopf und Bauch mit Bauch verstehen und miteinander kommunizieren können. Anders ausgedrückt: Emotional blockierte Menschen kann man nicht mit rationalen Argumenten überzeugen. Wer beispielsweise Angst hat, dem kann man noch so viel von Evidenz und Studien erzählen – das nimmt ihm die Angst nicht.

Eine wichtige Schlussfolgerung für die Sprechstunde (und das alltägliche Leben) ist, zunächst die Emotion aufzugreifen. Wird diese erlebt, kann die Blockade abgebaut werden und die Leitung zum Kopf ist frei.

> **Beispiel**
>
> Frau F., 32 Jahre alt, hat soeben eine Fehlgeburt erlitten. Sie ist stabil verheiratet und hat bereits zwei gesunde Kinder. Nach der Abrasio weint sie. Der Gynäkologe tätschelt ihre Hand (tätscheln ist eine großväterliche Geste, besser hätte er die Hand

nur berührt oder gefasst) und sagt: „Sie können ja noch mehr Kinder bekommen." Rational hat er recht, emotional ist er in ein Fettnäpfchen getappt. Richtig wäre gewesen, erst die Emotion aufzunehmen und z. B. auszudrücken, dass er die Trauer erkennt und akzeptiert (z. B. indem er ein Taschentuch anbietet, oder indem er sich einfach hinsetzt und geduldig wartet). Dann hätte er ein Gesprächsangebot machen können wie „mögen Sie darüber sprechen?" oder „haben Sie Fragen?" Dass sie gesund genug ist, evtl. wieder schwanger zu werden, weiß die junge Frau selbst, aber darüber wird sie erst nachdenken können, wenn die Emotion abgeklungen ist. Vielleicht ist ihr auch eine neue Schwangerschaft nicht möglich, weil der Ehemann nicht mehr will/kann und das war die letzte Chance? Der Gynäkologe weiß das alles nicht – er hat es gut gemeint, aber nicht gut gemacht. ◄

Einfühlungsvermögen ist es ebenfalls, z. B. mit einem Kopfnicken zu sagen „au ja, das hatte ich auch schon und war dadurch eine ganze Weile nicht auf dem Damm". Einfühlungsvermögen ist nicht, aufzutrumpfen mit „ja, das hatte ich auch schon und zwar noch viel schlimmer als Sie jetzt". Es gibt manche Mitmenschen, die alles kennen und schon hatten und dann ausführlich erzählen, wie es ihnen damals ging, welche Ärzte sie aufgesucht haben und ggf. welchen Pfusch oder welche Wunder sie erlebt haben. Das geht auf die Nerven und ist keinesfalls empathisch.

Empathisch sein bedeutet auch, darauf zu achten, was gerade nicht gesagt (Kopf) wird, sondern atmosphärisch da ist, nonverbale Signale, die direkter mit den Emotionen (Bauch) verknüpft sind. Vorsichtig fragend eine Interpretation anzubieten ist richtig, z. B. „sind Sie müde oder traurig?" Bestimmend eine Interpretation („Sie sind jetzt sicher wütend") anzubieten, kann den Patienten „überfahren".

11.2 Arzt als „Beichtvater"

Ein langjähriges Vertrauensverhältnis oder/und die vom Patienten positiv erlebte Empathie des Arztes können dazu führen, dass persönliche, intime oder heikle Sorgen der Patienten zur Sprache kommen. Menschen stehen bei unangenehmen Erlebnissen, Beziehungskrisen oder anderem Kummer unter emotionalem Druck und sind erleichtert, endlich jemandem ihre Gedanken mitteilen zu können, von dem sie sicher sind, dass er nichts ausplaudert. Pfarrer, Ärzte und Psychotherapeuten stehen unter Schweigepflicht, daher sind sie dafür prädestiniert.

Ein solches „Geheimnis" zu erfahren, ehrt den Arzt. In Zeiten der Datentransparenz ist es m. E. wichtig, in der Akte nur Stichworte zum Problem zu vermerken und Details „im Herzen zu verwahren".

Öfters machte ich die eigentümliche Beobachtung, dass mich die Menschen, die mir ein derartiges „Beichtgeheimnis" anvertraut hatten, danach mieden. Ich sah sie unerwarteterweise länger nicht mehr in der Sprechstunde, oder sie senkten den Blick bei einer zufälligen Begegnung. So erging es mir z. B. bei den folgenden Patienten:

> **Beispiel**
>
> Eine mir robust erscheinende Frau berichtete mir von den gewalttätigen Übergriffen ihres Ehemannes, der sie so schlug, dass sie sich im Garten versteckte. Sie wollte aber keinesfalls gegen ihn vorgehen „bei der langen Ehe und der Kinder wegen".
>
> Ein Herzinfarktpatient traute sich nach dem Infarkt zunächst keinen Sex mehr zu und wollte diesbezüglich meinen Ratschlag.
>
> Ein ca. Fünfzigjähriger, dessen Frau und beide Töchter ich ebenfalls betreue, hatte Angst, sich bei seinen Seitensprüngen mit Geschlechtskrankheiten angesteckt zu haben. Eine Eheberatung lehnte er ab, er wollte nur die entsprechenden Laboruntersuchungen. ◀

Ein ähnliches Phänomen erlebte ich von Menschen, die zu einem andern Hausarzt wechselten (eine Patientin fühlte sich von der MFA unfreundlich behandelt, die zweite „wollte mal was anderes ausprobieren", ein dritter meinte, er komme nicht schnell genug dran, wenn er mal krank sei). Wenn ich diesen Patienten in der Stadt begegnete, gingen sie grußlos und wegschauend an mir vorbei, oder wechselten gar anfangs die Straßenseite (bis sie, vermutlich durch mein Grüßen, merkten, dass ich ihnen nicht wegen des Wechsels böse war).

Ich schließe daraus, dass es ein allgemeines menschliches Bedürfnis ist, eine gewisse Distanz zu wahren und sie wieder herzustellen, wenn sie unterschritten wurde (z. B. indem eine Schamgrenze überschritten wurde) oder wenn man sich gegenüber dem anderen schuldig fühlt.

11.3 Schwierige Gespräche

Es gibt kaum schwierige Gespräche – wenn man Kommunikation gelernt hat, ein bisschen Einfühlungsvermögen besitzt und die Grundhaltung „du bist in Ordnung" oder gar „ich mag dich gern" hat.

Gespräche sind schwierig

- wenn man die Kommunikationsregeln (Kap. 5–9) nicht beachtet;
- wenn das Einfühlungsvermögen gestört ist – Ursachen hierfür können angespannte Atmosphäre, Zeitdruck, persönliche Sorgen oder eine negative Grundhaltung des Arztes sein;
- wenn der Patient nicht gesprächswillig oder nicht gesprächsfähig ist (paranoid, dement o. ä.); für diese Fälle gibt es kein Schema, hier müssen sich Erfahrung und Kommunikationsvermögen bewähren;
- wenn unangenehme Nachrichten überbracht werden müssen; hierfür gibt es folgende Grundregeln:

11.3 Schwierige Gespräche

1. eine schlechte Botschaft ankündigen,
2. klären, ob der Patient die Wahrheit jetzt hören möchte („ich habe unangenehme Nachrichten, können wir jetzt darüber sprechen?"),
3. Angehörige und/oder andere Unterstützer zum Gespräch dazu bitten, wenn der Patient damit einig ist,
4. klären, welchen Informationsstand der Patient hat („ihn dort abholen, wo er steht"), Erklärungsmodelle und Gedanken des Patienten respektieren (wenn akzeptabel),
5. die wichtigste Botschaft/Information zuerst nennen, dann eine Pause einlegen, um dem Gegenüber Zeit zu geben („der Rollladen geht erst einmal runter, also warten, bis er wieder hoch gezogen wird"),
6. den Sachverhalt nicht krass darstellen und nicht beschönigen, evtl. Gefühle gleich mit aufnehmen („ich möchte nicht darum herum reden: es sieht ernst aus. Sie merken ja selbst, dass sie immer schwächer und dünner werden. Ich sehe das so, dass sie jetzt den Kampf gegen die Krankheit verlieren werden. Dieser Schlag ist herb und trifft Sie vermutlich unerwartet oder haben Sie schon etwas geahnt?"),
7. danach die Emotionen abwarten (erst der Bauch, dann der Kopf), zuhören; auch starke emotionale Reaktionen sollen nicht begrenzt oder sanktioniert werden, sie sind zunächst als richtig für den Patienten und authentische Verarbeitungsmöglichkeit zu akzeptieren,
8. die Emotionen aufgreifen nach Beobachtung/Empathie: „Sie sind jetzt vielleicht verwirrt (schockiert/leer/durcheinander/gestresst/voller Sorge/hilflos etc.)"; selbst wenn die vermuteten Gefühle nicht ganz den erlebten Gefühlen des Patienten entsprechen, so hilft einerseits das Formulierungsangebot dem Patienten zu eigenen Worten, und andererseits wird das Respektieren der Emotionen als unterstützende und freundschaftliche Geste verstanden,
9. abfragen, was der Patient möchte: weitere Informationen, Möglichkeiten, wie er praktisch mit der Krankheit umgeht, seine Ruhe, erst einmal mit Angehörigen beraten?
10. grundsätzlich mehr reden lassen als dozieren,
11. anbieten, auf seine Fragen später einzugehen („wir können uns gerne ... wieder zusammen setzen" oder „wahrscheinlich fallen Ihnen zu Hause hundert Fragen ein. Sie können mir diese gerne zumailen oder beim nächsten Mal mitbringen"),
12. mit etwas Hoffnungsvollem oder Positiven schließen (wenn es realistisch ist), zumindest mit einem Angebot, ihn nicht allein zu lassen mit dem Problem,
13. fragen, wer ihm in der nächsten Zeit beistehen kann, oft fühlen sich die Betroffenen, als fielen sie in ein Loch; damit sie nicht in unnützes Gedankenkreisen geraten, sollten sie für den Bedarf ein Hilfsangebot zugänglich haben, daher sollte man solche Gespräche nicht auf spätabends oder Freitag abends legen (Zeiten, in denen der Arzt zu Recht für seine Regeneration sorgt), es sei denn, die Angehörigen sind zur Unterstützung geeignet und vor Ort.

Fehler in der Kommunikation

12

> **Zusammenfassung**
>
> Vielerlei Fehlermöglichkeiten in der Arzt-Patienten-Kommunikation sind vermeidbar.

Wie ein Arzt sich verhält, hängt von seiner Persönlichkeit ab. Aber wenn sie wollen, dann können selbst zu Ungeduld oder Selbstunsicherheit neigende Persönlichkeiten oder Choleriker erfolgreiche Kommunikation lernen und Fallstricke vermeiden.

Einige Fehler in der Kommunikation wurden schon genannt: Das Ignorieren von nonverbalen Signalen, fehlende Empathie oder mangelnde Berücksichtigung des Kopf-Bauch-Verhältnisses.

Ein Verhalten, welches Rücksichtslosigkeit, Gleichgültigkeit, völlige Hilflosigkeit oder starken Ärger ausdrückt, kommt auf alle Fälle negativ an. Unprofessionell ist es beispielsweise, als Arzt mit den Schultern zu zucken und zu sagen „Was sollen wir da bloß machen?" Wenn man das ausnahmsweise mal im Spaß bei einem langjährig betreuten Patienten mit einem Lächeln und direkten Blick sagt, kann es motivationsfördernd sein, weil er sich dann selbst einen Vorschlag überlegt. Ansonsten aber drückt es Einfallslosigkeit und Hilflosigkeit aus – hierfür ist der Patient sicher nicht gekommen und er erwartet zu Recht etwas anderes, zumindest steht ihm eine Idee für den nächsten Schritt zu (siehe Abschn. 7.3 „von der Analyse zum Ergebnis"). Wenn ich sicher bin, dass ich keine Hilfe anzubieten habe, dann sollte ich das deutlich ausdrücken z. B. mit „mir fällt dazu keine Lösung ein", oder „ihr Krankheitsbild ist mir bisher nicht begegnet" oder „ehrlich gesagt, stehe ich völlig auf dem Schlauch, ich denke, Kollege X kann Ihnen da besser weiterhelfen".

Konjunktive sind immer ungünstig. Wenn es mehrere Möglichkeiten gibt, dann sind diese ohne Konjunktiv zu benennen, das macht sie realistischer. „Sie könnten vielleicht in Zukunft einmal daran denken" … ist wachsweich. „Ich sehe folgende drei Möglichkeiten" … zeigt hingegen klare Optionen auf.

Menschen können ihr falsches Verhalten eher in einem ruhigen, freundlichen und informativen Gespräch einsehen und verbessern als durch Aggression oder einen ihnen fremden Vorschlag (sogenannter Vorschlag-Hammer).

Wenn sich der Arzt ärgert, kann er seine Emotion äußern – aber nicht als Vorwurf, sondern in einem sachlichen Konfliktgespräch.

Belehrungen, laute Kritik und Vorwürfe widersprechen dem Einfühlungsvermögen. Kein Mensch möchte Vorwürfe hören, sie erzeugen Abwehr oder Schuldgefühle, beides ist negativ. NICHT zu einem guten Gespräch gehören Formulierungen wie „das weiß doch jedes Kind", oder „warum haben Sie denn das schon wieder nicht gemacht". Oder „ich habe Ihnen genau gesagt"/„was haben Sie sich denn dabei gedacht"/„ich weiß genau, dass die Helferin Ihnen deutlich gemacht hat" oder „ich habe doch gleich gewusst, dass Sie das nicht machen".

Zum schlechten subjektiven Gefühl bei Vorwürfen kommt auch noch der „Dunning-Kruger-Effekt" hinzu: Inkompetente Menschen können ihre Inkompetenz nicht sehen, gerade weil sie inkompetent sind [1]. Das bedeutet: Gerade Menschen, die es nötig hätten, etwas einzusehen, überschätzen sich selbst und sind der Einsicht nicht zugänglich.

Vorwürfe entstehen manchmal aus einem subjektiven, evtl. versteckten Beleidigtsein des Arztes. Da hat er sich sooo viel Mühe gegeben und dann ... Der Satz eines Kollegen bei einer Fortbildung ist bei mir haften geblieben: „Die Zeiten sind vorbei, wo ich das Verhalten des Patienten als Beleidigung empfand, weil er mit seinem von mir therapierten Körper so umgeht" (oder so ähnlich, vielen Dank an diesen mir unbekannten Kollegen!). Ich musste zwar zweimal überlegen, was der Satz bedeutet, habe aber daraus erkannt, dass man als Arzt nur beraten kann und der Patient selbst für sich selbst verantwortlich ist – wobei der ehrgeizige Motivationstrainer in mir mahnt, dass die Beratungsweise den Patienten zu Erfolg oder Misserfolg führen kann.

„Nun reißen Sie sich mal zusammen" ist ebenfalls eine Formulierung, die im allgemeinen beleidigend ist und nicht weiter hilft.

Extremer Mangel an Kommunikation ist, wenn der Arzt den Patienten mit einer Aktion oder einer forschen Aussage „überfällt". Erlebte derartige Beispiele sind vorwarnungsloses „Einrenken der Wirbelsäule" durch den Orthopäden, Wegreißen eines Verbandes oder eine weniger als fünf Sekunden dauernde rektale Untersuchung bei der Krankenhaus-Aufnahmeuntersuchung. Die Aussage des Radiologen „machen Sie sich noch ein schönes halbes Jahr mit Ihrem Mann zusammen, da ist ein Tumor" ist nicht kurz und prägnant, sondern mitleidslos schockierend (diese Patientin lebt übrigens nach über 20 Jahren immer noch, es handelte sich um einen erfolgreich operierten gutartigen Tumor).

Es ist eine grundlegende Regel, dass man andere Menschen so behandelt, wie man selbst behandelt werden möchte – diese Regel gilt für alle, entsprechend gleichermaßen für Arzt und für Patienten.

Literatur

1. J. Ehrlinger, K. Johnson, M. Banner, D. Dunning, J. Kruger: Why the unskilled are unaware. In: Organizational Behavior and Human Decision Processes. Band 105, Nr. 1, Januar 2008, S. 98–121.

Patiententypen und der Umgang mit ihnen

13

> **Zusammenfassung**
>
> Verhaltensmuster bei Patienten wiederholen sich. Wer diese Typologie kennt, kann besser damit umgehen.

Grundsätzlich ist die Sprechstunde so vielfältig wie das Leben, jeder Mensch ist ein Individuum und möchte und muss individuell behandelt werden. Dennoch hilft es, gewisse Kategorien aufzustellen – man tut sich einfach leichter, wenn man Verhaltensmuster wiedererkennt (Nochmals ist zu betonen: statt „er" ist immer auch „sie" zu setzen).

So erlaube ich mir, folgende Patiententypen und den Umgang mit ihnen kurz zu beschreiben:

- **Der liebste Patient.** Er ist sachlich, vertrauensvoll, kooperativ, dankbar. Er schildert seine Beschwerden kurz und prägnant, kann auf die ergänzenden Fragen kurz antworten, lässt sich problemlos untersuchen, folgt dem Therapievorschlag und schickt zu Weihnachten eine Flasche Wein (oder Biosaft). Dieser Patient macht nur Freude und hellt den Alltag auf. Er ist absolut „pflegeleicht", man setzt sich besonders gern für ihn ein und man würde gern etwas mehr mit ihm plaudern, weil er so nett ist.
- **Der Fröhlich-harmlose.** Den hat halt eine Grippe erwischt, er ist ansonsten gesund und nach kurzer Untersuchung wieder draußen. Dieser Patient verschafft die zeitliche Luft zwischendurch. Die Frage ist, ob es nicht gesellschaftlich sinnvoller wäre, die Behandlung von Hilfspersonal durchführen zu lassen (s. Kap. 48).
- **Der Esoteriker.** Heilsteine, Schüsslersalze und Bachblüten sind ihm lieber als die Chemie. Er hat seine Krankheit ausgependelt und der Heilpraktiker hat gesagt, er hat was an der Schilddrüse oder er sei übersäuert. Bei ihm sollte man nur klären, ob er eine ernste Krankheit hat. Ansonsten alles an seinen eigenen Hausmittelchen

verwenden lassen, er nimmt die bösen Tabletten sowieso nicht. Soweit es zu verantworten ist: auf seine Diagnostikwünsche eingehen, ggf. IGeLn (da er gewöhnt ist, den Heilpraktiker zu bezahlen, ist er bereit, für unsinnige Laborwerte massenhaft Geld auszugeben). Trotzdem ist davon abzuraten, alles auf Wunsch zu machen, denn die unklaren Borreliosetiter erklärt ihm der Heilpraktiker nicht und man kommt in „Teufels Küche", wenn der Zinkspiegel nur 1 % neben dem Normwert liegt, beruhigen.

- **Der „Waschbär".** Wasch mich, aber mach mich dabei ja nicht nass. Gib mir Medikamente, aber ja nicht welche, die Nebenwirkungen haben. Krankengymnastik ja bitte, aber dafür habe ich ja gar keine Zeit. Operieren sofort, aber nur ohne Narkose – trotzdem unbedingt schmerzfrei. Hier sollte man freundlich aber bestimmt auf Kompromisse drängen. Die Unvereinbarkeit der Wünsche wird rational manchmal eingesehen, oft bleibt es dabei: „Ich schlage Ihnen Folgendes vor: Gehen Sie bitte einmal in sich und überlegen, ob Sie sich darauf einlassen können." oder: „Was erwarten Sie? Welche Therapie haben Sie sich vorgestellt?"
- **Der Misstrauische aber Rationale.** Er hat schon schlechte Erfahrungen gemacht und vermutet hinter den Vorschlägen Geldmacherei oder die geldgierige Pharmaindustrie. Hier helfen Aufklärung, Sachlichkeit, Gespräch, durch Evidenzdarstellung lässt er sich zur Therapie bewegen.
- **Der Ängstliche/zur Panik neigende.** Er hat vor allem Angst. Die Krankheit macht ihm Angst, er möchte am liebsten jeden Tag ein MRT vom ganzen Körper, glaubt dann aber nicht, dass es in Ordnung ist. Er hat Angst vor den Medikamenten und ist überzeugt, alle Nebenwirkungen zu bekommen. Charakteristisch bei jungen Frauen: „Ich kann keine Tabletten schlucken" (der innere Widerstand lässt die Tablette auf der Zunge kleben). Er hat Angst vor allen Maßnahmen (bei der Blutentnahme kippt er um, bei der Spritze hyperventiliert er, vor einer Operation bekommt er die Bluthochdruckkrise). Er hat Angst vor dem Arzt, bevorzugt daher den berühmten Professor (dem vertraut er von vornherein mehr) oder, wenn er sich den nicht leisten kann, die liebe, geduldige und verständnisvolle Hausärztin. Da die Angst vor den Symptomen die Angst vor dem Arzt überwiegt, ist er ein häufiger Gast. Bei ihm ist Vertrauen ausstrahlen wichtig, ruhig und selbstbewusst bleiben. Worte wie „vielleicht" oder „wir probieren" sind unbedingt zu vermeiden. Die Sicherheit der Therapie ist zu betonen, Zuversicht in Bezug auf die Heilung wecken. Dabei lieber ein paar Tage mehr als üblich prognostizieren, z. B. bei dem Infekt, den man für „eine Woche mit Doktor und sieben Tage ohne" einschätzt, lieber 10–14 Tage nennen. Erstens ist der Ängstliche, wenn er nach zehn Tagen noch hüstelt, überzeugt, *doch* einen Tumor zu haben und verfällt in Panik, zweitens steht er am achten Tag sonst genau aus diesem Grund wieder in der Praxis, möchte dringend in die Sprechstunde und lässt sich keinesfalls auf den nächsten Tag vertrösten. Auf keinen Fall sollte er „zur Absicherung" zu den Facharztkollegen geschickt werden, bis zum Facharzttermin „verbibbert" dieser Patient.

- **Der Hypochonder.** Er ist übermäßig introspektiv, das kleinste Zwicken führt ihn zu Google und damit zu Krankheitszeichen, die er zwar nicht hat, aber jeden Moment das Gefühl hat, zu bekommen. Körperempfindungen werden überinterpretiert. Die Krankenakte ist dick, da er viele Samstage oder Sonntage in der Notfallambulanz verbringt und „Doktor-Hopping" betreibt, d. h. er geht mit demselben Problem von Arzt zu Arzt. Er ist der typische Freitagnachmittagsnotfall, vor dem Wochenende muss er sich vergewissern, dass er selbiges übersteht. Hier gibt es Überschneidungen mit dem Ängstlichen und dem Zwanghaften. Bei stärkerer Ausprägung handelt es sich um eine psychische Störung, die mit Medikamenten (die der Patient eher nicht bereit ist konsequent zu nehmen) oder/und mit Verhaltenstherapie (zu der ihn eher die Angehörigen bringen, wenn sie sich weigern, weiter mitzuspielen) zu behandeln ist. Immer gründlich untersuchen, denn erstens kann er ja doch mal etwas Ernstes haben, zweitens hilft nur das „Hand anlegen" ggf. einschließlich milder Technik z. B. Sonographie, ihm das Gefühl zu vermitteln, dass wahrhaftig erst einmal Entwarnung angesagt ist. Die langjährige hausärztlich Betreuung hilft hier, unnötigen Aufwand, Kosten und Eingriffe zu sparen. Schön ist es, wenn der Patient sich nach Jahren soweit kennt, dass er sich selbst kritisch sieht.

Beispiel

Herr H.: „Frau Doktor, ich glaube ich spinne mal wieder. Aber könnten Sie mir nicht bitte sicherheitshalber die Lunge abhören, da hat es gestern so drin gestochen." ◄

- **Der Überempfindsame.** Im Gegensatz zum Hypochonder ist er nicht introspektiv, aber wenn er etwas hat, dann ist es bei ihm besonders schlimm. Karikiert wird das z. B. als der berühmte „Männerschnupfen". Frauen neigen zur „Ach-meine-Migräne-Pose" mit dem Handrücken an der Stirn und halbgeschlossenen Augen. Die objektiven Befunde entsprechen nicht den subjektiven Angaben, auf der Schmerzskala wird 7–10 angegeben, obgleich der Patient munter daher kommt bis er auf dem Sprechzimmerstuhl demonstrativ in sich zusammenfällt. Vorsicht, nicht lachen und nicht despektierlich äußern! Das „Weichei" leidet subjektiv tatsächlich! Die Theatralik sollte man am besten unter „mein heutiges Kabarett" abheften und ansonsten freundlich erklären, dass sich das jetzt zwar schlimm anfühlt, aber mit … (heißem Tee, Paracetamol, einem halben Tag Bettruhe) schnell wieder besser wird. Die Aufforderung „reiß dich zusammen" ist kontraproduktiv, selbst wenn sie einem auf der Zunge liegt.
- **Der Hobbydoktor/Besserwisser.** Er kommt mit der fertigen Diagnose, nur kriegt er die in der Apothekenzeitschrift, der Zeitung, dem Buch oder dem Internet gelesenen Fakten nicht unter einen Hut mit seinen Beschwerden und möchte diese Unklarheiten besprochen und beseitigt wissen oder er möchte klar ein ganz bestimmtes Antibiotikum haben. Erst einmal sollte man ihn zurück auf den Boden der Beschwerden bringen, dann klären, ob man mit seiner Diagnose übereinstimmt, wenn ja, unbedingt

zugeben, dass er das toll diagnostiziert hat. Wenn nein, muss man ihn vorsichtig überzeugen, dass die Symptome ja doch nicht zu der vermuteten Krankheit passen und er ja selbst schon Zweifel hatte, sonst wäre er ja nicht gekommen.
- **Der Angeber/Phrasendrescher.** Überschneidungen mit dem Besserwisser sind häufig: er war schon früher immer der Beste in der Firma, hat die meisten Verkaufszahlen, die tollsten Ergebnisse und grandiosen Erfolg bei den Frauen. Entsprechend versucht er, die Helferinnen zu bezirzen und mit seinen (Arzt-)Witzen zu erheitern. Er ist verschnupft, wenn die Helferinnen es nicht lustig finden, das x-te Mal beim Blutabnehmen als „kleine Vampirchen" bezeichnet zu werden, oder wenn er vermutet, sie würden Blutwurst aus dem ganzen Patientenblut produzieren. Hier hilft freundlich aber bestimmt zum sachlichen Anlass seines Besuches zurückführen und bei zu vielen Witzen unter der Gürtellinie deutlich sagen, dass dies nicht erwünscht ist. Vorsichtig auf die Vermutung erektiler Dysfunktion (Potenzstörung) ansprechen: Wer es nötig hat aufzutrumpfen, der hat oft Defizite. Mit deren Ausgleich vermindert sich die Angeberei.
- **Der „Totale".** Ohne dieses Beiwort kommt er nicht aus. Er ist total verspannt, das Leben ist total beschissen, die Nasennebenhöhlen sind total zu, er hat total die Schmerzen. Dieser Mensch nimmt seine Beschwerden „total" wichtig. Verharmlosende Bemerkungen sind zu vermeiden, sonst fühlt er sich nicht ernst genommen. Zu betonen ist, wie „total super" es ist, wenn er dies und jenes für seine Gesundheit tut.
- **Der Verweigerer.** Man weiß nicht, warum er kommt, weil er alles nicht möchte. Er klagt, lässt sich untersuchen und lehnt danach alle Therapievorschläge ab. Ich glaube, er kommt nur zur Bestätigung, dass er nichts Ernstes hat. Wenn dem so ist: Lass ihn ohne Therapie ziehen! Die Natur schafft alles Mögliche von ganz allein. Wenn doch etwas Ernstes ist: Autorität auffahren: „Ich muss Sie leider einweisen, etwas anderes hat keinen Sinn". Falls er das ablehnt, unterschreiben lassen: „Ich wurde von Dr. X darüber aufgeklärt, dass eine Krankenhausbehandlung nötig ist. Über die Gefahr einer Verschlimmerung meiner Krankheit bis hin zum Risiko einer lebensgefährlichen … (z. B. Lungenembolie) wurde ich aufgeklärt und verantworte es selbst". Trotzdem die Anweisung mitgeben, wie er sich verhalten muss, wenn es schlimmer wird, so manchen Verweigerer hat die Ehefrau oder der zunehmende Schmerz „weich gekocht".
- **Der Montagskranke.** Auffällig ist, dass er immer nur für den Montag eine Krankmeldung möchte. Er habe gestern so arg Durchfall gehabt, dass er sich noch total schwach fühle. Oder gestern hatte er furchtbar Gliederschmerzen und vielleicht sogar Fieber, er hat sich bestimmt bei den Kindern angesteckt. Nein, abhören muss ich nicht, weil er sich schon besser fühlt. Oder es ist ihm gestern ins Kreuz gefahren, deshalb hat er heute schon beim Chef angerufen, dass er nicht kommt. Wenn man dann als Hausarzt die Umgebung kennt, weiß man die wirkliche Ursache seines Krankmeldungswunsches: Der Gute arbeitet am Wochenende zusätzlich als Taxifahrer oder Türsteher bis in die tiefe Nacht, sodass er am Montagmorgen ein Schlafdefizit

hat. Meist ist nicht zu vermeiden, einen Tag Krankmeldung zu bescheinigen. Zunächst glauben wir ja dem Patienten. Wenn er öfters kommt, lohnt es sich nachzufragen: Gibt es Faktoren in der Lebensführung, die geändert werden sollten? Gibt es Stress am Arbeitsplatz? Steckt eine Angststörung dahinter (Angst vor dem Neubeginn am Montag und wenn er diesen Tag hinter sich gebracht hat, dann geht es besser)? Manchmal hilft es, darauf hinzuweisen, dass es dem Chef so langsam auffallen könnte, dass die Krankmeldung immer montags ist und der Patient damit seinen Arbeitsplatz riskiert.

- **Der Gesunde.** Dieser ist in der Sprechstunde, ohne ein wirklicher Patient zu sein. Er ist sportlich und möchte ein Attest, dass er Tauchen, Segeln, ein Turnier spielen kann, oder er möchte Leistungstests oder Laktatmessung. Er braucht ein Gesundheitsattest für seinen neuen Job (Krankenpfleger u. ä.) oder er hat eine Lebensversicherung abgeschlossen und braucht dafür eine ausführliche Untersuchung. Er kommt zum Checkup, wie die Vorsorgeuntersuchung seit einigen Jahren heißt, er verreist und möchte die notwendigen Impfungen und Vorsorgemedikamente oder, oder, oder … Medizinisch und kommunikativ ist dieser Patient problemlos. Nur die Bezahlung ist gelegentlich problematisch: Die meisten der genannten Untersuchungen sind keine Kassenleistung und der Patient ist entsprechend zu informieren. Reiseberatungen überlasse ich inzwischen lieber der dafür spezialisierten Apothekerin, die dies gerne tut.

- **Der unverschämt Fordernde.** Er möchte sofort und unangemeldet maximal versorgt werden, ohne ein echter Notfall zu sein. Selbst wenn er seit zwei Wochen Kopfschmerzen hat, sind sie doch *jetzt* so, dass er unbedingt ohne Wartezeit in die Sprechstunde drängt. Laut unseren Helferinnen nimmt dieser Typus zu. In der Sprechstunde selbst ist er manchmal lammfromm, meist aber undankbar (die sofortige Versorgung ist ja das „Mindeste"). Ich finde es berechtigt, nach der Behandlung ein zurechtrückendes Wort der Erziehung fallen zu lassen, im Sinne von „jetzt haben Sie unsere Helferinnen aber tüchtig gestresst, das nächste Mal melden Sie sich bitte rechtzeitig telefonisch an". Am besten sagt man ihm dies in höflichem Ton bei der Verabschiedung draußen an der Rezeption (um den Helferinnen den Rücken zu stärken und um den wartenden Patienten zu zeigen, dass der Vordrängler nicht besser behandelt wird). Falls er sich daran nicht hält, ist es besser, sich aktiv von ihm zu trennen, sonst macht sein Verhalten Schule.

- **Der Süchtige.** Er ist von seiner Sucht beherrscht. Auch wenn er eine andere Krankheit hat, ist die Sucht zu berücksichtigen. Der Drogensüchtige lügt hemmungslos, wenn es um die Beschaffung von „Stoff" geht, mit Hundeblick und lieb bzw. servil. Der Alkoholiker ist untertänig, aber wird aggressiv, wenn er nicht bekommt, was er erwartet. Hier sollte man respektvoll und selbstbewusst bleiben, Rezepte nicht offen liegen lassen (Diebstahlgefahr), nicht auf die Lügen hereinfallen. Nachgiebigkeit spricht sich schnell herum! Wenn möglich, auf die Sucht und die Therapiestellen ansprechen, evtl. Adressen mitgeben (keinen Termin vermitteln, das muss der Patient selbst tun!).

- **Der Schleimer.** „Ich war schon bei so vielen Ärzten, die mir nicht helfen konnten. Sie sind meine letzte Hoffnung, ich habe so viel Positives über Sie gehört". Gelegentlich ist das mit Angst gepaart.

> **Beispiel**
>
> „Ich habe Horror vor allen Ärzten. Sie alleine sind meine Vertrauensperson" (Zitat aus einem Brief an mich). ◄

Vorsicht: Dieser Mensch packt uns am Ehrgeiz und dem Gefühl, besser zu sein als die anderen, sind wir aber (meistens) nicht. Nichts versprechen! „Ich kann gern Ihre Befunde durchschauen, bitte bringen Sie sie mir alle. Aber zuerst einmal erzählen Sie mir, was Sie plagt." Manchmal finden wir ja tatsächlich etwas, was noch nicht untersucht wurde oder haben einen Zugang zu dem Patienten aufgrund des Vertrauensvorschusses. Man darf aber nicht enttäuscht sein, wenn der Patient nach einem halben Jahr wieder weg ist, er ist beim nächsten Arzt mit dem Anspruch „nur Sie können mir helfen".

- **Die Schmerzensvolle:** Hier muss ich eindeutig die weibliche Form wählen. In der Sprechstunde leidend kann sie sich kaum bewegen, braucht unbedingt Massagen und Krankschreibungen ohne Ende, aber eine Stunde später sehe ich sie im Café mit ihren Freundinnen lachen und plaudern. Zur Aktivierung ermutigen und *nicht* erzählen, dass ich sie im Café gesehen habe, das würde sie blamieren und zum Arztwechsel führen. Die Krankmeldung sollte so kurz wie möglich ausfallen, Massagen sind Wellness und nicht rezeptfähig, evtl. kann man Präventionsmaßnahmen (Rückenschule, Entspannung) verordnen und beim nächsten Mal nachfragen, wie diese waren (und Antworten erwarten wie „das Rezept habe ich verloren" oder „die Kurse konnte ich nicht machen, weil ich niemand habe, der mich dorthin fährt").
- **Der Patient mit echten chronischen Schmerzen.** Er ist davon zu unterscheiden: Er hat eine schwere Erkrankung (Spinalkanalstenose mit Nervendruck, Tumorschmerzen, Rheuma) und kommt mit der Dauer der Erkrankung immer seltener, weil er entweder gut medikamentös eingestellt ist oder/und sich mit seinem Zustand arrangiert hat. Gemeint sind hier nicht die Menschen, deren Schmerzursachen durch Operation oder andere Maßnahmen geheilt werden können, hier wird der Schmerz ja nicht zum Lebensbegleiter. Am Anfang ist es evtl. mühsam, diesen Patienten zur Therapie zu motivieren. Wenn dies gelingt, bevor der Patient bzw. seine Familie vom Schmerz zermürbt sind, dann ist die Behandlung dankbar, auch wenn immer wieder Verzweiflungsdurchbrüche geschehen, weil der Patient auf Anraten irgendeines Wohlmeinenden die Schmerzmittel abgesetzt hat und dies entsprechend büßen muss. Begleitend sind immer Physiotherapie, Eigenübungen und psychologische Unterstützung sinnvoll. Die Schmerztherapie muss mangels Terminen beim spezialisierten Schmerztherapeuten meist vom Hausarzt begonnen und durchgeführt werden, der das Stufenschema und die üblichen Schmerzmedikamente beherrschen sollte.

- **Der leistungsbereite Verdränger.** Er ist immer so fit, dass er nicht verstehen kann, dass der Druck auf der Brust tatsächlich ein Herzinfarkt ist. Er möchte schnell wieder arbeiten und die Leistungsminderung wirft ihn aus der Bahn und knabbert so an seinem allgemeinen Selbstbewusstsein, dass er sie am liebsten nicht wahrnimmt. Wenn er Diabetiker ist, geht er selbst mit einem offenen Fuß (trotz stattgehabter Schulung!) noch zum Messestandaufbau und kommt danach mit dem Erysipel in die Sprechstunde mit der Bemerkung „mein Bein ist ein bisschen rot und morgen muss ich wieder auf Montage". Für diese Menschen sind Kontrolltermine ein Segen. Sie haben zwar dafür immer keine Zeit, aber mit Einsicht und Recall-System lassen sich Katastrophen verhindern. „Das war ein Schuss vor den Bug und ich möchte nicht, dass Sie kentern" verstehen sogar Nicht-Seeleute.
- **Die liebe sanfte Passive.** Hier ist gleichfalls die weibliche Form am häufigsten. Sie sitzt auf dem Stuhl, spricht leise, möchte sich wenig äußern und zuckt bei der Beschwerdeschilderung oft mit den Schultern. Sie wirkt hilfsbedürftig und wünscht oft „Naturtherapie". Klare Ansagen, freundlich und ebenfalls lieb geäußert, treffen auf Empfang. Zuviel Aktivität überfordert diese Patientin oft. Sie braucht einen schriftlichen Medikamentenplan und viel Reassurance. Vorsicht Helfersyndrom: dieser Patientin möchte der Arzt am liebsten alles abnehmen, dabei ist sie durchaus durchsetzungsfähig auf ihre sanfte Art und lässt sich nicht alles bieten. Notfalls weiß sie, wie sie sich wegducken kann.
- **Der ausufernd Erzählende** oder auch „Adam- und Eva-Typ". Bis er erzählerisch zu dem eigentlichen Sprechstundenanlass kommt, wissen wir schon alles über die Begleitumstände und Personen samt Verwandtschaftsverhältnissen, die damals, als die Beschwerden das erste Mal auftraten, vorhanden waren. Außerdem über die Vorschläge seiner Umgebung, seine eigenen Versuche zur Verbesserung und die Ratschläge in der Apothekenzeitschrift. Wer keine Lust auf „Märchenstunde" hat, sollte den Patienten freundlich unterbrechen mit der Frage danach, was das Problem sei, wo es denn weh tue. Manchmal entspannt eine Erzählung den gestressten Arzt (Stichwort tägliches Kabarett), nur darf man nicht verpassen, in dem Wust von Worten auch die Information mitzubekommen.
- **„Der am Stuhl klebt".** Nein, das ist kein indianischer Ausdruck. Es gibt Menschen, die erheben sich nicht, sogar wenn alles besprochen ist. Auf die Frage „ist noch etwas" kommt die Antwort „nein, eigentlich nicht", aber sie stehen dennoch nicht auf. Medizinische Ursachen für dieses Verhalten sind Depression und Schilddrüsenunterfunktion. Manche Menschen sind aber einfach so, und es bleibt nichts anderes übrig, als selbst aufzustehen z. B. mit den Worten „na denn, bis zum nächsten Mal" und den Raum zu verlassen.
- **Der Pingelige** mit der langen Liste. Er hat seine Symptome detailliert aufgeschrieben und besteht darauf, alle Einzelheiten davon zu berichten. Ungeduld wirft diesen Menschen aus der Bahn und beschleunigt das Abhaken nicht. Am besten ist es, die Liste anzuhören und dann zu erklären, dass heute mit 15 min Sprechstundenzeit nicht alles abgearbeitet werden kann. „Am dringendsten ist wohl ... (diese Beschwerde),

die anderen Punkte müssen wir dann auf einen neuen Termin verschieben." Überraschenderweise ist der Patient damit meist einverstanden. Beim nächsten Termin hat sich die halbe Liste inzwischen erledigt, evtl. sind neue Punkte hinzu gekommen. Gelegentlich lassen sich die Punkte auf zwei Problemkreise verengen und die Liste ist mit Glück schneller erledigt als gedacht.

- **Der Kiosk-Typ.** Er schaut mal, was es so auf dem Gesundheitsmarkt gibt und möchte möglichst viel davon möglichst billig mitnehmen. Wenn der Nachbar zum Reha-Sport geht, will er das ebenfalls. Und für seine Kassenbeiträge meint er, automatisch Anspruch auf eine Kur zu haben, weil er so selten krank ist, sozusagen zum Ausgleich. Das Solidarprinzip der Kasse zu erklären, bringt wenig, eher das freundliche Ablehnen: „Es ist doch super, dass Sie keine Kur brauchen, weil sie so gesund sind und stellen Sie sich vor, was täten *Sie* zwischen all den kranken alten Menschen!"
- **Der Selbstbeobachter** (erkennbar an der Smartwatch). Er bringt seitenweise Ausdrucke und Excel-Dateien mit seinen Blutdruck- und Pulswerten, managt seine Gesundheit mittels digitaler Geräte und hat sich schon in Internetforen belesen. Dieser Mensch ist im Prinzip gesundheitsbewusst und gut motivierbar. Wenn er angeleitet wird, die pathologischen Werte in rot und die Normalwerte in schwarz zu dokumentieren, sind die mitgebrachten Listen auch übersichtlich. Mit Diskussion auf Augenhöhe lässt er sich auch vor kostspieligen Trenddiäten und zwanghaftem Umgang mit seinen Daten abhalten.
- **Der unzufriedene und gemeine Mensch:** Man kann ihm nichts recht machen, alle anderen sind an seinem elenden Zustand schuld und er zieht über sie her, außer über die im Moment anwesende Person. Wenn er krank wird, sind die Tabletten schuld (selbst wenn er sie gar nicht genommen hat) oder der pfuschende Arzt. Da dieser Mensch Gift für seine Umgebung ist, wechseln typischerweise die ambulanten Pflegedienste, und die Angehörigen haben den Kontakt auf ein Minimum reduziert. Dieser Mensch ist auch nicht zufrieden, wenn man seinen Wünschen nachkommt, denn am nächsten Tage will er etwas anderes oder die von ihm selbst gewünschte Medizin hat ihm geschadet. Klarheit und freundliche Distanz kenne ich als einzigen gangbaren Weg für den Hausarzt – und Beratung der Angehörigen, dass sie diesen bedauernswerten und anstrengenden Menschen versorgen, aber unbedingt auch für sich selbst sorgen müssen.
- **Der Jammerer.** Er fühlt sich von der Welt betrogen und hat Beschwerden, die ihn überwältigen. Er schwimmt im Selbstmitleid und scheint sich dort durchaus wohlzufühlen, denn er sperrt sich dagegen, aus dem Sumpf gezogen zu werden. Er möchte sich ausweinen, auskotzen, ohne sich darüber bewusst zu sein, dass er sich bei seiner Umgebung dafür keine Sympathien holt, bzw. diese mit seinem Jammern ermüdet. Genau diese Umgebung schickt ihn in ihrer Verzweiflung zum Arzt, um „mal richtig nachschauen zu lassen". Überschneidungen mit der Depression sind möglich, aber nicht notwendigerweise vorhanden. Er möchte Zuwendung, im Fachjargon „sekundärer Krankheitsgewinn" genannt, und fühlt sich leidend wohl. Darin

unterscheidet er sich vom vor sich hin jammernden Kolik-geplagten Patienten oder dem wimmernden Kind, die explizit nicht mit dem „Jammertyp" gemeint sind. Solche Menschen saugen Energie. Sie erzählen und ihre Gefühle äußern zu lassen, ist am Anfang ein Weg, den Zugang zu bekommen. Mitgefühl zu zeigen und auf Lösungsvorschläge zu verzichten entspricht der Vorschrift „Bauch vor Kopf". Danach kann man versuchen, eigene Ziele des Patienten zu eruieren, Ressourcen anzusprechen und den Blick auf Positives zu lenken. Oft genug hat der Patient daran kein Interesse, nach dem Motto „Geh' mir weg mit deiner Lösung, sie wär' der Tod für mein Problem, jetzt lass' mich weiter d'rüber reden, es ist schließlich mein Problem und nicht dein Problem" (Refrain des Songs „Lösung" von Annett Louisan). Manchmal gibt es ein äußeres Ereignis, welches das Jammern schlagartig beendet (eine ernste Erkrankung, oder die Geburt eines Enkels, womit die Patientin plötzlich eine ganz neue Aufgabe und Lebenssinn erhält). Wenn dies aber nicht eintritt, sondern sich die Gespräche im Kreis drehen, dann ist es nötig, sich von diesen Patienten zu trennen. „Ich sehe, dass ich leider nichts für Sie tun kann. Vielleicht ist es besser, Sie suchen sich einen Arzt, der Ihnen da erfolgreicher helfen kann". Dankbarkeit ist ohnehin nicht zu erwarten.

Beispiel

Dazu ein Beispiel: Frau E. war jünger als ich, sehr passiv, adipös bei Bulimie, wiederholt in der psychosomatischen Klinik, Schmerzen überall, eine unglückliche Ehe und das ganze Leben subjektiv „im Eimer". Jahrelang nahm ich mir Zeit für die Klagen, verschrieb Physiotherapie, organisierte Klinikaufenthalte, Hilfsmittel und sozialen Beistand. Alle Aktivierungsversuche liefen ins Leere. Wegen Kniearthrosen und massiven Übergewichts war sie schließlich sehr bewegungseingeschränkt und wollte Hausbesuche meinerseits. Ich lehnte ab, weil die Patientin mit ihrem Rollstuhl in der Stadt durchaus unterwegs war und ich fand, dann könne sie auch zu mir kommen. Daraufhin verließ sie mich – nicht ohne in der Stadt zu verbreiten, dass ich eine ganz unverschämte Ärztin sei, die ihr notwendige Therapie verweigere.

Ich hätte mich früher von ihr trennen und die Zeit besser einem anderen Patienten widmen sollen. ◄

▷ Jammern ist wie in einem Schaukelstuhl sitzen: Man hat zu tun, aber kommt nicht voran.

Die letzten drei „Typen" sind eigentlich keine Persönlichkeitstypen. Die Erkrankung macht aber ihr Verhalten typisch, unabhängig von der eigenen individuellen Persönlichkeit (wenn mir der Vergleich erlaubt ist: Das ist dasselbe Phänomen wie bei den Down-Syndrom-Kindern, die einander ähnlicher sehen als ihren leiblichen Eltern).

- **Der bipolare Patient.** Wenn er medikamentös gut eingestellt ist, fällt er in der Allgemeinpraxis nicht auf und muss auch nicht gesondert „angesteuert" werden. Ist er in der depressiven Phase, klebt er auf dem Stuhl und ist kaum zugänglich, in der manischen Phase redet er oft assoziativ ohne Punkt und Komma und ist motorisch unruhig. Bei Depression sollte man ihn nicht zu stark bedrängen, Hilfe organisieren, evtl. einweisen oder mit Facharzt und Angehörigen die Therapie besprechen. Die manischen Erzählungen können zwar unterhaltsam sein, andererseits aber äußerst anstrengend. Zuhören und eine Struktur finden wollen, ist sinnlos, der Versuch einer verbalen Intervention aussichtslos. Wenn der Patient seine Erkrankung schon kennt, ist er möglicherweise einsichtig, wenn man ihm sagt, dass er wohl wieder manisch sei. Dann lässt er sich einweisen oder an den Facharztkollegen weiter vermitteln. Wenn er nicht einsichtig ist, muss man auch hier je nach Gefährdungsgrad Hilfe organisieren.

Der **chronische Typ-2-Diabetiker** und der **Demenzkranke** wurden bereits gesondert unter dem Stichwort „Sonderfälle in der Kommunikation" beschrieben.

Ganzheitliche, wissenschaftliche und alternative Medizin

14

Schulmedizin, wissenschaftliche Medizin, alternative Medizin: welche ist ganzheitlich? Evidenzklassen, Phytotherapie, Homöopathie, Placebo und Nocebo

Zusammenfassung

Der Begriff ganzheitliche Medizin wurde oft für die alternative oder homöopathische Medizin verwendet. Dies ist eine Fehlzuweisung. Der Hausarzt arbeitet wissenschaftsbasiert und ganzheitlich gleichzeitig, er kennt die Unterschiede zwischen Phytotherapie und Homöopathie und weiß um die Placebo-Wirkung.

14.1 Ganzheitliche Medizin

Der Hausarzt arbeitet wissenschaftsbasiert: Die Therapie folgt Leitlinien und ist durch Studien fundiert. Ich mag den Ausdruck „Schulmedizin" überhaupt nicht. Dieser Begriff wird meist abwertend benützt und weckt negative Assoziationen im Sinne von unreif, nicht erfahren, nicht lebenstüchtig. Hingegen werden „alternative Heilmethoden" aufgewertet mit der Bezeichnung „ganzheitlich".

- Ja, richtige Medizin ist ganzheitlich in dem Sinne, dass sie den kranken Menschen in umfassenden Zusammenhängen betrachtet und behandelt.
- Nein, alternative Medizin ist nicht automatisch ganzheitlich im genannten Sinne, obgleich sie diesen Begriff gerne benützt und sich damit einen Vertrauensvorteil verschafft.

Wer sich fragt, ob das Symptom für den Patienten sinnvoll ist und woher es kommt, verhält sich ganzheitlich. Wer für jedes Leiden eine Urintrinkkur empfiehlt, handelt unverantwortlich.

▶ Der Allgemeinarzt arbeitet wissenschaftlich fundiert und berücksichtigt zusätzlich psychologische, biologische, individuell-persönliche und Umweltfaktoren. Das ist ganzheitlich.

14.2 Wissenschaftliche Medizin

Wissenschaftlich fundiert bedeutet, Leitlinien und Evidenzklassen zu berücksichtigen und Medikamente nur zu verordnen, wenn deren Wirksamkeit und relative Unbedenklichkeit in Studien nachgewiesen wurden.

Evidenz ist nicht, wie im allgemeinen Sprachgebrauch, das „Offensichtliche", sondern bezeichnet den Grad der Sicherheit, mit der die Wirksamkeit einer Behandlung (vor allem mit Medikamenten) nachgewiesen ist. Sie wird in Klassen eingeteilt, die Note 1 ist die Beste. Die Beurteilung durch Studien ist eine Errungenschaft des 20. Jahrhunderts. Zuvor gab es „die Empfehlung von Professor X" oder „die Behandlung nach der Heidelberger Methode". Wo Studien fehlen, wie z. B. in der Physiotherapie (zusammenfassend für Krankengymnastik, Lymphdrainage, manuelle Therapie, Massage u. ä.), wird weiterhin nach namentlichen Methoden behandelt. Es hat sich herausgestellt, dass subjektive Meinungen einer wissenschaftlichen Überprüfung oft nicht standhalten konnten. In der Arzneitherapie sind deshalb heutzutage groß angelegte Studien die notwendige Voraussetzung damit ein Medikament zur Behandlung erlaubt wird, man spricht von „Zulassung".

14.2.1 Wie funktionieren Studien?

Wissenschaftliche Studien sauber und aussagekräftig durchzuführen, ist eine Kunst für sich. Bedeutsam ist, dass die Studien mitsamt ihrer Methode veröffentlicht werden und jeder nachprüfen kann, wie die Ergebnisse zustande kamen.

Die einfache kontrollierten Studie vergleicht mehrere Patientengruppen. Die Mitglieder der Gruppe müssen von den Teilnehmereigenschaften her vergleichbar sein (z. B. dürfen nicht in der einen Gruppe überwiegend junge Frauen, in der anderen alte Männer sein). Die erste Gruppe (Fallgruppe) bekommt das neue, zu untersuchende Medikament, die zweite Gruppe (Kontrollgruppe) das bisherige Standardmedikament, die dritte Gruppe eine Tablette ohne Arzneiinhalt (Placebo). Selbstverständlich haben alle einbezogenen Patienten schriftlich ihr Einverständnis zu dem genannten Vorgehen gegeben. Wirkungen und Nebenwirkungen werden nach der Einnahme der Tabletten genau protokolliert. Dann werden die Daten der Gruppen von einer unabhängigen Stelle ausgewertet mit der Frage, in welcher Gruppe die Behandlungsergebnisse besser und die Nebenwirkungen geringer sind. Die Unterschiede der Gruppen werden statistisch ausgewertet. Nur wenn die Unterschiede eindeutig („statistisch signifikant") sind und eine Verbesserung der Behandlung durch das Medikament ergeben, wird es zugelassen.

Je größer die Anzahl der Studienteilnehmer ist und je länger die Beobachtungszeit ist, desto zuverlässiger ist das Ergebnis.

Bei einer doppelblind randomisierten Studie ordnet man die Teilnehmer zufällig den Gruppen zu („Randomisierung" mittels eines Zufallscodes) und teilt weder dem Prüfarzt noch dem Patienten mit, zu welcher Therapiegruppe dieser gehört (Arzt und Patient sind diesbezüglich „blind"). Dadurch werden Erwartungseffekte ausgeschlossen, denn es ist erwiesen, dass das pure Einnehmen und der Glaube an die Tablette den Krankheitsverlauf bessern kann (Abschn. 14.4) und dass der Arzt beim Geben der Medizin ebenfalls einen Einfluss hat, je nachdem ob er an die Wirkung glaubt oder nicht (der Arzt als Droge). Zusätzlich wird vermieden, dass Patienten bewusst oder unbewusst einer bestimmten Gruppe zugeteilt werden. Derartige Studien werden an zigtausenden von Menschen durchgeführt, viele stammen aus den USA, wo Datenerhebung und -verarbeitung im medizinischen Bereich schon seit Jahrzehnten üblich sind.

14.2.2 Was ist Evidenz?

Evidenz bedeutet im medizinischen Bereich Gewissheit oder Sicherheit. Die Sicherheitsgrade werden Evidenzklassen genannt und sind folgende:

- **Klasse 1:** Das Medikament wurde mit mehreren randomisierten doppelblinden kontrollierten Studien geprüft. Die Wirksamkeit ist außerordentlich gut nachgewiesen, und das Medikament hat eine hohe Sicherheit.
- **Klasse 2:** Das Medikament wurde mit mindestens einer hochwertigen Studie geprüft. Die Wirksamkeit ist gut bewiesen, ebenso die Sicherheit.
- **Klasse 3:** Es gibt kontrollierte Studien, aber diese sind nicht randomisiert und nicht doppelblind. Die Zuverlässigkeit des Medikamentes ist hoch, aber nicht so gut bewiesen wie in Klasse 1 oder 2.
- **Klasse 4:** Es gibt Studien, diese sind jedoch von geringerer Qualität. Nach derzeitigem Wissensstand kann das Mittel eingesetzt werden, wenn es kein Medikament der besseren Evidenzklasse für dieses Leiden gibt.
- **Klasse 5:** Die Expertenmeinung empfiehlt das Mittel, aber es gibt keine kontrollierten Studien.

Bevor es große Studien gab, fand die Therapie meist auf der Evidenzstufe 4–5 statt: Der Chefarzt hatte „tolle Erfahrungen mit …" oder „in der Klinik war diese Methode Standard".

Inzwischen werden aufgrund der Studien von Fachgesellschaften Leitlinien für die Behandlung erarbeitet. Wie der Name treffend aussagt, sollen Leitlinien die Therapie leiten, d. h. sie sind Entscheidungshilfen und stellen die derzeit am besten fundierte, anerkannte und sinnvolle Behandlung dar. Der einzelne Arzt kann und darf beim individuellen Patienten von den Leitlinien abweichen, aber er muss sich das genau überlegt haben, weil er sonst seinem Patienten die derzeit beste Therapie vorenthält.

> **Beispiel**
>
> Einer kritischen Patientin hatte ich einmal ausführlich dargelegt, wie gut bewiesen und nötig das von mir vorgesehene Medikament sei. Sie nickte immer wieder mit dem Kopf, schien alles verstanden zu haben. Am Schluss meinte sie: „Frau Doktor, ich weiß, Sie meinen es gut. Aber ich will die Tabletten nicht. Wissen Sie, meine Nachbarin hat die schon mal probiert, und sie hat sie überhaupt nicht vertragen". Adieu Wissenschaft ... ◄

14.3 Was ist alternative Medizin?

„Alternativmedizin (auch alternative Medizin) und Komplementärmedizin (auch komplementäre Medizin) sind Sammelbezeichnungen für Behandlungsmethoden und diagnostische Konzepte, die sich als Alternative oder Ergänzung zu wissenschaftlich begründeten Methoden der Medizin verstehen. Zu den alternativ- und komplementärmedizinischen Behandlungsmethoden gehören Naturheilverfahren, Körpertherapieverfahren, einige Entspannungsverfahren und Behandlungsmethoden wie Homöopathie, Osteopathie und Eigenbluttherapie sowie Methoden der anthroposophischen Medizin und der traditionellen chinesischen Medizin. Für die Wirkung alternativmedizinischer Therapien konnte kein wissenschaftlich plausibler biochemischer Wirkmechanismus, der über den Placeboeffekt hinausgeht, nachgewiesen werden" [1].

Zusätzliche Therapieformen aus anderen Ländern werden z. B. durch Mode oder durch Migration zu uns importiert, z. B. Bluten-Lassen und Moxibustion.

> **Beispiel**
>
> Eine 70 Jahre alte Patientin stammt aus einem kleinen anatolischen Dorf, weit weg von medizinischer Versorgung. Bei der Untersuchung sehe ich am ganzen Rücken unzählige dünne strichförmige Narben. Vorsichtig frage ich, woher diese denn kommen. „Als Kind ich viel weinen. Meine Oma dann auch viel weinen. Alte Frau im Dorf sagen, man muss schneiden, dass das Böse mit Blut rausläuft".
>
> Eine andere Patientin kommt mit einem bei ihr neu diagnostizierten Nabelbruch. Sie berichtet, dass der traditionelle Heiler ihres Dorfes erst den Nabel abgetastet hat, dann Streichhölzer in den Nabel gesteckt hat (keine Ahnung, wie er diese befestigte) und sie dann unter einem Trinkglas abgebrannt hat. Dadurch habe sich der Bruch gezeigt. Was für eine beneidenswerte Show! Den Unterdruck hätte man zwar auch anders produzieren können – aber weit weniger spektakulär. ◄

Schamanentum und andere urtümlichen oder fremdländischen Heilungsmethoden finde ich, ebenso wie viele „aufgeklärte Menschen", faszinierend.

Es ist Tatsache, dass Westeuropäer – wenn sie es sich leisten können – zu Ayurveda-Ferien in den fernen Osten fliegen und dass sie von Akupunktur oder der chinesischen

Pulsdiagnostik beeindruckt sind. Es ist genauso Tatsache, dass Menschen aus Nah- und Fernost – wenn sie es sich leisten können – nach Westeuropa fliegen, um sich in hiesigen Krankenhäusern behandeln zu lassen. Ist immer das interessanter, was man nicht selbst hat oder ist die wissenschaftliche Medizin zu rational? Fehlt der emotionale Aspekt oder der übersinnlich-zauberhafte Teil oder ist sie zu chemisch (schädlich) und wir brauchen unschädliche Methoden zusätzlich?

Aber nein, Alternativmedizin ist nicht unschädlich. Alternative Heilmethoden haben ebenso Nebenwirkungen wie wissenschaftliche Medizin.

Korrekt ist, dass viele Erkrankungen durch die Natur geheilt werden können, „abwarten und Tee trinken" ist durchaus oft sinnvoll. Und bei Muskelverspannungen muss man beispielsweise nicht als erstes Muskelrelaxantien (Tabletten, die die Muskulatur entspannen) einsetzen, ein warmes Bad kann oft helfen. Und dann hilft auch die Überlegung, was die Verspannung verursacht hat: zu lange gebeugt am PC gesessen, zu viel Stress mit dem Kollegen, Dauerfehlhaltung bei der Arbeit? Mancher Patient kommt von selbst auf die Ursache, manchmal muss ein Freund oder der Hausarzt nachhelfen. Massagen können helfen, gegen die Verspannung, nicht gegen die Ursache der Verspannung, d. h. sie behandeln nur das Symptom. Sie tun damit genau das, was der wissenschaftlichen Medizin oft vorgeworfen wird: Sie behandle ja nur Symptome, nicht die Ursache. In Deutschland beliebt und verbreitet sind die Phytotherapie und die Homöopathie.

14.3.1 Phytotherapie

Die Behandlung mit Pflanzen (Phytotherapie) kann sehr wirksam sein kann. Denn sie enthält Chemie. Mindestens jeder Gymnasiast weiß, dass Wasser aus den chemischen Elementen Wasserstoff und Sauerstoff besteht, mit der Formel H_2O. Dennoch ist auch gebildeten Patienten nicht zu vermitteln, dass mit chemischer Struktur nicht Gift in der Pflanze gemeint ist und dass Chemie und Natur überhaupt kein Gegensatz sind. Auch ist schwer vermittelbar, dass sogenannte Pflanzendrogen nicht automatisch Rauschdrogen sind, sondern Medikamente, die aus Pflanzen hergestellt wurden. Ich erkläre das gerne mit Eukalyptusextrakt: Einer, der dauernd Eukalyptusbonbons lutscht, ist nicht drogenabhängig. Viele „chemische" Medikamente wurden und werden immer noch auf der Basis von Naturstoffen entwickelt. Ob Digitalis oder Penicillin oder Aspirin – aus dem Naturprodukt wurde die wirksame Substanz herausgefiltert, gereinigt, analysiert, aufbereitet und in definierter Dosis hergestellt. Und es ist doch unmittelbar einsichtig, dass „eine Prise Fingerhut" ungenauer ist als „0,1 mg Acetyldigoxin" (0,0001 g, so etwas gab es auf einer Waage im 17. Jahrhundert gar nicht). Ich möchte auch lieber eine Einzeltablette Aspirin (Acetylsalicylsäure, enthalten in Weidenrinde) einnehmen, als auf einem Weidenzweig herumkauen. Auch wenn nicht nur eine Einzelsubstanz der Pflanze benützt wird, sondern ein Extrakt aus der Gesamtpflanze (Phytotherapie im strengeren Sinn), bemühen sich anständige Hersteller um Standardisierung. Die Inhaltsstoffe der

Heilpflanzen unterliegen natürlichen Schwankungen: Je nach Wetter, Boden, Erntezeitpunkt und Lagerungsbedingungen ist der Wirkstoffgehalt unterschiedlich (den Einfluss von Boden und Jahrgang kennen wir beim Wein). Um zu einer eindeutigen Menge und Qualität zu kommen, müssen der Anbau und die Herstellung kontrolliert und die Zusammensetzung wissenschaftlich (durch Chemiker!) überprüft werden – damit sich der Patient darauf verlassen kann, immer die gleiche Dosis zu schlucken.

Nicht korrekt ist, dass die Phytopharmaka unschädlich sind. Viele Menschen meinen das, „denn sie sind ja aus der Natur". Welch eine Naturidealisierung steckt hinter dieser Meinung?! Bei Natur denken wir an sanfte Wiesen, grüne Wälder und plätschernde Bächlein. Das kommt daher, dass wir heutzutage nicht mehr der Natur und ihren Grausamkeiten ausgeliefert sind. Natur ist auch Gewitter und Blitzschlag, Sturm und Erntevernichtung, wilde Tiere und Gefressen-werden, Hungersnot und vorzeitiger Tod. Fliegenpilze, Tollkirsche und Schlangenbiss sind vollkommen natürlich!

Ich fasse zusammen: Pflanzenwirkstoffe sind chemisch beschreibbare Wirkstoffe, die genauso wie andere Medikamente zur Heilung führen, aber ebenso Nebenwirkungen haben können. Manchmal sind die Wirkungen von Heilpflanzen nachgewiesen, aber nicht immer. Meist handelt es sich um Erfahrungsmedizin, die Therapie ist der Evidenzklasse 4 zuzuordnen.

Beispiel

Herr B. riecht so stark nach Knoblauch, dass ein Mitpatient (der mit ihm im Wartezimmer sitzen musste) sich bei der Helferin beschwert. Ich kann bestätigen, dass der Geruch aufdringlich ist, ich muss während der Beratung die Fenster öffnen, weil ich es nicht aushalte. „Herr B. sie riechen stark nach Knoblauch, wissen Sie das?" „Frau Doktor, das wird schon so sein. Aber das hilft gegen Erkältung. Es ist schon Februar, und ich hab' nicht einmal einen Schnupfen gehabt". Das glaube ich ihm. Nur schreibe ich die Wirkung nicht der Pflanze zu, sondern denke mir: Bei so einer Ausdünstung bleiben alle anderen Menschen in weitem Abstand, sodass keine Keime übertragen werden! ◄

14.3.2 Homöopathie

Für viele Patienten ist Homöopathie und Naturmedizin dasselbe. Ist es aber nicht! Ja, die Homöopathie benützt oft Pflanzenstoffe, gelegentlich Mineralstoffe, Schlangengift oder anderes. Das ist aber nicht entscheidend. Das wichtige Grundprinzip der Homöopathie ist eine Idee des Lehre-begründenden Arztes Samuel Hahnemann (1755–1843). Er geht davon aus, das Stoffe, die krankheitsähnliche Beschwerden hervorrufen („homoios – gleichartig"), diese Symptome beim Leidenden („pathie – Leiden") heilen. Der Glaubenssatz lautet „similia similibus curantur" – Ähnliches wird durch Ähnliches geheilt. Gegen Übelkeit wird z. B. ein Stoff verwendet, der Übelkeit verursachen kann. Zusätzlich soll der Charakter des Patienten berücksichtigt werden. Hahnemann und

14.3 Was ist alternative Medizin?

seine Nachfolger haben ausführliche Tabellen erstellt, wo Charaktereigenschaften und Symptome, die von den Arzneien ausgelöst werden, zusammengestellt sind, womit ein „Arzneimittelbild" entsteht. Der Arzt muss versuchen, den Kranken in dieses Arzneibild einzuordnen, um die richtige Medizin zu finden – dazu muss er viele Symptome erfragen und die Persönlichkeit des vor ihm sitzenden Menschen einschätzen.

Ich denke, darin liegt die Anziehungskraft der Homöopathie. Der Patient fühlt sich nicht wie ein biologisches Tier behandelt, sondern als Mensch mit Persönlichkeit wahrgenommen – bedauerlich, wenn es dazu die Homöopathie braucht.

Dennoch ist die Homöopathie nicht nur unwirksam, sondern gefährlich. Homöopathische Medizin wurde in klinischen Studien getestet und als nicht wirksamer als Placebo (Abschn. 14.4) eingeordnet. Eine „im inneren Wesen der Arznei verborgene geistartige Kraft" ist nicht vorhanden, die „geistartige Kraft" liegt im Patienten selbst, in seinem Glauben an Heilung und seine autosuggestiven (sich selbst beeinflussen durch Gedanken) Kräfte.

„Wir betrachten die Homöopathie nicht etwa als unkonventionelle Methode, die weiterer wissenschaftlicher Prüfung bedarf. Wir haben sie geprüft. Homöopathie hat nichts mit Naturheilkunde zu tun. Oft wird behauptet, der Homöopathie liege ein ‚anderes Denken' zugrunde. Dies mag so sein. Das geistige Fundament der Homöopathie besteht jedoch aus Irrtümern (Ähnlichkeitsregel, Arzneimittelbild, Potenzieren durch Verdünnen). Ihr Konzept ist es, diese Irrtümer als Wahrheit auszugeben. Ihr Wirkprinzip ist die Täuschung des Patienten, verstärkt durch Selbsttäuschung des Behandlers" [2].

Gefährlich ist die Homöopathie hauptsächlich deshalb, weil Vertrauen missbraucht wird und richtige Therapie unterbleibt. Viele Homöopathen kennen keine Grenzen, wollen sogar in Krisengebieten bei medizinischen Notfällen behandeln: „Homeopaths Without Border's mission is to introduce or advance the [...]use of homeopathy in areas where it does not yet exist [...] to promote and provide homeopathic care and healing in emergency situations" [3].

Die Homöopathie ist wie ein Glaube. Glauben kann helfen und Glauben kann irreführen. Homöopathie kann heilen, wenn die Anwendung nur bei Störungen erfolgt, wo Placebo ausreicht. Dann kann ich aber gleich Placebo nehmen oder mir darüber ins Klare kommen, dass ich von selbst gesund werde.

▷ Homöopathie ist heutzutage in Deutschland die sanfteste Art, für seinen Glauben zu sterben.

Beispiel

Unserer Tochter wurde in der Apotheke angeboten, ob sie etwas Homöopathisches haben wolle. Spontan zu einem Spaß aufgelegt meinte sie ironisch: „Nein danke, ich möchte keine Globuli, ich bin Atheistin". Das Gesicht der Apothekenhelferin wird sie nicht vergessen. ◀

14.4 Placebo und Nocebo

Der Begriff Placebo ist ursprünglich lateinisch und bedeutet „ich werde gefallen". Benützt wurde der Vers „Placebo domino" [...] – „Ich werde dem Herren gefallen" in alten Zeiten bei der Totenandacht. Im späten Mittelalter wurde es möglich, dass bezahlte Sänger statt der Trauernden selbst das Singen dieser Andacht übernahmen. „Placebo" galt somit als etwas Scheinheiliges, eine schmeichlerische und unechte Ersatzleistung [4].

Placebo im heutigen Sinne ist ein Medikament, welches keinen Arzneistoff enthält und somit keine pharmakologische Wirkung hat, dementsprechend unecht, ein „Schein-Medikament".

Zum ersten Mal systematisch verwendet wurden Placebos 1830 in Sankt Petersburg bei einer für damalige Zeit unglaublich fortschrittlichen Studie. Diese Studie verglich nicht nur die damals neue homöopathische Behandlung mit der zeitgenössisch üblichen medizinischen Behandlung, sondern führte außerdem wohl erstmals systematisch eine Nichtbehandlungsgruppe ein, die mit Placebos in Form von Pseudopillen ohne Wirkstoff behandelt wurde. Es zeigte sich, dass die Placebo-Gruppe die besten Erfolge hatte [4] – ein vernichtendes Urteil sowohl für die damalige Behandlung als auch für die Homöopathie.

Wozu braucht man Placebo? Hauptsächlich werden Placebos für Studien (s. o.) eingesetzt, indem die Gruppe mit Wirkstoff mit der Gruppe ohne Wirkstoffe verglichen wird. Zum einen ist in der Placebo-Gruppe der spontane Heilungsverlauf erfasst. Der Patient schreibt seine Heilung der Tablette zu, aber er ist von selbst gesund geworden. Zum anderen hat der Patient vielleicht am Tag nach der Einnahme des Placebos Kopfschmerzen bekommen. Er meint, dass die Kopfschmerzen von der Tablette verursacht wurden, dabei hatten sie andere Ursachen. Also treten in beiden Gruppen Wirkungen und Nebenwirkungen auf, und nur wenn der Unterschied signifikant ist, dann sind Wirkung und Nebenwirkung des Arzneistoffs bewiesen.

Beispiel

Frau E. hat Epilepsie, allerdings durch die Medikamente kaum Anfälle. In letzter Zeit hat sie öfters mal „so komische Zustände, wenn sie sich aufregt", berichtet die Tochter. Sie sei dann „so weggetreten". Die Enkelin, die in der Altenpflege tätig ist, hat ein tolles Heilmittel dagegen gefunden: Sie übergießt einen Zwiebelring mit Wasser und gibt ihrer Oma 5 Tropfen davon auf die Zunge. Damit komme sie immer schnell wieder zu sich (was bedeutet, dass die Anfälle nicht der Epilepsie zuzuschreiben sind und was nicht bedeutet, dass Zwiebelsaft wunderbar gegen Anfälle hilft). Sind das nicht äußerst preisgünstige Rescue-Tropfen? (Rescue-Tropfen sind Notfalltropfen aus der sog. Bachblütentherapie, 10 ml kosten derzeit ca. 10 €, ich meine, es handelt sich um typische Placebos). ◄

Der Placebo-Effekt ist die positive Veränderung des Gesundheitszustandes, die durch Einnahme des Placebos zustande kommt. Und nun kommt das Irritierende: Es gibt

14.4 Placebo und Nocebo

zusätzlich zur scheinbaren Wirkung (die in Wirklichkeit Spontanverlauf ist) eine messbare Wirkung dadurch, dass der Mensch an das Placebo glaubt. Eine positive Erwartung hilft heilen, eine negative Erwartung führt zu Nebenwirkungen.

Die Wirkung allein einer positiven Erwartung sieht man bei einem Kind, das auf die Knie gefallen ist und weint. Wenn man auf das Knie pustet: „Heile heile Segen, drei Tage Regen! Drei Tage Speck und schon ist alles weg" (oder „drei Tage Schnee und schon tut 's nimmer weh") und ein Pflästerchen auf das Knie klebt (obwohl es gar nicht verletzt ist, nur weh tut), weint das Kind nicht mehr. Dieses Beispiel zeigt eine Kombination von suggestiven Methoden: Eine rituelle Handlung (das Pusten), eine Zauberformel (gereimt muss die schon sein), und der Glaube des Kindes an den starken Erwachsenen. Sie bewirken zusammen, dass der Schmerz schnell vergessen ist. Das Pflästerchen ist dann das sichtbare Placebo.

Es ist erwiesen: Wenn der Apotheker das Medikament über den Tresen reicht und sagt „das ist ja das derzeit beste Medikament auf dem Markt", dann wird es besser helfen, als wenn er ein kritisches Gesicht macht mit den Worten „na, mal schauen, ob Ihnen das hilft".

Beispiel

Frau Z. kommt alle 1,5–2 Jahre zu mir, um sich „ihre Spritze" abzuholen. Inzwischen ist sie über 80, immer noch sehr rüstig und vor allem durchsetzungsbewusst. Schon von meinem Vorgänger hat sie jedes Mal, wenn sie Kreuzschmerzen hatte, eine Spritze bekommen, und ebenso will sie das von mir. Mit Erklärungen (in allgemein verständlichem Deutsch), dass es völlig neben den heutigen Leitlinien ist, ein Schmerzmittel zu spritzen, beiße ich auf Granit. In meiner subjektiven Not behelfe ich mir damit, ihr 1 ml Scandicain subcutan zu verabreichen. Scandicain ist ein örtliches Betäubungsmittel, wie man es z. B. für die Entfernung von Hautflecken einspritzt, es ist harmlos und die Wirkung hält nur einige Minuten an. Frau Z. berichtet mir dagegen, die letzte Spritze habe über ein halbes Jahr lang geholfen. Aus Dankbarkeit hierfür hat sie mir Mozartkugeln mitgebracht, sie kennt mich schon als Naschkatze. Ich genieße die Leckerei als Belohnung: Es ist zwar völlig unmöglich, dass die Spritze pharmakologisch gewirkt hat, aber ich habe ihr geholfen und die Belohnung verdient, weil ich den Wissenschaftler in mir niedergekämpft habe. ◄

Eindrucksvoll ist die Wirkung von Placebos als Verstärker von Schmerzmitteln. Eine mögliche Erklärung ist die Ausschüttung von körpereigenen Endorphinen (Morphiumähnlichen Botenstoffen). Noch eindrucksvoller ist, dass sogar eine Schein-Operation helfen kann.

Beispiel Knie: Jeder zehnte Erwachsene klagt über Beschwerden mit dem größten Gelenk seines Körpers. Ärzte empfehlen Patienten dann häufig eine Arthroskopie. Der Orthopäde Bruce Moseley aus Houston hat 2002 auf verblüffende Weise gezeigt, wie fragwürdig dieses Verfahren ist und dass sich ein Operationserfolg auch ohne den

Eingriff erzielen lässt. Moseley teilte dazu 180 Patienten mit Kniebeschwerden in drei Gruppen ein. Eine bekam das Gelenk arthroskopisch gespült und geglättet, die zweite nur gespült, die dritte Gruppe wurde einer Scheinoperation unterzogen: Moseley ritzte ihnen die Haut dort ein, wo das Endoskop eingeführt wird, dazu kamen Spülgeräusche vom Tonband. Das Innere des Kniegelenks wurde nicht mal berührt. Weder ein noch zwei Jahre später ging es den operierten Patienten besser als jenen, die nur den Placebo-Eingriff über sich ergehen ließen [5].

Dass die Erwartungshaltung des Arztes den Erfolg einer Behandlung beeinflusst, ist vielfach belegt. Deshalb wird in den wissenschaftlichen Studien ja „doppelt verblindet" (s. o.). Das Vertrauen des Arztes in die Heilmethode ist Teil der Wirksamkeit der Methode. Bei Schmerzbehandlungen kann allein die Anwesenheit und Zuwendung des Behandlers den Schmerz signifikant lindern und die Symptome anderer Erkrankungen verbessern, z. B. beim idiopathischen Parkinson-Syndrom oder Reizdarmsyndrom [6, 7].

Man erklärt das damit, dass körpereigene schmerzlindernde Systeme aktiviert werden. Verkürzt gesagt: ein Placebo hilft, obwohl es nicht wirkt. Interessanterweise helfen Placebos sogar, wenn der Patient genau weiß, dass es sich dabei nicht um „echte" Medizin handelt [8].

Das öffnet positiv gesehen den Weg zu Placebo-Behandlungen, die sich ja außerhalb von Studien ansonsten verbieten, weil sie unfair wären. „Dein Glaube hat dir geholfen" ist eine Botschaft, die hier in völlig neuem Licht erscheint.

Umgekehrt kann die negative Erwartung an das Medikament die Wirkung völlig aufheben, sogar bei Opioiden (Morphium-ähnlichen Substanzen, starke Schmerzmittel) [9].

Das wird als Nocebo-Effekt bezeichnet, denn die Übersetzung von Nocebo (lateinisch) ist „ich werde schaden": Wenn ein Patient erwartet, dass ihm das Medikament schaden wird, dann wird es das voraussichtlich auch tun. Entsprechend rate ich dringend davon ab, einen Patienten mit Logik oder Studienergebnissen von einer bestimmten Tablette überzeugen zu wollen, wenn er von vornherein negativen Wirkungen fürchtet – er wird sie nicht vertragen!

> **Beispiel**
>
> Einen typischen Nocebo-Anfängerfehler machte ich bei einem meiner ersten Hausbesuche. Ein Mann Anfang 40, Techniker, hatte schon den 2. Tag alles Essen erbrochen. Ansonsten ging es ihm ordentlich, es war keine Notwendigkeit für eine Krankenhausbehandlung gegeben. Ich begann, ihm eine Ampulle Vomex zu spritzen. Er schaute auf die Nadel und fragte mich, welche Nebenwirkungen da möglich seien. Ungeschickterweise sagte ich ihm ehrlich, Schwindel trete als Nebenwirkung häufig auf, woraufhin er umkippte. Das Vomex war noch gar nicht im Körper, ich hatte ja gerade erst die Nadel gelegt. ◀

Zusammenfassen möchte ich wie folgt
Wissenschaftliche Studien sind die wichtigste Voraussetzung, dass Medikamente gut wirksam sind. Die Fortschritte in der wissenschaftlichen Medizin sind wunderbar, und

wir sollten sie mehr bestaunen und nicht täglich als selbstverständlich hinnehmen. Vertrauen in die Therapie, also eine positive Emotion bzw. Erwartung ist die wichtigste Voraussetzung, dass sie gut vertragen wird. Wenn der Patient sicher ist, dass der Arzt auf seine Heilung bedacht ist, wenn der Arzt weiß, warum er was verschreibt und überzeugt ist, dass er dem Patienten etwas Gutes mit den verschriebenen Medikamenten tut, dann ist die Therapie erfolgreich. Medizin braucht beides: Evidenz und eine persönliche, vertrauensvolle Arzt-Patient-Beziehung. Ganzheitliche Medizin ist eine Medizin, die den Menschen in seiner Gesamtheit erfasst, und nicht an Symptomen herum repariert. Ein guter Hausarzt arbeitet ganzheitlich. Phytotherapie enthält Pflanzenstoffe. Die Therapie mit Phytopharmaka kann genauso wie die Therapie mit synthetisch hergestellten Stoffen wirksam sein und Nebenwirkungen haben. Homöopathie beruht auf einer wissenschaftlich nicht haltbaren Idee und ist nachgewiesenermaßen nicht wirksam (bzw. wirksam nur auf Placebo-Niveau). Die Gefahr dabei ist, dass sinnvolle Therapie unterbleibt.

„Hätte ein Zauberer einen Heilstein, der dein Leben um 10 Jahre verlängert,
   du würdest ihm diesen mit Gold aufwiegen.
   Werden dir aber Blutdruck und Zucker behandelt, was eben dieses tut, und die Kasse zahlt's,
   dann sagst du: ach diese Tabletten, muss ich die alle nehmen?" (von Dr. Jan Fitzner, danke!)
   Und noch ein typischer Ärztewitz: „Bei manchen Fällen hilft normales Placebo nicht. Da braucht es schon Placebo forte!".

Literatur

1. Wikipedia, zugegriffen 15.1.2020
2. Stellungnahme des Fachbereichs Humanmedizin der Philipps-Universität Marburg , 1992, https://www.physioklin.de/fileadmin/user_upload/physioCAVE/Homoeopathie/Marburger-Erkl%C3%A4rung-Hom%C3%B6opathie-1992.pdf
3. https://www.hwbna.org/ Homepage der „Homöopathen ohne Grenzen", zugegriffen am 15.1.2020
4. Wikipedia, zugegriffen 4.1.2020
5. Süddeutsche Zeitung, 14.5.2014
6. Colloca L. et al, overt versus covert treatment for pain, anxiety, and Parkinson 's disease. Lancet Neurol, 2004, 3(11) p 679–84
7. Kaptchuk, T.J. et al, Components of placebo effect: randomized controlled trial in patients with irritable bowel syndrome. BMJ, 2008, 336(7651) p 999-1003
8. Zeitschrift "der niedergelassene Arzt" 07/2019,S51
9. Bingel, U. et al, The effect of treatment expectation on drug efficacy; imaging the analgesic benefit of the opioid remifentanil. Sci Transl Med, 2011. 3(70): p70

Logik und Unlogik

15

> **Zusammenfassung**
>
> Der wissenschaftlich orientierte Arzt trifft in der Praxis oft hilflos auf die Unlogik und Irrationalität der Patienten. Auch damit kann und muss der Umgang gelernt werden.

Um den Arztberuf ausüben zu dürfen, muss man in Deutschland mindestens sechs Jahre studieren, um Facharzt zu werden, kommen vier bis sechs Jahre Weiterbildungszeit als Assistenzarzt hinzu. Weiterhin kommen regelmäßige Fortbildungen dazu, hauptsächlich im medizinischen Fachbereich, um auf dem aktuellen Stand der Wissenschaft zu bleiben. So viele Jahre logisches Denken prägt derartig, dass es für Ärzte im Hausarzt-Alltag anfangs ein gelinder Schock ist, unlogischem Denken bei den Patienten zu begegnen. Die folgenden Beispiele habe ich tatsächlich erlebt, auch wenn ich die Dialoge komprimiert wiedergebe.

> **Beispiel**
>
> Frau J.: „Ich möchte lieber 5 mg Eliquis. Das soll genauso gut sein wie die 20 mg Xarelto, die ich jetzt nehme, und da ist ja nicht so viel Chemie drin" Ich frage nach, ob es ihr klar ist, dass sie Eliquis ja zweimal täglich nehmen muss und damit auf 10 mg kommt (wirkungsidentische Tagesdosis). „Ja, aber das ist ja immer noch die Hälfte von 20". Rechnen kann sie. Ich versuche einen Vergleich: „Es kommt doch nicht auf die direkte Menge an. Ein Glas Schnaps ist weniger und trotzdem stärker als zwei Glas Bier". Die Antwort ist: „Ich trinke nie Alkohol". ◄

Eine unlogische Forderung lässt sich nicht mit Logik entkräften. Da ich mit reinem Gewissen auf den Patientenwunsch eingehen kann, schreibe ich das gewünschte Rezept, dann hat die Patientin eine positive Erwartung und wird das Medikament treuer einnehmen.

> **Beispiel**
>
> Hier werde ich autoritär und sage ihr, dass sie ihr Eliquis nicht absetzen darf und der HeilpraktikeZirka ein Jahr später fragt dieselbe Patientin telefonisch an, wie lange (nicht ob!) sie mit dem Eliquis Pause machen soll. Der Heilpraktiker möchte Blutegel ansetzen wegen ihrer Krampfadern. Hier lasse ich nicht mit mir diskutieren. Erstens blutet es schon ohne Blutverdünner stundenlang, wenn ein Blutegel in eine erweiterte Vene beißt, deshalb ist es unsinnig, Egel auf Varizen anzusetzen. Zweitens braucht sie den Blutverdünner unbedingt wegen Vorhofflimmerns mit Risiko tödliche Embolie, über das ich sie in deutschen Worten aufkläre. „Aber die Krampfader plagt mich so" ist ihre Antwort. Ob sie ihre Kompressionsstrümpfe trage, frage ich. „Nein, die jucken mich". ◄

Hier werde ich autoritär und sage ihr, dass sie ihr Eliquis nicht absetzen darf und der Heilpraktiker sich eine andere Behandlung überlegen soll.

Zwischenbemerkung: Ich habe nichts gegen Heilpraktiker, jedenfalls nichts Wirksames. Nein wirklich, ich kenne einige sehr patente und kompetente Heilpraktiker, mit einer Heilpraktikerin bin ich sogar befreundet. Jeder muss eben seine Kompetenzen und seine Grenzen kennen und sich danach richten.

Manche Argumentationen sind für uns Ärzte völlig überraschend. Manchmal stand ich schon staunend vor einer „Logik" oder einem Gedankengang, auf den ich in meinem ganzen Leben nicht selbst gekommen wäre. Im ersten Moment war ich jeweils nur verblüfft und verärgert. Wenn das erste Staunen sich gelegt hat, kann ich die Situation etwas distanzierter sehen und uminterpretieren: Kabarettisten müssen sich solche Dialoge ausdenken, und ich bekomme sie kostenfrei geliefert.

> **Beispiel**
>
> Frau K.: „Das Paracetamol nehme ich nicht. Das ist mir zu gefährlich. Ich hab' neulich erst gelesen, dass da jemand dran gestorben ist, wegen der Leber". Ich versuche zu erklären, dass das eine Frage der Dosis ist. Von zwei Tabletten am Tag wird sie keine Vergiftung bekommen, insbesondere weil sie nicht leberkrank ist. Ich versuche einen Vergleich: „Frau F., das ist doch eine Frage der Menge. Zum Beispiel trinken Sie doch jeden Tag Wasser, und trotzdem kann man in zu viel Wasser ertrinken". Daraufhin die Patientin „Ich trinke aber nur Hirschquelle, das ist gesund!" (Hirschquelle ist eine Mineralwassersorte).
>
> Herr M.: „Frau Doktor, diese Tabletten kann ich nicht nehmen, davon bekomme ich Kopfschmerzen!" Ich frage nach: „Waren das starke Kopfschmerzen?" Herr M: „ja nein, ich habe die Tabletten ja gar nicht genommen". Wie jetzt? „Die konnte ich doch nicht nehmen, weil im Beipackzettel steht, dass die Kopfschmerzen machen".
>
> Frau G.: „Diese Diclo (Diclofenac, gegen Schmerz und Entzündung) haben ja 50 mg, denken Sie mal, soooo stark! Meine Blutdrucktabletten haben nur 5 mg und die reichen bei mir völlig aus". ◄

Manchmal gehen Vergleiche bzw. gut gemeinte Beispiele daneben. Ich sage: „Ach, Frau R., lassen Sie sich doch Zeit damit, Rom wurde auch nicht an einem Tag erbaut". Daraufhin sie: „Das weiß ich nicht, ich war noch nie in Rom".

Für die ernsthafte Auseinandersetzung bzw. Kommunikation auf Augenhöhe hilft es, sich klar zu machen, wie Unlogik entsteht. Unlogik gibt es auf zwei Arten: Zum einen durch eine andere Vorstellung als der Arzt, die der Patient von der Krankheitsentstehung hat, und aus der der Patient entsprechend andere Schlussfolgerungen ableitet. In sich ist das Denken logisch, aber die Voraussetzungen sind falsch.

> **Beispiel**
>
> Frau M: „Meine Knie sind ganz schnell blau, wenn ich mal hinknie. Bitte geben Sie mir etwas für die Knochen, die sind bestimmt zu weich". ◀

Auch diese Frau hat Antikoagulantien, außerdem Cortisonhaut. Der Hausarzt stellt den richtigen Zusammenhang zur Hämatomneigung her, die Patientin selbst hat eine andere Vorstellung.

> **Beispiel**
>
> „Mein Bein kribbelt so, ich brauche was für die Durchblutung". ◀

Das klingt für Patienten plausibel und ist ein häufiges Missverständnis. Der Arzt weiß, dass Kribbeln ein Zeichen der Nervenreizung ist (Ischialgie, Tarsaltunnelsyndrom u. ä.).

Die Diskrepanz zwischen den Vorstellungen ließe sich durch ausführliche Erklärung ausräumen. Schneller und vertrauenswürdiger kann der Hausarzt den Patienten aufklären, indem er bei der Untersuchung (obwohl unnötig) mit der Prüfung der Durchblutung beginnt. Es wirkt besser zu sagen: „Ihre Pulse am Fuß sind prima, also die Durchblutung ist in Ordnung. Solch ein Kribbeln kommt auch praktisch immer von einer Reizung des Nerven. Lassen Sie mich deshalb einmal die Wirbelsäule anschauen, wo der Nerv rauskommt". Damit wird das Krankheitsmodell des Patienten aufgenommen, nicht abgewertet und der Patient ist eher bereit, das richtige Modell zu akzeptieren.

Die zweite Art der Unlogik ist eine emotional bedingte. Der Patient ist emotional verunsichert und eigentlich innerlich ablehnend, andererseits zwingen ihn seine Beschwerden, sein Lebenspartner oder seine Ratio zum Arzt. Der Patient ist in innerem Zwiespalt zwischen Bauch und Kopf, wenn er in die Sprechstunde kommt. Oft besteht Misstrauen und eine Zuordnung von „danach, also deswegen": Das Sodbrennen bei Orangensaft komme vom Röntgen der Nasennebenhöhlen (dabei hat der Patient schon lange eine chronische Magenschleimhautentzündung), die Schmerzen in der rechten Schulter wird den Tabletten zugeschrieben und das Ziehen in der Brust dem antiallergischen Nasenspray. Man nennt diese Neigung, Beziehungen zwischen Phänomenen zu sehen, die nichts miteinander zu tun haben, „illusorische Korrelation" (eingebildeter Zusammenhang). Ein weiteres Beispiel ist, einen Zusammenhang zwischen dem

Mond und dem Operationsrisiko oder der Schlafstörung zu sehen. Längst ist solch ein Zusammenhang durch Studien ausgeschlossen, aber dieser Irrtum ist weiterhin populär.

Für solche Patienten ist die Welt angstbesetzt und unübersichtlich: Es kann ja alles mit allem zusammenhängen! Oft wird die Unsicherheit auf das allgemeine Leben übertragen: Man weiß nicht mehr, was man richtig macht in der Ernährung und im Leben, man hört ja von Vergiftungen in den Lebensmitteln und in der Umwelt, der Arbeitsplatz ist heutzutage nicht mehr sicher den Politikern kann man sowieso nicht trauen und den meisten Ärzten auch nicht – außer dem Hausarzt: Alle Ärzte sind ja Beutelschneider, Pfuscher oder unnahbare Götter in Weiß, *aber* mein Hausarzt verdient Vertrauen, sonst würde ich ja nicht hingehen (erste Logik in der Unlogik!). Genau dieses Vertrauen ist die einzige Basis für die Behandlung solcher Menschen. Rationale, logische Erklärungen sind nicht sinnvoll. Wichtig ist, dass der Arzt selbst von der Therapie absolut überzeugt ist. Empathisch wird die Arzt-Emotion auf den Patienten transportiert: Diese Therapie ist die beste. Sie ist richtig, wirksam und gut verträglich, sie ist genau die, die jetzt gerade gebraucht wird – Bauch gewinnt gegen Kopf.

Dass rationale Erklärungen nicht nur unwirksam, sondern kontraproduktiv sind, zeigte eine Studie bei überzeugten Impfgegnern: Es wurden 1000 Probanden verglichen, die über die Grippe-Impfung ausführlich aufgeklärt wurden. Die Informationen führten insgesamt zu einer Milderung der Bedenken – außer bei den Probanden, die von vornherein die Impfung negativ beurteilt hatten. Dort führten die gleichen Informationen zu einer Abnahme der Impfbereitschaft [1].

> **Beispiel**
>
> „Die Grippe-Impfung will ich nicht, ich habe genug Gift in mir." ◀

Liebe Kollegen, nicht diskutieren! Akzeptieren Sie, dass diese Person auf eine der modernsten Segnungen verzichten möchte.

Literatur

1. Nyhan B, Reifler J: Does correcting myths about the flu vaccine work? An experimental evaluation of the effects of corrective information. Vaccine 2015; 33: 459-464

16 Kümmern des Hausarztes

Warum macht der gute Hausarzt oft mehr als das medizinisch Nötige? Der Arzt als fürsorglicher Organisator

> **Zusammenfassung**
>
> Dass der Hausarzt (und seine MFA) den Patienten über Jahre kennt, führt dazu, dass er sich oft fürsorglich und aus eigenem Antrieb um Dinge kümmert, die nicht direkt beauftragt sind, die aber die Therapie absichern und dass er Warnsignale erkennt, die den Patienten gelegentlich retten

Dass der Hausarzt (und seine MFA) den Patienten über Jahre kennt, führt dazu, dass er sich oft aus Fürsorge und aus eigenem Antrieb um Dinge kümmert, die nicht direkt beauftragt sind, die aber die Therapie absichern und dass er Warnsignale erkennt, die den Patienten gelegentlich retten.

> **Beispiel**
>
> Als Frau E., die ich schon einige Jahre betreue, wegen ihrer schlechter gewordenen Nierenwerte in meine Sprechstunde kommt, fällt mir ihr verändertes Aussehen auf: Sie wirkt eingefallen, hat nicht den munteren Augenkontakt wie sonst und läuft ohne Schwung. Ich frage nach, ob es Sorgen oder Beschwerden gebe. „Ach nein, eigentlich nicht", meint sie. Ich sage ihr, sie komme mir verändert vor, als ob etwas nicht in Ordnung sei, aber ich könne mich ja irren. „Ja, jetzt wo Sie es sagen: Ich kann gar nicht mehr so schaffen, mein Mann muss mir oft helfen." Die weitergehende Untersuchung ergibt ein Mammakarzinom. Nach erfolgreicher Operation und Reha blickt mich Frau E. wieder so munter an wie früher.
>
> Herr S. kommt nur zur Laborbesprechung. Er hat schwere Schlafapnoe, COPD, Bluthochdruck und Arthrosen. Nebenbei erzählt er, dass demnächst eine ambulante Operation geplant ist. Ich frage nach, ob er dazu nicht eine Voruntersuchung unsererseits nötig ist? Davon weiß er nichts. Auf einen möglichen Brief vom Operateur

für den Hausarzt angesprochen fällt ihm ein, dass er ein Schreiben tatsächlich wohl irgendwo zu Hause liegen hat. Unser Telefonat mit der operierenden Praxis ergibt, dass „selbstverständlich" eine hausärztliche Untersuchung des Patienten mit Beurteilung des Operationsrisikos erforderlich ist, und dass der Patient ohne die Voruntersuchung nicht operiert wird. Durch unser Nachfragen haben wir dem Patienten und der operierenden Praxis Ärger erspart.

Herr H. hat Oberbauchbeschwerden, im Labor zeigt sich ein zunehmender Gallestau. Vor über vier Wochen wurde eine Feinnadelpunktion im Krankenhaus gemacht, er meint: „Die haben gesagt, sie melden sich, wenn etwas ist." Da niemand angerufen habe, sei ja alles in Ordnung. Das finde ich zu unsicher: Wir telefonieren wegen der Histologie und das Telefonat führt zu einer sofortigen stationären Aufnahme zur nötigen Operation.

Herr B. kommt immer nur Rezepte holen. Ich lasse ihn einbestellen, weil sein HbA1 und Kreatinin miserabel sind. Zum Termin kommt er nicht, bestellt aber am nächsten Tag wieder ein Rezept. Ich „greife ihn mir ab" und frage anhand seines Medikamentenplans nach der tatsächlichen Medikamenteneinnahme. Es zeigt sich, dass er den Plan nicht versteht, obgleich er keine Demenz hat. Ich telefoniere mit seinem Sohn, der in Zukunft die Medikamente richtet und auch einen Termin beim Nierenfacharzt macht.

Frau K. will mit mir über ihre bevorstehende Schulteroperation sprechen. Das Gespräch ergibt, dass sie über die eigentliche Operation alles vom Chirurgen schon gesagt bekommen hat. Wieso sucht sie mich dann deshalb auf? Erstens ist sie wegen der Notwendigkeit der Operation wieder verunsichert und möchte meine hausärztliche Meinung: „Sie kennen mich doch am besten". Sie weiß auch nicht, wie sie die Umstände der Operation bewältigen soll: Sie hat kein Auto um hinzufahren, sie weiß nicht, was sie mit ihrem pflegebedürftigen Mann so lange machen kann, sie hat kein Geld und bisher keinen Pflegeantrag für ihn gestellt, sie weiß nicht, wie sie nach der Operation zu Hause mit dem fixierten Arm zurechtkommen kann … ◄

Das Medizinische ist also klar, aber der Hausarzt soll und muss Wege zur Lösung der Probleme, die mit der Operation verbunden sind, zeigen. „Ich bin doch nicht der Sekretär der Patienten" habe ich einmal einen entrüsteten Kollegen gehört. Nein: Wenn jemand da ist, der das Organisatorische übernimmt, muss der Hausarzt gar nichts machen. Wenn hingegen dem Patienten und seinen Angehörigen nicht klar ist, was alles nötig ist, dann ist sein Hausarzt derjenige, der die Weichen stellt, die Adressen mitgibt, die planerischen Vorschläge entwirft, die Angehörigen „aufs Gleis setzt".

Bei Frau Z. besteht Verdacht auf leichte Demenz. Sie ist alleinstehend und hat einen Termin in der Gedächtnissprechstunde der Klinik, den zweiten, denn den ersten hat sie vergessen (welch Wunder bei Demenz). Wir vereinbaren, dass sie mit dem Taxi in die Klinik fährt, und auf meinen Rat hin ruft sie in meinem Beisein den Taxifahrer an, um das Taxi für diesen Termin zu bestellen. Ich bitte den Taxifahrer, die Patientin eine Stunde vor dem Termin telefonisch darauf aufmerksam zu machen, dass er sie abholt – was dann dazu führt, dass dieser Termin eingehalten wird. Freilich ist dieses Organisieren nicht eine primär ärztliche Aufgabe. Ich bin aber einerseits am Erfolg interessiert und kann diesen mit geringem Aufwand erreichen. Andererseits benötigt die Patientin krankheitsbedingt Fürsorge und hat niemanden um sich herum, der diese Fürsorge leistet – warum sollte ich mir dann zu schade für diese Fürsorge sein?

Anders ist der Fall bei Frau G. die nicht dement ist und sich vollständig alleine versorgt: Frau G. möchte Rezepte für „alles". Auf die Frage, was „alles" ist, meint sie: „ich nix wisse, Frau Doktor wisse". Die Schächtelchen und Beipackzettel habe sie schon weggeworfen. Glücklicherweise haben wir ja einen Medikamentenplan und eine saubere Dokumentation über die Vorrezepte, sodass wir wissen, was fehlt. Diesmal nehmen wir die Mehrarbeit auf uns, aber auf Dauer fänden wir Fürsorge hier übertrieben. Die MFA erklärt ihr deshalb, wie Rezepte normalerweise bestellt werden sollen und veranschaulicht ihre Bestellung mit einem Vergleich: „Sie gehen doch auch nicht zum REWE und bestellen „alles, was in meinem Kühlschrank fehlt".

> **Beispiel**
>
> Herr W. kommt nicht wie vereinbart zum Labortermin. Sonst ist er immer höchst zuverlässig. Die MFA ruft ihn an und fragt nach. Er könne nicht kommen, weil er nicht laufen könne. Ich kümmere mich darum und hake nach: anfangs habe er Schmerzen vom Kreuz gehabt bis runter in den Fuß, und jetzt knicke sein Bein immer weg und dann falle er hin. Er habe sich wohl bei der Gartenarbeit ein bisschen überanstrengt, und deswegen sollen wir doch bitte nachsichtig sein und ein andermal Blut abnehmen. Darum geht es mir nicht: Ich weiß um seine abgenützte Wirbelsäule und vermute einen Bandscheibenvorfall – der sich bestätigt und eine intensive Behandlung erfordert.
>
> Frau K. wiederum möchte „nur ein Rezept" für eine Kniegelenksbandage „zur Stabilisierung", außerdem Mullbinden und Kompressen. So unterschreibe ich die Anforderung nicht, denn sie hat zwar eine Kniearthrose, aber diese war nicht ausgeprägt, und wozu soll das Verbandszeug gut sein? Also muss ich sie anschauen: Sie hat durch einen Sturz vor 10 Tagen eine schlecht heilende Wunde am Knie. Und gestürzt ist sie nicht, weil sie gestolpert ist oder das Knie versagt hat, sondern weil ihr schwindelig war. Die weitergehende Untersuchung zeigt als Ursache des Schwindels ein Vorhofflimmern, welches neu aufgetreten ist, d. h. ich weise sie zur Elektrokardioversion ein.
>
> Herr H. hat bekannterweise eine Gicht und schon mehrere Anfälle gehabt. Als er bei der MFA anruft und sagt, er brauche wieder Gichtmedikamente, weil er nicht laufen könne wegen der Fußschmerzen (deswegen kann er auch nicht in die Praxis kommen), legt sie mir ein Wiederholungsrezept für die Tabletten vor. Ich rufe lieber an und lasse mir den Befund beschreiben: Der Schilderung nach ist nicht das Großzehengrundgelenk rot, sondern der Fuß. Ich schaue mir das sicherheitshalber selbst per Hausbesuch nach der Sprechstunde an und hier bestätigt sich: Herr H. hat

keine Gicht, sondern eine Vorfußphlegmone, mit einer Eintrittsstelle für Bakterien durch Fußpilz in den Zehenzwischenräumen.

Frau C. bestellt ein Schmerzmittel, welches wir noch nie verordnet haben, der Neurologe habe ihr das verschrieben und der Neurologe sei momentan in Urlaub. Wir haben aber unsererseits drei Medikamente auf dem Plan, die sich mit diesem Mittel nicht vertragen. Ich frage, ob der Neurologe dafür eines unserer Medikamente abgesetzt hat. Sie schaut mich groß an und es stellt sich heraus, dass sie ihm nicht erzählt hat, was sie alles einnimmt (und er hat nicht gefragt!). So nimmt sie jetzt statt vier Tabletten täglich 12 Tabletten, die z. T. ernste Wechselwirkungen haben könnten!

Frau B. ruft freitagnachmittags kurz vor Dienstschluss auf dem Handy an. „Mein Mann hat gestern Abend zu viel Müsli gegessen, seither tut ihm der Magen weh, und jetzt ist es so schlimm, dass er sich krümmt. Können Sie ihm nicht eine Magentablette aufschreiben?". Etwas widerwillig (weil ich mich schon auf zuhause gefreut habe) bestelle ich ihn ein. Der Befund deutet auf eine Blinddarmentzündung und ich weise ihn ein. Entlassen wird er mit der Diagnose „abszedierendes Divertikel des ileozökalen Übergangs". Eine Darmspiegelung vor zwei Jahren war völlig unauffällig gewesen (keine Divertikel beschrieben).

Frau H. kommt mit Husten. Beim Abhören der Lunge fällt mir ein penetranter Uringeruch auf. Ich frage nach: „Haben sie Probleme, das Wasser zu halten?" Sie bestätigt, dass sie seit ca. einem Jahr den Urin nicht halten kann und sich genierte, darüber zu sprechen. Sie war deshalb auch nicht mehr beim Frauenarzt. Meine Vermutung, dass nach 7 Geburten eine Gebärmuttersenkung und Beckenbodenschwäche vorliegen könnten, bestätigt sich. Nach Operation und Beckenbodentraining braucht sie jetzt nur noch vorsichtshalber dünne Einlagen, falls mal wieder „was danebengeht".

Herr J. kommt wegen Halsschmerzen und Schwitzen. Der Halsbefund ist unbedeutend, aber ich bemerke am Unterschenkel eine deutliche Rötung. Auf Nachfragen meint er, das sei nicht schlimm, er habe sich nur vor ein paar Tagen beim Holzaufladen an einer Anhängerkupplung gestoßen. Der Mann hat eindeutig ein Erysipel, ohne erkennbare Wunde oder Fußpilz, und erhält von mir Antibiotika. Bei der Kontrolle nach einer Woche zeigt sich ein zentraler Eiterpunkt und um den Punkt herum eine Verhärtung, das Erysipel ist weit gehend abgeklungen. Er erhält ein hornhautlösendes zentrales Pflaster und eine Wundauflage und einen Kontrolltermin zwei Tage später. Bei diesem Termin ist der zentrale Punkt offen. Zwecks Eiterabfluss drücke ich vorsichtig auf die Wundumgebung- und aus der Wunde schießt ein Holzstück von 23 mm Länge und zirka 3 mm Durchmesser!

Frau F. ist am Wochenende gestürzt und kommt aus dem Krankenhaus mit frisch operierter Radiusfraktur (Bruch eines Unterarmknochens). Sie ist sehr alt und hat vielerlei Krankheiten, u. a. eine Osteoporose mit Wirbelkörperdeckplatteneinbrüchen und chronischen Rückenschmerzen der Lendenwirbelsäule. Der „vorläufige Entlassbericht" der Chirurgie enthält weder Röntgen- noch Laborbefunde. Sie hat Schmerzmittel, eine Unterarm-Schiene und die Anweisung, sie solle bewegen. Da wir nur den Bericht, aber nicht die Patientin selbst sehen, verordnen wir die Schmerzmittel, machen einen neuen Medikamentenplan, die Verordnung häuslicher Krankenpflege und eine Überweisung zur Weiterbehandlung/Kontrolle in der chirurgischen Praxis. Beim Abholen der Papiere fragt mich die Schwiegertochter, ob an der Schulter etwas sei, diese sei ganz blau. Und die Rückenschmerzen von Frau F. seien stärker als sonst und eher im oberen Rücken. Ich rufe im Krankenhaus an und lasse mir die Laborwerte und Röntgenbefunde faxen. Dabei stellt sich heraus: Außer der Radiusfraktur hat die Patientin eine Ulnarfraktur, eine Rippenserienfraktur und eine Blutarmut. Natürlich muss die Behandlung und Fürsorge für diese Patientin jetzt völlig anders aussehen.

Herr A. steht an der Rezeption und möchte eine Überweisung zum HNO-Arzt, weil er keine Luft bekomme. Er ist eindeutig dyspnoisch, was er beim letzten Kontakt noch nicht war. Da die Sprechzimmertür zufällig offen ist und ich das pfeifende Atemgeräusch höre, kümmere ich mich darum. Kurz zusammen gefasst: Einweisung wegen (schmerzlosen!) Vorderwandinfarktes.

Frau I. ist immer tough im Auftreten und kommt jetzt notfallmäßig: sie habe gestern Fieber gehabt und fühle sich elend. Sie ist sehr blass und schwitzt, der Urinbefund zeigt deutlich eine bakterielle Infektion, der Blutdruck ist zu niedrig, das EKG in Ordnung. Als sie das Rezept entgegennimmt, schwankt sie leicht – ich bitte sie, sich lieber zu setzen und frage sie, wie sie denn jetzt nach Hause komme. Sie fahre selbst heim, ihr Auto stehe im Parkhaus. Ich sage ihr, sie solle derzeit lieber nicht selbst Auto fahren. Noch während wir das klären, klingelt ein Mann wutentbrannt und sucht nach dem Fahrer eines weißen Wagens mit dem Kennzeichen XY, der sein Auto in der Parkgarage gestreift habe und sich dann davon gemacht habe – es ist Frau I. Als sie überrascht reagiert, weil sie nichts von der Beschädigung bemerkt hat, und als ich bestätige, dass es ihr nicht gut geht, verzichtet der Mann auf eine Anzeige bei der Polizei. Sie tauschen Adressen, und die Patientin wird von ihrer Tochter aus der Praxis abgeholt. ◄

So gäbe es noch viele Geschichten und Geschichtchen, aber ich denke, diese genügen um zu zeigen, dass sich ein Hausarzt sinnvollerweise um mehr als das kümmert, was ihm gerade als Hauptproblem des Patienten präsentiert wird und dass Sorgfalt und Aufmerksamkeit in der hausärztlichen Praxis wichtig, z. T. lebenswichtig sind.

Manchmal ist bei der Betreuung von Patienten das Medizinische (z. B. ein Hausbesuch mit Untersuchung des Beines) gar nicht das Zeitaufwändigste an der Behandlung. Viel mehr Zeit kostet es, zu organisieren, dass die Therapie umgesetzt wird, oder dass flankierende Maßnahmen eingeleitet werden.

Beispiel

Frau F. ist Mitte 70 mit langjährigem Diabetes und koronarer Herzkrankheit (Durchblutungsstörungen der Herzkranzgefäße), die in einer Zweizimmer-Mietwohnung in dem Zehnfamilienhaus des sozialen Wohnungsbaus, im 2. Stockwerk, wohnt. Sie war schon mehrere Monate nicht in der Praxis. Der Besuch wird von der Enkelin angefordert, weil die Oma „offene Füße" habe (Achtung für Nichtschwaben: beim Schwaben sind die Füße alles zwischen Hüfte und Zehenspitze). Vermutlich hat sie ein Ulcus cruris. Sie könne nicht die Treppen steigen und daher nicht kommen. Die Enkelin öffnet mir, sie hat eine Alkoholfahne. Die Patientin liegt im Bett und hat tatsächlich an beiden Unterschenkeln eine typische chronische Stauung und Rötung, am linken Bein ist die Haut offen und „suppt", d. h. es tritt Flüssigkeit aus. Der Blutdruck ist ordentlich, die Lunge frei, die Unterwäsche hat viele Urinflecken und braune Streifen von Stuhlresten. Das Schlafzimmer ist sehr unordentlich, eine benützte Liege steht quer zum Bett. Auf dem Weg ins Wohnzimmer sehe ich nebenbei die kleine vermüllte Küche mit angebrannten Essensresten im Topf. Überall sind Katzenhaare, der Wohnzimmer/Couchtisch ist bedeckt mit verschiedenen Zeitschriften, Cola, „Milchschnitten" (eine hauptsächlich aus Zucker und Fett bestehende Süßware) und die Tischoberfläche ist klebrig, es riecht nach Rauch. Rein medizinisch gesehen wäre die Behandlung einfach: entwässernde Medikamente, Wundauflagen und entstauende Verbände. Nun gehen die Fragen und Probleme aber erst los: Frau F. ist durch ihre diabetische Netzhautveränderung fast blind. Ihre Enkelin wohnt offensichtlich bei ihr, ist aber alkoholkrank und nicht zur Pflege in der Lage. Durch ihr Rauchen gefährdet sie ihre herzkranke Oma. Frau F. hält nicht Diät und bemerkt ihre unaufgeräumte Umgebung nicht (oder sie ist ihr egal). Wer soll dann die Behandlung verwirklichen? Ich schlage die ambulante Pflege vor. Frau F. reagiert: „Ich will niemand im Haus haben, mei' Enkele kann das machen. Außerdem hab' ich kein Geld dafür, dass jemand kommt". Die Enkelin sagt: „Ich mach' ja sonst auch alles für die Oma". Himmel, hilf!? Oder Himmel, A … und Zwirn!

Die weiteren Schritte: 1. Ich werde autoritär und sage, dass die Verbände von einer Fachkraft angelegt werden müssen, und entweder Frau F. muss das zulassen oder sie braucht mich nicht mehr wegen der „offenen Füße" zu rufen. 2. Ich gehe zurück in die Praxis und erledige dort die weiteren Schritte, denn zum einen kann ich dort besser die Formulare ausfüllen, zum anderen kann ich die Formulare nicht auf dem Wohnzimmertisch liegen lassen, nicht weil dieser klebt, sondern weil sie dort voraussichtlich unbearbeitet und damit ergebnislos liegen bleiben würden. Ich verordne ambulante Pflege mit Medikamentengabe, täglichem Entstauungsverband und Wundverband. Die MFA informiert hierüber den Pflegedienst. Das Rezept für die Medikamente, die Wundauflage und die Entstauungsbinden stelle ich aus, die MFA faxt sie zur Apotheke, diese liefert alles an den Pflegedienst. 3. Die Rezepte müssen bezahlt werden und Frau F. hat kein Geld. Sie ist leider in einer Kasse, die keinen Sozialdienst unterhält und telefonisch schlecht erreichbar ist. Also telefoniere ich mit der ambulanten Pflege, damit sie sich um eine Zuzahlungsbefreiung von Frau F. kümmert. 4. veranlasse ich einen gelegentlichen Hausbesuch durch die MFA zwecks Blutabnahme und plane danach einen Kontrollhausbesuch meinerseits ein, um die Patientin nachzuuntersuchen und die Therapie bei Bedarf zu modifizieren.

5. Im Verlauf der nächsten sechs Monate beantrage ich eine amtliche Betreuung. Es dauert ein weiteres Jahr, bis eine Betreuerin bestellt ist, weil weder Frau F. noch die Enkelin auf die Anschreiben des Notars reagieren, der sie auffordert, doch zur Beurteilung der Betreuungsnotwendigkeit zu ihm ins Notariat zu kommen (eine unsinnige Aufforderung, da in meinem Schreiben zwecks Betreuung steht, dass sie stark gehbehindert ist). Die Betreuerin stellt fest, dass Frau F. eine Witwenrente von über 1500,- € monatlich erhält. Da aber die Enkelin die Kontovollmacht hat, ist das Konto immer leer. Durch Initiative der Betreuerin ist eine Haushaltshilfe einmal pro Woche bei Frau F., welche einkauft und sauber macht. Die Enkelin ist zu ihrer Mutter gezogen (weil von Oma ja kein Geld mehr zu bekommen ist). Die Wohnung ist sauber, die Geschwüre sind abgeheilt, die Beine schlank, der Zucker gut eingestellt.

◄

Willst du eine Stunde lang glücklich sein, mache ein Nickerchen.
Willst du einen Tag lang glücklich sein, gehe fischen.
Willst du ein Jahr lang glücklich sein, erbe ein Vermögen.
Willst du ein Leben lang glücklich sein, hilf anderen.
(chinesisches Sprichwort)

Hausbesuche

Wieso und wann sind Hausbesuche sinnvoll?

> **Zusammenfassung**
>
> Hausbesuche sind zeitaufwändig, gehören aber zum Interessantesten am Hausarztdasein. Den Menschen in seinem Zuhause zu erleben bedeutet einen umfassenden Einblick in seine Lebensart, seine Grundeinstellungen und sein Umfeld.

Hausbesuche sind zeitaufwändig, gehören aber zum Interessantesten am Hausarztdasein. Den Menschen in seinem Zuhause zu erleben bedeutet einen umfassenden Einblick in seine Lebensart, seine Grundeinstellung, sein Umfeld. Schon die Wohngegend sagt etwas über den sozialen Status aus, auch das Haus (Eigenheim, Villa, Mehrfamilienhaus, Sozialwohnung?). Der Vorgarten kann wild-gepflegt, naturbelassen sein oder verwildert-ungepflegt, durchschnittlich, oder zwanghaft sauber. Der Hausflur kann leer oder voll gestellt, vermüllt oder sauber, kahl oder mit Bildern geschmückt sein. Die Wohnung kann mit Nippes, Deckchen und Puppen überbordend dekoriert sein, oder nur ordentlich, oder eher nüchtern, das Design kann edel oder die Einrichtung zusammengestoppelt sein, die Utensilien und das Gesamtbild kann Leben in den Räumen verraten oder museumsartig sein. Im Allgemeinen schafft sich der Mensch eine Umgebung, in der er sich wohl fühlt, also lässt umgekehrt die Umgebung einen Schluss darauf zu, worauf er Wert legt. Wenn sich ein Mensch nicht um sein direktes Wohnumfeld kümmert, kann das Rückschlüsse zulassen (vielleicht ist er sich gegenüber unaufmerksam wie ein Philosoph, vielleicht auch vernachlässigt oder beides). Manchmal lässt sich durch einen Hausbesuch mehr klären und erreichen als durch monatelange Gespräche in der Praxis. Es „gehen einem die Augen auf", warum der Patient in dieser und nicht in jener Weise agiert und reagiert. Wie die Familie interagiert, sieht man im allgemeinen ebenfalls schnell.

> **Beispiel**
>
> Beim Ehepaar S. werde ich gerufen, weil die Ehefrau hoch Fieber habe, Bauchschmerzen seit drei Tagen zunehmend und heute sei ihr so schwindelig, dass sie nicht gebracht werden könne. Frau S. liegt auf dem Sofa im Wohnzimmer und wimmert. Die Stube ist sauber, karg eingerichtet. Herr S. sitzt in der Küche und liest Zeitung, der er sich wieder zuwendet, während ich da bin. Die Befunde ergeben den Verdacht auf eine Entzündung im Unterbauch, eher von den Eierstöcken, evtl. vom Darm. Der Bauch ist so „akut", dass ich die Patientin einweise. Frau S. ist sofort einverstanden – der Ehemann ist weiterhin völlig desinteressiert. Es gibt drei erwachsene Kinder, zu denen aber kein Kontakt mehr bestehe. Ich organisiere den Transport in die Klinik. Die Frau bittet mich, kurz zu warten, müht sich vom Sofa und bringt mir als Dankeschön zwei (rohe!) Eier „von den eigenen Hühnern". Ich weiß kurz nicht, wie ich diese in der Tasche unterbringen soll und bette sie dann auf die Blutdruckmanschette im Koffer. Was mich mehr aufwühlt: Die Rührung über dieses Dankeschön oder das Bedauern über die Einsamkeit der Patientin, ich weiß es nicht. Aber ich weiß, dass diese Patientin keine sozialen Ressourcen hat. ◄

Es gibt die akut angeforderten Hausbesuche und die regelmäßig geplanten Hausbesuche. Akut angeforderte Besuche sind nötig, wenn der Patient das Bett bzw. die Wohnung nicht verlassen kann. Oft ist dies nicht durch eine objektive medizinischen Notwendigkeit begründet, sondern nur dem subjektiven Gefühl geschuldet, nicht in der Lage zu sein, in die Praxis zu kommen. Manchen Patienten geht es im Moment nicht gut genug, dass sie kommen können, aber mit einer telefonischen Erstberatung geht es ihnen bald so gut, dass der Hausbesuch überflüssig wird. Andere haben kein Auto und wollen daher einen Besuch, aber mit etwas Überreden lässt sich ein netter Mensch finden, der den Patienten fahren kann.

Um die Dringlichkeit der Untersuchung bzw. Notwendigkeit eines Besuchs abzuschätzen, lasse ich mir das Telefonat einer solchen Anforderung immer persönlich durchstellen. Oft lassen sich die Anforderungen „umbiegen", beispielsweise wie folgt.

> **Beispiel**
>
> (9 Uhr) „Frau Doktor, können Sie bitte g'schwind zu meinem Mann kommen, dem ist so schlecht!" Mein Nachfragen ergibt: Übelkeit seit gestern, Durchfall, dreimal erbrochen, keine Schmerzen. Temperatur gestern erhöht, heute normal. Meine Antwort: „G' schwind geht leider nicht. Geben Sie ihrem Mann ein Dragee Vomex, das bekommen Sie frei in der Apotheke. Wenn er das bei sich behält, dann geben Sie ihm eine Stunde später ein bisschen Tee. Rufen Sie doch gegen 11 Uhr nochmal an, wie es ihm geht, ob Sie ihn bringen können, oder ob ich doch kommen muss." ◄

Dieser Hausbesuch hat sich dann erübrigt, dem Mann geht es nach der Medizin besser. Eine wirksame Formulierung meinerseits ist: „Die Sprechstunde ist voll" (was immer stimmt, da wir Terminsprechstunde haben), „ich kann leider erst nach der Sprechstunde bei Ihnen vorbei kommen. Da wird es spät. Wenn Sie ihn (den Patienten) bringen können, dann arrangieren wir das hier so, dass er ohne Wartezeit gleich dran kommt und nicht warten muss". Dann wird in oder nach der offiziellen Sprechstunde so viel Zeit blockiert, wie der Patient meiner Erwartung nach für seine Notfallbehandlung braucht. Es gibt dann zwar etwas Verzug und mehr Wartezeit für die Patienten im Wartezimmer, aber mein Zeitaufwand ist insgesamt sicher weniger als der Aufwand für einen Hausbesuch. Sofortige Besuche aus der Sprechstunde heraus sind selten nötig (z. B. bei unklaren plötzlichen Verwirrtheitszuständen). Bei bedrohlichen Erkrankungen (Verdacht auf Schlaganfall oder Herzinfarkt) wird meist bereits von den Angehörigen der Notarzt informiert – falls nicht geschehen, erledigt das unsere Praxis, bevor ich losfahre.

> **Beispiel**
>
> Am originellsten war folgende Hausbesuchsanforderung: „Frau Doktor bitte kommen Sie zu mir. Ich kann nicht kommen, es hat so geschneit und bei uns ist Glatteis auf der Straße." Kann ich fliegen oder bin sonst irgendwie gefeit gegen Ausrutschen? ◄

Die regelmäßigen Hausbesuche sind nötig bei Patienten, die bettlägerig sind oder stark eingeschränkt in ihrer Gehfähigkeit oder aus anderen Gründen ihr Haus nicht mehr verlassen können (z. B. Demenz). Wer im Ort selbstständig einkaufen gehen oder von Angehörigen gefahren werden kann, der kann auch in die Praxis kommen! Die Hausbesuche sind in der Durchführung ähnlich einer Beratungseinheit (Kap. 7), nur dass die Umgebung des Patienten häufiger direkt mit einbezogen werden kann.

Besuche im Pflegeheim sind eine Sonderform. Es ist hilfreich, dass Pflegepersonal vor Ort ist und sowohl über Veränderung berichten also auch Maßnahmen umsetzen kann. Je nach Qualität des Personals und dessen Sonderaufgaben (z. B. die ausufernde Dokumentationspflicht) verkürzt oder verlängert das die ärztliche Arbeit. Es gibt Heime, da sind die Akten der Patienten übersichtlich, das Personal kennt die Patienten gut und Anweisungen werden mit Verstand schnell umgesetzt. Es gibt auch Heime, da findet der Pfleger nichts im PC, er möchte alles dreifach dokumentiert und eingetragen und abgezeichnet haben, und am nächsten Tag kommt ein Fax, wo nachgefragt wird, welcher Medikamentenplan zu welchem Patienten gehört …

Erfahrene MFA können Teilaufgaben der Hausbesuche abnehmen, z. B. Zwischenkontrollen von Wundverbänden oder Blutabnahmen zu Hause erledigen.

Hausarztbesuche sind ärztliche Besuche, keine Freundschaftsbesuche. Der Arzt ist kein Hausfreund. Wenn der Hausarzt der einzige Mensch ist, der den alten Menschen besuchen kommt, dann ist das traurig, aber kein Grund für den Hausarzt, sich zum Abladen aller privaten Geschichten vereinnahmen zu lassen (→ falsches Zuhören). Bitte nicht falsch verstehen: persönliche Worte und eine Kenntnis des Umfelds sind selbstverständlich Teil der langjährigen Beziehung. Nebenbei über die Enkel oder das Hobby zu reden ist m. E. völlig in Ordnung. Ich helfe gelegentlich eben mal nicht medizinisch, lasse z. B. die Fensterrollläden herunter, wenn der alte Mensch das nicht alleine kann und es gerade möchte. Aber ich will nicht – insbesondere nicht mehrfach – nichtmedizinische Beschwerden hören, z. B., dass der Nachbar schon wieder so den Mülleimer hingestellt hat, dass er im Weg stand (oder ähnliches). Bei allem Verständnis dafür, dass manche Menschen zu Hause einsam sind und nichts Wichtiges erleben (wodurch dann die kleinste Nebensächlichkeit berichtenswert wird), finde ich doch, dass heutzutage alle Menschen, auch Hausbesuchspatienten, Zugang zu Fernsehen, Zeitung, Radio, evtl. Computer haben und damit haben sie Zugang zu Wichtigerem und könnten über etwas anderes erzählen. Aber es wird eben nicht jeder weise oder milde im Alter (Kap. 18).

Ich möchte nicht die neuesten Geschenke der Tochter demonstriert bekommen. Ich möchte aber sehr wohl wissen, ob und wie die Tochter sonst für die Patientin sorgt, bzw. wer sonst im Umfeld Verantwortung übernimmt. Ich achte auch darauf, ob es Teppichläufer im Flur gibt, die an den Ecken nach oben gebogen sind und damit zu Sturzfallen werden oder ob es einen Hausnotruf, ein Handy oder ein Telefon am Bett gibt, ob es insgesamt gepflegt aussieht oder ob es nach Vernachlässigung riecht. Wie weit ich mich dann darum kümmere, hängt von der medizinischen Notwendigkeit ab.

In welchem zeitlichen Turnus die Patienten besucht werden, hängt m. E. einerseits von den Krankheiten und andererseits von der Versorgung durch die Umgebung ab. Wer zu Hause ausreichend umsorgt wird, wem die Medikamente regelmäßig verabreicht werden und wer aufmerksame Angehörige hat, die bei Bedarf anrufen, der muss nur selten besucht werden. Wer niemanden hat, der in der Lage ist, Anzeichen einer Verschlimmerung zu bemerken, der benötigt häufigere Besuche.

Ein Organisationstipp: Wir führen eine Tabelle mit uns, in die wir die Besuche eintragen. Abb. 17.1 zeigt eine vorbereitete Tabelle, deren weitere Seiten enthalten nur Datumsspalten und sind nicht abgebildet. Abb. 17.2 zeigt dieselbe Tabelle mit den Zusatzangaben, die während des Hausbesuchs besprochen oder klar werden, z. B. Uhrzeit des nächsten Besuches, wann wieder Untersuchungen fällig sind o. ä.

Während des Besuchs wird fest gelegt, wann der nächste reguläre Besuch geplant wird, und dieses Datum wird dann auch beim Patienten in den Kalender eingetragen. Wiederholungsrezepte sollen idealerweise am Tag vor dem geplanten Besuch in der Praxis telefonisch oder per Mail bestellt werden, und ich bringe die Rezepte dann zum Besuch mit, weil ich vor Ort nochmals die Notwendigkeit einer Änderung prüfe und Rezepte evtl. hinfällig sind oder ergänzt werden.

Oft war ich bei Hausbesuchen unerwarteten Umständen ausgesetzt, sei es, dass ich mir erst einen Weg zum Patienten bahnen musste, sei es, dass die Adresse veraltet war, sei es, dass mich ein Dutzend Angehörige in einer verrauchten Küche erwarteten.

Beispiel

Notfallmäßig wurde ich zu einer alten Frau gerufen, die ich wegen akuten Abdomens einweisen musste. Die Wohnung war karg eingerichtet, es war nicht viel Hab und Gut

17 Hausbesuche

Hausbesuchsliste Dr. Fitzner (Mittwoch)

Verah	Impfung	Blutabnahme	Pat. - Name	06.05.	13.05.	20.05	27.05.	03.06.	17.06.
	✓	1/20 → 4/20	Müller, ******						
	Prae. FSME	3/20 → 9/20	Schmidt, ******				UR 1 AU 1		
	✓	12/19 → 6/20	Mayer, ******						
	Pneumov 10/19	3/20 → 5/20	Schulze, ******						

Abb. 17.1 Hausbesuchsliste von MFA vorbereitet

Hausbesuchsliste Dr. Fitzner (Mittwoch)

Verah	Impfung / Proc.	Blutabnahme	Pat. - Name	06.05.	13.05.	20.05	27.05.	03.06.	17.06.
	✓	1/20 4/20 ↑ → 4/20	Müller, ******	|	X				
	Proc. FSME	3/20 → 9/20	Schmidt, ******	X					
	✓	12/19 → 6/20	Mayer, ******	|	|				
Labos	Pneumov 10/19	3/20 → 5/20	Schulze, ******	|	HB Verah labo	X	MR 7 RM		
	Proc Geriatr. Assi.	4/20 ✓ → 7/20	Mustermann, ...	X 16:00	|	X			
	Proc TdaP '20 FSME	4/20 → 7/20 DMP	Mustersfrau, ...	|	|	|		|	
Geriatr. + FSME	✓	4/20 ✓ → 6/20	Klein, ...	X	HB Verah	X			
	Geriatr. Assessm.	4/20 → 9-10/20	Gross, ...	X					

Abb. 17.2 Hausbesuchsliste mit Eintragungen

zu sehen. Die Rentnerin hatte schon ein Köfferchen fürs Krankenhaus gerichtet und war sehr dankbar, dass ich den Transport organisierte. Als Zeichen ihrer Dankbarkeit brachte sie mir zwei (rohe) Eier zum Geschenk. Diese von Herzen kommende Gabe mochte ich nicht abweisen, nur stand ich etwas hilflos da, mit den Eiern in der Hand. Schließlich fanden sie eine einigermaßen sicheren Platz im Hausbesuchskoffer auf der Blutdruckmanschette. ◄

Wer bei dem Hausbesuch elektronisch mit der Arztpraxis verbunden ist, muss keine Papierakte mitnehmen. Ansonsten enthält die Akte auf der ersten Seite die Dauerdiagnosen-Übersicht, danach den Medikamentenplan, dann eine Klarsichthülle mit Blankorezepten, dann folgen Laborübersichten, Textteil und die Krankenhaus- und Facharztberichte (die in der Praxis-EDV zuvor gescannt wurden).

Die aktuellen Laborbefunde und Krankenhausberichte werden als Kopie beim Patienten zu Hause hinterlegt, denn es könnte ja sein, dass der Patient abends oder am Wochenende einen Arzt braucht. Dieser Notfalldienstarzt ist für Informationen dankbar, sie erleichtern ihm die Behandlung, und dem Patienten ersparen sie evtl. einen Krankenhausaufenthalt. Auch im Todesfall ist jede Information über die Grunderkrankungen und letzte Behandlung wichtig.

18 Gesundheit und Alter, Leben und Sterben

Was bedeutet lebenswert? Ist zuhause sterben noch aktuell? Der Arzt als Lebensberater

> **Zusammenfassung**
>
> Der Arzt tut gut daran, sich mit den Ideen zu Gesundheit und Altwerden, Lebensqualität, Sterben und Lebenswürde auseinanderzusetzen, weil er auch hier immer wieder zurate gezogen wird.

„Alles Gute zum Geburtstag, vor allem Gesundheit" – je älter man wird, desto häufiger hört man diese Ergänzung. Gesundheit ist das höchste Gut – ist uns das bewusst?

Jungen Menschen ist Gesundheit im Allgemeinen selbstverständlich. Sie können sich auf ihren Körper verlassen (deshalb erschüttert es sie zutiefst, wenn der Körper einmal nicht wie erwartet einwandfrei funktioniert). Mancher junge Mensch arbeitet über seine Grenzen hinaus, hat und braucht subjektiv keinen Ausgleich zum Beruf, Sportler verschleißen ihre Gelenke, Nerds sitzen stundenlang und werden dick – das ist das eine Extrem. Das andere Extrem sind Menschen mit Überbetonung der Gesundheit. Sie gehen ins Fitness-Studio, schlucken Vitaminpillen und Eiweißshakes, achten auf fettarme Ernährung (am liebsten vegan, obgleich dies objektiv nicht das Gesündeste ist) und wollen ihr Cholesterin halbjährlich kontrollieren lassen.

Menschen im mittleren Alter ist das gelegentliche Krank-werden bereits vertraut. Sie gehen damit gelassener um, googeln erst nach einer Woche ihre Symptome, bekommen nicht gleich beim kleinen Infekt eine Krise. Aber auch hier arbeiten die einen noch mit 39 Fieber, die anderen hören auf jedes Körpersignal und kontaktieren bei jedem Schnupfen einen Arzt.

Je älter der Mensch wird, desto eher muss er mit Verschleißerscheinungen zurechtkommen. Es gibt ein breites Spektrum: Geistig und körperlich fitte Neunzigjährige und völlig demente Achtzigjährige, aktive und passive Menschen, welche, die mit 60 Jahren schon völlig verbraucht sind und andere, die mit 60 erst richtig aktiv werden und einen neuen erfüllenden Lebensabschnitt beginnen wollen.

An das Leben werden heutzutage Ansprüche gestellt, die zum Teil unerfüllbar sind: „Forever young", immer gesund, immer fit. Unvollkommenheit, Krankheit, Sterben sind ausgegrenzt. Die Rolle des Arztes als Dienstleister und Wunscherfüller verstärkt eine solche Haltung. Die Werbung (auch die Werbung der Medizinindustrie) gaukelt die Machbarkeit dieser Erwartungen vor. Die Menschen verdrängen erst ihre Endlichkeit, dann kämpfen sie dagegen an, und an den Arzt werden unrealistische Erwartungen gestellt.

Dass im Alter eben einige körperliche Einschränkungen hinzunehmen sind und der alte Mensch mehr Aufwand betreiben muss, um beweglich zu bleiben, ist eine gern verleugnete Tatsache.

„Stehsch morgens auf und 's tut nix weh, dann bisch hee" (wenn du morgens aufstehst und nichts weh tut, dann bist du gestorben) gilt schon ab dem Alter von 60.

In manchen Gesellschaften (z. B. in Vietnam) wird, soviel ich gehört habe, Alter mit Weisheit gleichgesetzt und alte Menschen werden allein wegen ihrer Lebensjahre geehrt. Nun macht Alter nicht wirklich automatisch weise. Alter kann stur und eigensinnig machen, dement und lebensuntüchtig, vergesslich und hinfällig. Alter kann beißend oder milde machen, gelassen oder reizbar, fürsorglich oder pflegebedürftig. Wissen können alte Menschen kaum noch an Junge weitergeben, wohl aber Grundvertrauen, die Fähigkeit zu unabhängigem Denken, Werte und Überzeugungen (die von den jungen Menschen zu Recht auf ihre Substanz in der heutigen Gesellschaft überprüft werden).

Ich betrachte einen idealen Generationenwechsel so: Erst nehmen die Eltern die Kinder an die Hand, um sie vor der Welt zu schützen und ihnen die Welt zu erklären. 50 Jahre später nehmen die erwachsen gewordenen Kinder ihre alten Eltern an die Hand, um sie vor der Welt zu schützen und sie durch die veränderte Welt, die sie nicht mehr verstehen, zu führen.

Das Alter ist deshalb noch lange nicht lebensunwert, es ist nur in anderer Weise anstrengend. Der junge Mensch strengt sich an, einen Platz im Beruf und der Gesellschaft zu finden, eine Familie zu gründen, ein Haus zu haben. Der Alte hat das – hoffentlich – erreicht und kann sich mehr um sich und andere kümmern. Krank sein und gesund sein sind nicht schwarz-weiß zu sehen, sondern in vielen Graustufen, in vielen Übergangsformen. Der Hausarzt kann die Graustufen etwas heller machen und den Menschen vermitteln, dass sie gerade nicht in einem schwarzen Loch sind, auch wenn sich das für sie so anfühlen mag. Auch der Arzt muss einsehen, dass sein Wirken begrenzt ist, in jeder Lebensphase des Patienten die Möglichkeiten der Medizin mit den Wünschen des Patienten abgleichen und manchmal akzeptieren, dass seine Aktivität oder Vorschläge nicht mehr gefragt sind.

Beispiel

„Ich bin immer sooo allein" klagt Frau D. Ich zähle zunächst auf: die Tochter schaut jeden Abend herein, der Sozialdienst kommt morgens zur Aufsteh-Hilfe und mittags, um das Essen auf Rädern zu bringen, zweimal pro Woche kommt Besuch. „Ja schon, aber den ganzen Tag bin ich sooo allein". „Möchten Sie denn lieber in ein betreutes Wohnen, da hätten Sie Menschen um sich?" Himmel, hätte ich das nur nicht vorgeschlagen. Kurze Zeit später erzählt mir die Tochter, dass die Patientin ihr geklagt habe, dass „… die Frau Doktor mich in ein Heim stecken will, wo sie mich doch schon so lange kennt". Beim nächsten Besuch lasse ich es dabei „gell, Sie fühlen sich einsam, seit ihr Mann gestorben ist", ja, sie will angenommen werden in dem, dass sie sich einsam fühlt, und sie will nichts ändern. Punkt. ◄

In unserer reichen Nation gibt es zahlreiche Hilfsmittel, die früher undenkbar gewesen wären und Mobilität trotz der Altersgebrechen ermöglichen. Es gibt Seniorenreisen, Seniorentreffs und viele andere Angebote. Der alte Mensch muss sie allerdings annehmen können und wollen.

Immer weniger Menschen glauben an ein Leben nach dem Tod, immer wichtiger ist das Leben vor dem Tod. „Sünde" ist nicht mehr die moralische Verfehlung, „Sünde" ist das Vergehen gegen eine Gesundheitsvorschrift. „Frau Doktor, ich hab' wieder g'sündigt beim letzten Geburtstag" bedeutet nicht Mord oder Ehebruch, sondern zu viel Kuchen essen oder Alkohol trinken. Früher war sündigen mit Sex assoziiert, heute mit Sahne.

Manche (nicht nur junge) Menschen treiben einen regelrechten Kult mit ihrer Gesundheit. Sie haben ein strenges Sportprogramm, ernähren sich detailgetreu nach Diätplänen. Sie tun viel dafür, länger zu leben, aber leben sie in dieser Zeit richtig? Dazu fallen mir nur alte Witze ein:

- Ein Mann wird 100. Die Journalistin der einheimischen Zeitung fragt ihn, wie er das geschafft habe. „Ich habe nie geraucht, nie getrunken, immer nur mäßig gegessen, nie über die Stränge geschlagen und meine Gesundheit ernst genommen. Deshalb kann ich jetzt meinen 100. Geburtstag feiern". Darauf die Journalistin: „Und wie wollen Sie feiern?"
- Ein altes Ehepaar kommt ins Paradies. Alles ist herrlich, überall leckeres Essen, schöne Dinge, Freude und Harmonie. Da sagt er zu seiner Frau: „Du immer mit deiner Diät, Bio-Essen und allem. Das hätten wir alles schon 20 Jahre früher haben können!"

Andere Menschen leben in den Tag hinein, essen und trinken viel zu viel, rauchen, und leben auch sonst nicht gesund. Wenn sie aber krank werden, stehen beide Verhaltenstypen in der Hausarztpraxis.

▷ Krankheit erschüttert, Krankheit verunsichert, Krankheit macht Angst.

Wir Ärzte dürfen nicht vergessen: für uns sind Krankheit und Operationen Routine, für die Patienten sind es Einschläge und Eingriffe ins Alltagsleben, welche mit Unsicherheit behaftet sind. Krankheit wirft den Menschen aus der Balance und die Aufgabe des Hausarztes ist, den Rückweg zur Balance zu ebnen, zu ermöglichen. Dieser Rückweg ist einerseits so uniform wie die Biologie des Menschen, andererseits ist er so individuell wie die Persönlichkeit des Menschen: Der eine muss weniger essen, der andere mehr, der eine braucht Sport, der andere Ruhe, der eine braucht Hilfe von außen, der andere muss und kann nur selbst etwas ändern.

Ebenso uniform und gleichzeitig individuell ist das Sterben.

Wer einmal barocke Gebeinhäuser besichtigt hat, der weiß, wie nah den Menschen in früheren Jahrhunderten das Sterben war: Es gab Seuchen, Tod im Kindbett, viele Kleinkriege, Verhungerte, Gehenkte. Der Tod war alltäglich und präsent, sozusagen „live". Heutzutage ist das Sterben ebenfalls alltäglich, aber nur im Fernsehen präsent, wir können es auf Knopfdruck aus unserem Sichtfeld entfernen. Kaum jemand hat schon einmal einen Toten „in echt" gesehen. Totenwache, Totenwaschung, ein Leichenbegängnis durch das ganze Dorf, das gehört zu unserer Kultur nicht (mehr) dazu.

Entsprechend können wir (als allgemeine Durchschnittspersonen) mit Menschen, die dem Tode nahe sind, nicht aus Erfahrung umgehen. In der ärztlichen Ausbildung lernen wir die „uniformen" Sterbephasen und die medizinischen Möglichkeiten, Schmerzen, Luftnot, Übelkeit und andere unangenehme Erscheinungen zu bekämpfen. Selten haben wir die Gelegenheit, den Umgang mit der sterbenden Person oder den Angehörigen zu lernen bzw. vorgelebt zu bekommen. Immerhin sind wir diesen, den Angehörigen, insofern voraus, als uns die Biologie des Sterbens nicht erschreckt. Und der Tod des kranken Menschen betrifft uns nicht so persönlich emotional, auch wenn er uns umso näher geht, je mehr wir den Menschen als Person kennengelernt haben. Als Hausarzt sind wir die ersten (und hoffentlich besten) Ansprechpartner für den Patienten und seine Angehörigen, wenn es um die Frage Lebensverlängerung durch medizinische Maßnahmen oder um Sterbebegleitung geht. Normalerweise kennen wir die Familie über Jahre und haben gelernt, mit ihr zu kommunizieren, d. h. sie weiterzubringen in der Frage, was sie wirklich wollen, und im Abschätzen, ob diese oder jene Therapie ihnen etwas bringt.

Von den Patienten habe ich in den vergangenen Jahren gelernt, meine eigenen Gedanken und Überzeugungen zunächst völlig zurückzustellen. Ich habe gelernt, dass Lebensqualität etwas höchst Subjektives ist und dass der Mensch allgemein einen enormen Lebenswillen hat.

Beispiel

Frau L. ist seit vier Jahren bettlägerig und voll pflegebedürftig. „Wenn ich nur sterben dürfte, will mich denn der Herrgott gar nicht haben?" fragt sie immer wieder. Eines Tages hat sie hohes Fieber, keinen Appetit, kaum getrunken, heftigen Husten. Ich höre die Lunge ab: Lungenentzündung. Ich erkläre ihr, dass man diese Lungenentzündung behandeln kann mit Antibiotika und wegen der Austrocknung könnte man Infusionen machen. Ich erkläre ihr auch, dass sie die Behandlung ablehnen kann und dann, wenn der Körper es nicht alleine schafft, ihrem Herrgott gegenüber treten wird. „Dann tun sie mich nur ins Krankenhaus" ist ihre Antwort. Sie hat danach weitere zwei Jahre gelebt.

Frau K. ist 93 Jahre alt. Sie ist recht rüstig und wird von ihrer zehn Jahre jüngeren Schwester versorgt. Sie klagt zunehmend über Schwindel, ich finde körperlich nichts außer Blässe von Haut und Bindehäuten. Die Blutabnahme ergibt eine Eisenmangel-Blutarmut bei nachweisbarem (occultem – nicht offen sichtbarem) Blut im Stuhlgang. Ich biete zur Abklärung Spiegelungen an, angesichts des Alters aber auch die Möglichkeit, nichts zu tun. Frau K. lehnt Krankenhaus und Darmspiegelung definitiv ab, zu einer Magenspiegelung beim Internisten am Ort ist sie aber bereit. Der Kollege findet ein Magengeschwür und damit die Ursache des Blutverlustes. Ihm beichtet sie, dass sie wegen der Kopfschmerzen fast täglich Aspirin genommen hat, welches frei verkäuflich ist. Aspirin (chem. Acetylsalicylsäure) ist eine Säure und kann regelrecht Löcher in den Magen brennen. Der Kollege muss wegen der inzwischen extremen Blutarmut vier Blutkonserven geben, was die Patientin auch wünscht. Mit Weglassen des Aspirins, Magentabletten und der guten Pflege ihrer Schwester wird Frau K. über 100 Jahre alt. ◄

Eine Studie an Menschen mit amyotropher Lateralsklerose (ALS) bestätigt, dass subjektiv anders empfunden wird, als ein Außenstehender denkt: „Zwischen physischen Einschränkungen aufgrund von ALS und Depression oder Lebensqualität ergab sich kein Zusammenhang […], die Lebensqualität der ALS-Patienten unterschied sich nicht wesentlich von gesunden Kontrollpersonen; Depressionen waren vergleichsweise selten" [1].

Lasst uns also nicht darüber nachdenken, was für andere lebenswert ist, das muss jeder Mensch für sich entscheiden! Manche Menschen (unabhängig vom Alter) füllen ihre Tage mit Aktivität, manche sitzen nur auf dem Sofa und schauen fern. Manche schwer kranken Patienten kämpfen um jede Lebensstunde, manche weniger schwer kranken Menschen setzen ihrem Leben ein Ende, weil sie eine weitere Verschlechterung ihres Zustandes nicht ertragen wollen oder können. Für Außenstehende bzw. Angehörige ist es wichtig, dass Patienten ihren Willen deutlich geäußert haben – gerade, weil sie nicht davon ausgehen können, dass sie sonst nach deren Willen handeln können.

Beispiel

Herr W. war sportlich aktiv, Mitte 50. Eines Tages wurde er neben seinem Fahrrad auf einem Feldweg entdeckt, wiederbelebt und im Krankenhaus weiter versorgt. Diagnosen: Halswirbelsäulenbruch, Gehirnarterien abgerissen, Hirnblutung. Nach Operationen und mehrfachen Rehabilitationsmaßnahmen ist er zu Hause voll pflegebedürftig mit künstlicher Ernährung und Tracheostoma (Luftröhrenschnitt mit Schlauch), er atmet spontan. Die Muskelspannung (Spastik) hat zu einer Fetus-Haltung geführt. Er zeigt keine Reaktion auf Außenreize – ob er noch etwas hört oder spürt, ob er die Operationen gewollt hätte, ob er diesen Zustand entsetzlich findet oder trotz allem Lebensmut hat? Er kann sich nicht mehr dazu äußern, es wäre gut gewesen, in diesem Fall eine Patientenverfügung von ihm zu haben. ◄

Grundsätzlich finde ich es für alle Erwachsenen sinnvoll, den eigenen Willen schriftlich fest zu legen in einer Patientenverfügung. Die Verfügung muss nicht notariell beurkundet sein und man kann sie jederzeit ändern. Wie sonst sollen die Behandelnden und die Angehörigen wissen, welche Maßnahmen man selbst für sich haben will im Fall einer Erkrankung, die voraussichtlich zum Tode führt, man in diesem Zustand aber nicht mehr befragt werden kann? Und bei aller Verdrängung: Das Leben ist lebensgefährlich, und es kann immer etwas passieren, was zu einem Zustand führt, in dem andere für einen entscheiden müssen. Auch ein Testament ist in jedem Alter sinnvoll und sollte ab und zu erneuert werden, weil sich ja die familiären und finanziellen Umstände ändern können. Ein Testament muss auch nicht notariell beurkundet sein (außer man erwartet Streit um das Erbe). Für die Beratung zur Verfügung und zum Testament gibt es reichlich Institutionen und Bücher, das ist nicht die Aufgabe des Arztes.

Zu Hause sterben – das ist ein Wunsch vieler Menschen. Wann ist dies möglich?

Es ist nur möglich, wenn der Patient selbst das wünscht und konsequent dabei bleibt. Und wenn das Umfeld stabil genug ist, die Sterbensphase zu ertragen. Hilfen geben neben dem Hausarzt evtl. spezielle ambulante Palliativ- und Hospizteams.

Für den Sterbenden wichtig sind Schmerzkontrolle, Bewahrung der persönlichen Würde, Kontakt mit den ihm lieben Menschen (und diese müssen das aushalten wollen und können!), eine ruhige Umgebung und eine fürsorgliche Betreuung. Wenn Angehörige über Begleiterscheinungen wie z. B. das Todesrasseln aufgeklärt sind und ggf. eine Rufnummer für Hausarzt oder Palliativarzt für den Fall haben, dass sie damit nicht zurechtkommen, dann wird nicht sinnlos kurz vor dem Tod ein Notarzt gerufen. Wenn Angehörige wissen, wie sie sich im Todesfall verhalten können, dann entfällt der Anruf nachts um zwei Uhr, dass der Opa jetzt verstorben ist. Was ist hier vom Hausarzt gefragt? Für sich selbst, dass er sich mit dem Tod und Sterben psychisch auseinandergesetzt hat, und dann für den Kranken und seine Angehörigen: Kommunikation, Geduld, Gelassenheit und wieder Kommunikation!

Literatur

1. D.Lulé et al.: „Depression und Lebensqualität bei Patienten mit amyotropher Lateralsklerose" Dtsch. Ärztebl. 2008; 105(23): 397–403

19 Licht- und Schattenseiten des Lebens und des Berufes

Zusammenfassung

Die Schicksale der Patienten zeigen Schattenseiten des Lebens. Auch der Beruf selbst hat helle und dunkle Seiten.

„Wo Licht ist, da ist auch Schatten" – ein Kalenderspruch, der den Naturwissenschaftler in mir schon wieder zum Widerspruch reizt. Ja, im Prinzip stimmt die Aussage. Aber eine Lichtquelle kann Licht aussenden, ohne dass ein Schatten entsteht, denn für den Schatten braucht es mindestens einen Gegenstand, der den Weg der Lichtstrahlen unterbricht. Und es kommt auf die Höhe der Lichtquelle und damit den Winkel zum schattengebenden Objekt an, wie groß der Schatten ist. Das ist mit dem Kalenderspruch nicht gemeint, die Weisheit darin soll trösten oder Lebensereignisse relativieren – doch für das Leben vieler Patienten stimmt der Kalenderspruch auch im übertragenen Sinne nicht. Licht und Schatten sind nicht gleich verteilt, das Leben ist ungerecht, manche Menschen stehen überwiegend im Licht und die anderen kriegen die Schattenseiten ab. Das können wir als Hausärzte nicht ändern, nur gelegentlich abmildern.

Beispiele für im Schatten lebende Familien kennen sogar wir im hoch entwickelten Sozialstaat, ich nenne einige davon später (siehe unten). Die im Licht lebenden Familien kommen seltener zu uns, weil sie seltener krank sind. Wer glücklich ist, bleibt gesünder bzw. wird schneller wieder gesund, wenn ihn einmal eine Infektion oder andere Krankheit erwischt, was auch wissenschaftlich belegt ist [1].

Inwieweit der Arztberuf mehr Licht- oder mehr Schattenseiten mit sich bringt, ist eine subjektive Beurteilung, die ich jedem Kollegen persönlich überlasse. Die Schattenseiten des Hausarztdaseins sind einerseits das Miterleben von betroffen machenden Familiengeschichten oder tragischen Krankheitsverläufen. Hier müssen wir uns eine Berufsdistanz erarbeiten und bewahren und mit den niederdrückenden Gedanken umzugehen lernen. Empathie darf nicht zum Mit-Leiden führen (Kap. 11 und 25).

Andererseits drückt uns Ärzte die Sinnlosigkeit vieler Vorschriften. Warum sind wir von Regress bedroht, wenn wir Medikamente oder Heilmittel verordnen? Was machen wir bei Vorschriften, die wir nicht mehr überblicken, nicht nachvollziehen können? Was machen wir, wenn wir keine Kompromisse finden, sondern uns der tägliche Spagat zwischen den verschiedensten Anforderungen zu zerreißen droht? Auch hier können wir nur psychisch überleben, wenn wir dafür Bewältigungsstrategien entwickeln.

Die Lichtseite ist vor allem das Sinnhafte des Berufs. Dankbarkeit, verbal oder als kleines Mitbringsel ausgedrückt, wärmt das Herz und besonders helle Fleckchen tanzen im Alltag, wenn wir lustige Dinge erleben wie im Folgenden beschrieben.

19.1 Tägliches Kabarett

Immer wieder geben Situationen, Sprüche oder Begegnungen im Praxisalltag Anlass zum Schmunzeln. Über die Jahre habe ich viele davon gesammelt und möchte sie dem Berufsanfänger nicht vorenthalten.

19.1.1 Lustige Situationen

Einige Beispiele von Logik und Unlogik amüsierten mich (Kap. 15). Andere überraschende und witzige Situationen verdienen es zusätzlich, erzählt zu werden:

Beispiel

Bei einem älteren Urschwaben untersuchte ich gerade seine Perianalthrombose (Knoten am äußeren After) und meinte „Sie haben da einen großen Knoten mit Blutklumpen drin, der die Schmerzen macht." Daraufhin er, ganz ohne Hintergedanken: „Jetzt leck mi no am Arsch, des hätt i aber nia denkt". Ich machte ihn nicht darauf aufmerksam, dass man diesen schwäbischen Kraftausdruck (der einfach starke Überraschung ausdrückt und kein Schimpfwort sein muss) durchaus als unangemessene Aufforderung verstehen könnte.

Eine über 90-jährige Frau im Pflegeheim aß Pommes frites, als ich kam. „Die knusprigen Nudeln, die mag ich", erklärte sie freudestrahlend.

Beim Abtasten der Brust lobte mich die Patientin: „Sie machen das viel angenehmer als mein Frauenarzt. Der drückt so rum, da fühlt man sich wie eine Oldtimerhupe"

Türkischstämmige Patienten sind im allgemeine Muslim, grüßen aber problemlos mit dem in Schwaben üblichen „Grüß Gott". Überrascht war ich dennoch, als Beschwerde zu hören: „Ich schwitzen, aber wie! Heilandsack!"

Eine schwerhörige Patientin begründete mir, warum sie kein Hörgerät wolle: „Man hört so viel Schlechtes" (über die Apparate, meinte sie – nicht, dass sie Schlechtes hört, wenn sie das Gerät trägt).

Frau E. wollte betonen, dass es der Nachbarin schlecht ergangen sei: „No war dia tot und g'schtorba!" (dann war sie tot und gestorben).

Herr U. über den Besuche bei seiner hinfälligen und grundsätzlich unzufriedenen Mutter, für die ich eine Pflegekraft oder Unterbringung vorschlug: „Wenn die sowas hört, dann enterbt sie mich. Sie wissen ja, wie schwierig sie ist, Sie kriegen ja auch jedes Mal den Frack voll" (Ich brachte ihr dann doch eine 24 h-Pflege nahe, ohne „den Frack voll zu kriegen").

Mein Mann und ich teilten uns die Praxisarbeit, als die Kinder klein waren, sodass immer einer bei den Kindern war. Wenn mein Mann mit den Kindern einkaufen war, hörte er den mitleidig- bedauernden Kommentar: „So, sind Sie heute Kindsmagd"? Trafen mich die Leute mit den Kindern in der Stadt, hieß es dagegen: „So, haben Sie heute frei?"

Frau Sch. entschuldigend über einen Fehler ihrer Frauenärztin: „Wo dia jong gwea isch, isch se au a guate Doktore gwea" (als sie jung war, war sie auch eine gute Ärztin).

Herr A.: „Zom Hirndoktr gang i nemme (nicht mehr). Bloß Scheiß hot der mit mir g'macht. Aber mei Frau hot em ordentlich d' Meinung g'sagt. No (danach) im Krankahaus war 's schee. Do dät i glei wiedr nei (würde ich gleich wieder hinein) am liebschda übr Weihnachta. Do hemmer so schee g'songa (da haben wir so schön gesungen).

Frau I. soll eine Impfung bekommen. Die MFA fragt, ob sie Links- oder Rechtshänderin sei (um den hauptsächlich benützten Arm zu schonen). „Also ich stehe immer mit dem linken Fuß auf, aber im Arbeitsdienst hat man uns gezwungen, die rechte Hand zu benützen. Die Führerin war überhaupt gemein …" Die MFA unterbricht: In welchen Arm wollen Sie die Spritze? „Das ist mir egal". Die MFA wählt den linken Oberarm, daraufhin die Patientin: „Ach nein, nehmen Sie doch lieber den andern Arm. An diesem bin ich mal an der Hand operiert worden".

Frau G. und Frau L. sind Freundinnen, haben beide Diabetes und kommen nacheinander in die Sprechstunde, da sie zusammen fahren. Das hält sie nicht davon ab, übereinander herzuziehen bzw. sich zu verpetzen. Frau L: *„Die* (gemeint ist G.) isst jeden Tag Schokolade und sitzt nur zu Hause. Ich laufe jeden Tag!" Kurze Zeit später Frau G: „Haben Sie von *der da* (gemeint ist L.) gehört, dass ich mich nicht halte mit dem Essen? Das ist aber nicht wahr. Ich passe immer auf, aber *die* kauft sich teure Naschbeeren und behauptet, die seien für den Enkel. Dabei kommt der höchstens einmal im Monat." ◄

19.1.2 Sprüche

Gelegentlich erheitern nicht nur die Situationen, wenn man sie von der kabarettistischen Seite her betrachtet, sondern die Patienten direkt unseren Alltag. Ich finde das erfrischend.

Folgende Sprüche habe ich von Patienten gehört:

- Mein Mann hatte so hoch Fieber, auf seiner Platte (Glatze) hätte man Spiegeleier braten können.
- Zum Glück bin ich nicht Architekt geworden. Mir fällt immer was ein.
- Mein Mann hat als Bub schlimmes erlebt. Seine Mutter hat die Kinder so geschlagen, dass die in keinen Sack mehr rein gepasst hätten.
- Das ist mir so ein Tralivali (wird mir erklärt als unbestimmbares Hin und Her, faules Ausweichen).
- Gott schütze mich vor Sturm und Wind und vor Verwandten, die in der Nähe sind.
- Der isch ei'gange wie 's Heinerle beim Bada (der ist geschrumpft wie der Penis im kalten Wasser).
- Es gibt Sotte und Sotte und b'sonders die Sotten send eba so (es gibt solche und andere Menschen, und besonders die anderen sind eben so).
- I han en Dauerdubbel, i glaub' i be bald oinr (Dubbel ist im Schwäbischen zweideutig. Einerseits bedeutet es Schwindel, andererseits kann es Dummkopf heißen. Übersetzung des Sprachwitzes am ehesten: Ich habe einen Dauerschwindel, ich glaube, ich bin bald ein Schwindler).
- Mein Mann ist ein Gassen-Engel und ein Haus-Teufel (nach außen hin der beste Mensch, aber zu Hause ein Tyrann).

Gelegentlich steckt in den Sprüchen Weisheit:

- Wenn jed'r nur so wär' wie i sei sott.
- Einen gefragt ist keinen gefragt (man soll immer beide Seiten anhören).
- Jeder ist mit dreieinhalb Kilo geboren. Der Rest ist angefressen.
- Wer viel fragt, geht viel irr.
- Jeder will alt werden. Aber keiner will 's sein.
- Mr ka et schnell gnug langsam do (modern übersetzt: man kann nicht schnell genug beginnen zu entschleunigen).

19.1.3 Arztbriefe

Inzwischen sind Arztbriefe meist standardisiert und daher erhalte ich leider immer seltener so hübsche individuelle Formulierungen wie die folgenden (ich zitiere!):

- Die Sprechstunde war durch eigene Vorstellungen der Patientin geprägt. Ich habe daher keinen weiterführenden Ehrgeiz entwickelt.
- Frau Ü. klagte, sie sei „viel dick". Dem kann ich nur zustimmen.

- Der Patient meinte, bei den vielen Tabletten brauche er nichts mehr essen. Das täte ihm durchaus gut.
- Herr G. kam zur Zweitmeinung zu mir. Er hatte sich bereits ausführlich bei mehr als zwei Ärzten und google informiert. Ich konnte mir nicht verkneifen, ihn für eine weitere Meinung an yahoo zu verweisen.
- Frau P. meinte, sie müsse sich zum Essen zwingen. Bei 120 kg Lebendgewicht habe ich davon abgeraten.

19.1.4 Unbekannte Fremdworte

Medikamentennamen und medizinische Ausdrücke sind schwierig, das gebe ich gerne zu. Wenn sie missdeutet oder nicht richtig angewandt werden, kann das den Arbeitsalltag erfrischen (ein weiteres nettes Beispiel Kap. 8):

- Mit der Karbondiät habe sie 9 kg abgenommen, aber sooo einen Heißhunger auf Kuchen bekommen (sie meint low carb).
- Das Florentin vertrage er gar nicht, er deutet auf das Voltaren.
- Ein anderer möchte unbedingt wieder die Foltercreme (meint ebenfalls Voltaren).
- Sie will gern wieder die April-Tabletten: sie meint Enalapril.
- Er nimmt gegen seine Kopfschmerzen immer Parazementol (Paracetamol).
- „Irgendwie stimmt etwas nicht mit mir, manchmal bin ich so harmlos" (er meint kraftlos).
- Der Inhalator transpariert (transportiert) gar nicht.
- „Ich möchte wieder die Exquisit-Tabletten" (und meint Eliquis).
- Vom Patienten aufgeschriebener Rezeptwunsch: Tilidin pups spray 100 ml (Pumpspray).
- Ebenfalls Rezeptwunsch: Stanniol zum Schlafen (Stangyl).
- Eine Patientin äußert, sie habe Angst vor den Polen, die im Frühling fliegen (Pollen).
- „Meine Kanalspinnose tut mir wieder weh" (Spinalkanalstenose).
- „Ich habe immer noch Husten und hab' gedacht, Sie können das meditativ ändern." Auf mein Fragezeichen im Gesicht folgt die Erklärung: „na, halt mit Medikamenten", also medikativ.
- Die Patientin soll zur Gastro- und Coloskopie. „Die brauchen aber zwei getrennte Überweisungen, eine für die Coloskopie und eine für die Gastronomie"
- Die Polymyositis des Patienten ist wieder aufgeflackert, er hat wieder starke allgemeine Schmerzen, aber die schlimmsten Schmerzen in Schulter und Oberarm. Er meint: „Ich glaube, die Mutter von meiner Polygamie sitzt in dem Arm".

19.2 Nicht alltäglicher Tatort – der Arzt als Zeuge

Gelegentlich sind wir als Hausärzte Zeugen von dramatischen Ereignissen oder erstaunlichen Familiengeschichten, die zum Romanschreiben anregen könnten. Zum Glück sind nicht alle düster und viele enden glimpflicher als erwartet. Alle erweitern den persönlichen Horizont, finde ich.

> **Beispiel**
>
> Herr H., 73 Jahre alt, ist manchmal verwirrt. Eines Tages geht er in den Keller und kommt nicht wie erwartet wieder herauf. Als seine Lebenspartnerin nach ihm schaut, hat er sich bereits mit beiden Händen je ein Messer in den Bauch gerammt. Wir treffen gleichzeitig mit dem Notarzt ein und finden einen nicht kollabierten, ansprechbaren Patienten, dem beidseits des Nabels eine Messergriff aus dem Bauch ragt. Überraschenderweise hat der Patient keine Organe getroffen (beide Klingen steckten zwischen den Darmschlingen) und er wird nach wenigen Tagen aus dem Krankenhaus entlassen. Wegen seiner Demenz wird er im Pflegeheim untergebracht, wo es ihm jetzt gut geht.
>
> Frau I. hat Narben am Kopf. „Da hat mir mein Mann mit der Gabel zweimal rein gestochen". Sie hat es nicht geschafft, sich von ihm zu trennen, obwohl er sie weiterhin schwer misshandelte. Auf die Frage, wie sie das aushält, meint sie: „Ich denke immer, er ändert sich noch".
>
> Herr R. wird wegen zunehmender Vergesslichkeit von mir zum Neurologen geschickt, der eine Alzheimer-Demenz feststellt. Am Tag vor seinem Sprechstundentermin bei mir, bei dem wir den neurologischen Befund besprechen wollen, ruft mich die Polizei zur Leichenschau. Der Patient hat sich im Wohnzimmer erschossen – vermutlich hat die Angst vor der Erkrankung ihn dazu veranlasst.
>
> Frau W. ist seit Jahren manisch-depressiv erkrankt. Sie fühlt sich unter den Medikamenten so munter und stabil, dass sie diese pausiert. Sechs Tage später unternimmt sie einen Selbsttötungsversuch, indem sie sich 16 (!) mal mit einem Küchenmesser in den Bauch sticht. Sie überlebt mit wenigen Folgeschäden. Kaum ist ihr Lithiumspiegel wieder in Ordnung, da versteht sie ihre eigene Tat nicht mehr.
>
> Frau A. hat bei der MFA einen Besuch angefordert, weil ihr nicht wohl sei. Als ich spät abends nach einer langen Sprechstunde hin komme, macht trotz Klingeln und Klopfen und Anrufen ihrer Telefonnummer niemand auf. Da ich erwarte, dass sie krank und hilflos in der Wohnung liegen könnte, rufe ich die Polizei. Entgegen meiner Erwartung öffnet die Polizei die Wohnungstür nicht selbst. Weder wirft sich jemand mit der Schulter dagegen – dafür sei die Tür zu stabil-, noch wird das Türschloss aufgeschossen (wie ich das aus dem Fernsehen kenne) – das sei wegen Querschlägern zu gefährlich. Die Polizei ruft den Schlüsseldienst. Nach langem Warten kommt der Schlosser endlich und bohrt das Schloss auf, was ziemlichen Lärm verursacht. Wir betreten die Wohnung und finden die Patienten im Bett liegend, sie rührt sich nicht,

aber schnarcht, ist also eindeutig lebendig. Als wir sie geweckt haben, nimmt sie sich die Ohrstöpsel aus den Ohren und meint: „Ich hab' nicht gedacht, dass Sie so spät noch kommen".

Familie S. hat es schwer getroffen: Ein Sohn ist Alkoholiker mit wiederholten Krankenhausaufenthalten mit Alkoholpegeln bis 3,6 Promille. Er hat keine Motivation zum Entzug. Sein einziger Sohn aus einer kurzen Ehe (typischerweise mit einer Frau, deren Bruder Alkoholiker ist) will von ihm und den Großeltern nichts wissen. Der zweite Sohn hat sich erhängt. Der einzige „Lichtblick" ist der dritte Sohn, der wegen geistiger Behinderung im Heim lebt.

Auch mit Familie T. hat es das Schicksal gar nicht gut meint: Eine Tochter ist schwer geistig behindert, ein Sohn als Kind an nicht vorher bekanntem Herzfehler beim Fußballspielen gestorben. Der Mann hat selbst Krebs, der Bruder der Frau hat sich suizidiert. Es gibt außerdem eine gesunde, extrem übergewichtige Tochter, die „ledig" ein Kind von einem verheirateten Mann hat. Herr T. grübelt viel und kann deshalb kaum schlafen: Diesem Mann seine chronischen Kopfschmerzen zu nehmen ist fast unmöglich.

Die junge Frau J. muss notfallmäßig gastroskopiert werden aufgrund eines Fremdkörpergefühls nach Verschlucken eines Piercings – es passierte beim Geschlechtsverkehr. Das Piercing wird nicht gefunden.

Frau C. ist zunächst glücklich verheiratet – bis ihr Ehemann ihr beichtet, dass er eine (wesentlich jüngere) Geliebte hat, die jetzt von ihm ein Kind erwartet. Er entscheidet sich für die Geliebte und zieht weg. Zwei Jahre später sehe ich Frau C. mit ihm Hand in Hand in der Stadt. Bei der nächsten Sprechstunde frage ich „Ach, sind Sie wieder mit ihrem Mann zusammen"? Es stellt sich heraus, dass sie nie geschieden waren und sie beide weiterhin keine Scheidung wünschen. Er lebt in derselben Stadt wie das Kind, um es zu betreuen, aber nicht mit der Mutter des Kindes zusammen. Für sie ist das in Ordnung.

Familie M. ist eine Ansammlung von Menschen mit Abhängigkeitsstörungen und psychischen Problemen. Der Vater war alkoholabhängig, rauchte übermäßig und starb an Lungenkrebs. Die Mutter war extrem übergewichtig und depressiv. Die Kinder sind inzwischen alle erwachsen. Einer der Söhne machte einen Suizidversuch, ein anderer ist nach Heroinabhängigkeit seit ein paar Jahren clean. Ein Sohn verbrachte als „schwer erziehbares Kind" mehrere Jahre im Jugendheim, wurde sexuell traumatisiert und war drogenabhängig (LSD, Kokain und Heroin über die Nase), seither ist er immer wieder in psychiatrischen Kliniken wegen Angststörung, Missbrauch von Beruhigungs- und Schmerzmitteln, Alkohol, weichen Drogen und Depression. Ausgerechnet als er sich wieder in einer psychiatrischen Klinik therapieren lässt, verübt sein Zimmernachbar in der Klinik Suizid, wodurch der Patient selbst in eine Krise gerät. Eine andere Tochter der Familie ist ebenfalls erheblich übergewichtig und depressiv und ebenso wie ihr Bruder „Dauergast" in unserer Praxis. Eine weitere Tochter dagegen ist nach psychiatrischer Therapie gesund, hat eine stabile Ehe, ein nettes Kind und einen guten Job.

Familie R. und Familie K. sind weitere zwei „Suchtfamilien": Alle Mitglieder der Familie sind in irgendeiner Form mit Sucht behaftet, die Männer meist mit Alkohol, die Frauen mit Tabletten und/oder Ess-Sucht. Die Töchter aus beiden Familien wurden von ihren Vätern in der Kindheit sexuell missbraucht. Sie haben Partner gewählt, die ebenfalls alkoholkrank sind, ein immer wieder beobachtetes Phänomen, das ich mir laienpsychologisch so erkläre, dass diese Frauen wählen, was sie kennen und womit sie meinen umgehen zu können.

Herr J. kommt wegen innerer Unruhe mit Wunsch nach Beruhigungsmitteln in die Sprechstunde. Er hat einen so penetranten Körpergeruch, dass die MFA ihn nicht ins Wartezimmer setzen können, sondern mich gleich holen. Er möchte ein Untersuchung wegen Herzklopfens, ist aber nicht bereit, sich abhören zu lassen oder den Oberkörper für das EKG frei zu machen. Er beschreibt Panikattacken, Fehlwahrnehmungen seiner Umgebung und allgemeine Angstzustände (mit Herzklopfen). Mit Geduld gelingt es mir, den Blutdruck zu messen und den Puls zu fühlen. Beides ist normal, und ich kann ihn mit weiterer Geduld zum Psychiater vermitteln. Das Gespräch ist anfangs sehr schwierig, dann aber freundlich. Aus den späteren Arztberichten entnehme ich, dass er so schmutzig ist, weil es keine Wasserversorgung für ihn gibt (unbezahlte Rechnungen), er Kot und Urin im Garten „entsorgt" und er niemanden auf das Grundstück lässt, wo er mit seiner Mutter in einem Haus wohnt. Er droht, jeden umzubringen, der das Grundstück zu betreten versuche und er habe das Recht zur Selbstjustiz. Als er mit der Axt seine im Schlafzimmer eingeschlossene Mutter bedroht, ruft diese die Polizei. Die Polizisten bringen Herrn J. in die Psychiatrie. Aus dem dortigen Entlassbericht: „Es ist dem Patienten nicht möglich, eine andere Sichtweise als seine eigene einzunehmen oder sich damit auseinander zu setzen, dass es im menschlichen Miteinander gewisse Regeln gibt[...]. Der Patient lehnt alle Behandlungen ab". Der anfängliche Unterbringungsbeschluss wird vom Amtsgericht aufgehoben und der Patient nach Hause entlassen, da die Mutter ihre Anzeige gegen ihn zurückgezogen hat. Irgendwann später erhalte ich einen Anruf aus einer anderen psychiatrischen Klinik: Der Patient möchte, dass ich bestätige, dass er harmlos sei und problemlos nach Hause entlassen werden könne. Ich solle garantieren, dass ich ihn weiter betreue. Das kann ich nicht guten Gewissens tun und so verschwindet er aus meinem Blickfeld; soweit ich weiß, ist er derzeit in einem Heim untergebracht. ◄

Frau R. wird immer wieder stationär behandelt, weil sie Gegenstände zertrümmert, nackt aufgegriffen wird und verschiedene Halluzinationen hat. Religiöse und sexuelle Wahninhalte wechseln sich ab, die Entlassberichte sind packender als jeder Krimi. Wenn Frau R. ihre Medikamente regelmäßig nimmt, kann man nett mit ihr plaudern. Wenn nicht, droht die nächste Katastrophe. Schade, dass sie wegen ihrer Psychose immer wieder entgleist.

Frau S. ist in der 30. Schwangerschaftswoche, es ist das 3. Kind. Eines Abends sieht sie ein „Monster" in der Küche, welches ihr befiehlt, die Fenster alle zu öffnen (bei Minusgraden!). Am nächsten Tag lässt sie sich in die Klinik fahren, aber da das Monster ihr verboten hat, es zu verraten, wird sie wieder heim geschickt. Abends

19.2 Nicht alltäglicher Tatort – der Arzt als Zeuge

ist das Monster erneut da und will sie mit einem Messer töten, sie lässt sich in die Notaufnahme bringen, weil das Monster dort weg ist. Da „erneut nichts festgestellt werden" kann, wird sie nach Hause geschickt- wo das Monster prompt wiederkommt und versucht, sie zu erwürgen. Sie vertraut sich jetzt ihrem Mann an, der sie zu einem Hodja (Religionsgelehrter) bringt, der für sie singt und betet. Am nächsten Abend wird das Monster wieder zudringlich und sie kommt erneut in die Ambulanz, weil sie ein Schlafmittel möchte. Glücklicherweise hört dieser Kollege richtig zu und die Patientin wird (wegen akuter psychotischer Störung) erfolgreich stationär behandelt.

Die junge Frau R. kommt wegen Schlafstörungen bei „Stress": Ihr Konto wurde gepfändet. Sie ist alleinerziehend, der Vater des Kindes wohnt nur eine Straße weiter, ist neu verheiratet und kommt immer mal spontan bei ihr vorbei, um ihr seine Seitensprünge zu erzählen. Seine neue Frau kommt danach vorbei, um alles zu erfahren. Frau R. hatte wieder Kontakt zu ihrem vorigen Exfreund (nicht dem Kindsvater) aufgenommen, diesen aber abgebrochen, als sie erfuhr, dass er ihrer Schwester Drogen verkauft hat. Er ist jetzt in der JVA (Justizvollzugsanstalt). Sie arbeitet im Drogeriemarkt, wo sie oft spontan auf Anweisung der Chefin 2–3 Überstunden machen muss. Ihre Mutter, die immer auf den Sohn aufpasst, muss nun dringend an der Wirbelsäule operiert werden mit darauf folgendem Reha-Aufenthalt, und Frau R. weiß nicht, wie sie jetzt arbeiten und gleichzeitig das Kind versorgen soll. Sie kommt daher zu mir mit dem Wunsch nach einer Arbeitsunfähigkeits-Bescheinigung. Solche Schwierigkeiten sind doch filmreif, oder?

Frau E. ist bei der Mutter aufgewachsen, die sich vom alkoholabhängigen Vater getrennt hat. Die Mutter ist chronische Schmerzpatientin und hat eine ausgeprägte Neigung, auf psychischen Druck mit körperlichen Beschwerden zu reagieren (Somatisierungsstörung). Als Kind flüchtete Frau E. wegen Differenzen mit der Mutter erst zum Vater, nachdem dieser sie sexuell bedrängt hatte dann zur Großmutter. Alkohol- und Drogenmissbrauch folgten, sie „ritzte" sich an Armen und Beinen, was sie erst nach einem Suizidversuch ihrer einzigen Schwester aufgab. Mit 19 heiratete sie und war mit 23 wieder geschieden. Jetzt ist sie in einer neuen Beziehung und kommt immer wieder wegen Bauchschmerzen, ihr neuer Partner ist alkoholabhängig. ◄

Wie vielfältig ist doch das Leben direkt vor unserer Nase! Und wie wenig kann ich für die Menschen, die so auf der Schattenseite stehen, wirklich tun. Meine hausärztliche Tätigkeit begrenzt sich darauf, in stabilen Phasen diese Patienten in ihren allgemeinen gesundheitlichen Problemen zu therapieren, ihre Stabilität zu unterstützen und zu merken, wann wieder eine Entgleisung droht. Dabei ist es von Vorteil, die Familie zu kennen, um den Patienten besser zu verstehen und Ressourcen zu finden (ggf. eben gerade außerhalb dieser Familie). Wie dankbar bin ich als Hausärztin all den Kliniken, Tageskliniken und sozialen Einrichtungen, die solche Menschen in ihren Krisen versorgen und behandeln!

19.3 Positives am Hausarztdasein

Ohne weitere Einleitung möchte ich einen Kurzkatalog aufstellen mit den Punkten, die ich selbst als die Vorzüge des Hausarztseins betrachte:

1. **Das Sinnvolle der Tätigkeit:** Die Erfahrung, etwas zu bewirken oder positiv zu verändern erfüllt den Menschen mit Sinn. Einem Menschen zu helfen, dass er gesünder wird, das erfüllt.
2. **Ein Arzt ist nie arbeitslos oder überflüssig.**
3. **Die Anerkennung:** Der Arztberuf ist in der Gesellschaft allgemein anerkannt und geachtet. Der hohe soziale Status liegt auch in den hohen Erwartungen, die Menschen an diesen Beruf haben: Der Arzt soll Krankheiten schnell und wirkungsvoll heilen, bei Problemen aller Art helfen, das Sterben hinauszögern, die Gesundheit wiederherstellen, den Menschen verstehen. Er ist gut ausgebildet und erfüllt im allgemeinen diese Erwartungen.
4. **Der Erfolg bei der Arbeit:** Wenn ich hinschaue, ist jeder Tag voll von Erfolgserlebnissen. Ich gehe so stark davon aus, dass es dem Patienten durch den Besuch bei mir besser geht, dass ich ihm sage, er solle doch (nur) wiederkommen, wenn es ihm schlechter geht. Ich kontrolliere kaum, „ob die Therapie anschlägt", das wäre Zeitverschwendung, weil ich mir des Erfolgs so gewiss bin. Dies ist so selbstverständlich geworden, dass ich es mir immer wieder ins Bewusstsein rufen muss und stolz und dankbar dafür sein kann.
5. **Das Chef-sein:** In gewissen Grenzen kann ich selbst bestimmen, wen ich bei der Arbeit um mich habe und wie mein Arbeitsalltag abläuft. Meine Praxisumgebung kann ich nach meinen Wünschen gestalten und mich darin wohlfühlen.
6. **Die Nähe zum Leben:** In welchem Beruf begegnet man der Friseurin, dem Manager, dem Büroangestellten, dem (früheren) Bankräuber, dem Autoverkäufer, der Hausfrau, der Marktfrau, dem Firmenchef? In welchem Beruf habe ich mit allen Altersgruppen (von 6 bis 104 Jahren!), Hautfarben, Religionszugehörigkeiten zu tun? Und ich kann sie dennoch beraten, denn ihr biologisches System ist einheitlich, zunächst sind sie Mensch. Und ihr psychologisches Repertoire ist grundsätzlich ähnlich, selbst wenn kulturelle Unterschiede bestehen. Alle möglichen Verhaltensweisen, Beziehungskrisen in jeder Form, Schicksale, Tod und Sterben, Unfälle, Verrücktheiten des Lebens: Das Leben in seiner Vielfalt bietet sich mir als am Rande teilnehmender Zuschauer und manchmal spiele ich sogar eine verändernde Rolle darin (Abschn. 19.2).
7. **Die Nähe zum Menschen:** Wo, außer beim Psychologen oder bei persönlicher Freundschaft, werde ich so nahe in die Gedanken und Gefühle eines Menschen einbezogen? Die Menschen vertrauen mir und erzählen mir Erfahrungen und Dinge, die sie tief betreffen. Wofür andere Leute Vorabendserien schauen, das habe ich alltäglich in der Sprechstunde, und dort ist es echt gefühlt und echt erlebt.
8. **Danke sagen haben noch nicht alle Menschen verlernt,** das tut gut.

9. **Die lustigen Erlebnisse:** siehe Abschn. 19.1.1.
10. **Die verlängerte Lebenserwartung**: Ärzte haben eine längere Lebenserwartung als andere Berufsgruppen. Und Patienten, die kontinuierlich von einem Arzt betreut werden, haben eine geringere Sterblichkeit: „Diese wissenschaftliche Arbeit (von Pereira und Mitarbeiter, Anm. der Autorin) belegt eindrücklich, dass die kontinuierlich vertrauensvolle Betreuung durch einen Arzt nicht nur vom Bauchgefühl der Patienten und Ärzte her wichtig ist, sondern sogar die Lebenserwartung erhöht" [1]. Es gibt also einen langfristigen Nutzen für beide, Arzt und Patienten.
11. **Das am-richtigen-Platz-Sein für mich persönlich.** Auch die Krankenschwester, der Müllmann, der Feuerwehrmann und viele andere Menschen machen ebenfalls sinnvolle Arbeit und helfen … Aber für viele dieser Berufe würde ich persönlich gar nicht taugen und viele meiner Fähigkeiten wären dort nicht gefragt. Ich habe das Talent, den Verstand, die offenen Augen, die Konzentrationsfähigkeit und vieles andere mitbekommen, um den Anforderungen des Arztberufs zu genügen, also sitze ich mit meinen Fähigkeiten am richtigen Platz.
12. **Die eigene Weiterentwicklung**: „Nichts Menschliches bleibt ihm fremd" ist ein großartiger Spruch über den Arztberuf – und er stimmt. Wenn ich auf die vergangenen Jahre zurückblicke, dann bin ich durch die Tätigkeit gelassener, weiser, differenzierter, lebensfreudiger, kommunikationskompetenter geworden. Ja, ich bin auch an meine negativen Grenzen gekommen: an Erschöpfung, Wut, Enttäuschung – und habe gelernt, damit besser umzugehen.

19.4 Negatives am Hausarztdasein

1. **Der Beruf kostet Kraft:** Die allermeisten Menschen, die mich aufsuchen, sind krank. Deshalb kommen sie ja. Sie haben keine gute Laune, sie haben evtl. Angst, sie fühlen sich auf jeden Fall schlecht. Sie brauchen Zuwendung, Zeit und psychische Energie. Wenn sie nicht krank sind (→Beratungsanlässe), dann kommen sie wegen Attesten, das kann nervig sein. Selten kommt einmal ein Mensch, der sich nur bedanken oder verabschieden will, weil er umzieht. Keiner taucht auf, um mich mal eben zu umarmen, mir eine nette Geschichte zu erzählen oder mich an seinem Berufserfolg teilhaben zu lassen- das käme mir auch komisch vor. Arzttätigkeit saugt wesentlich mehr Energie, als sie gibt.
2. **Die fehlende Anerkennung:** Obwohl statistisch der Arztberuf zu den anerkanntesten zählt, spürt man im Alltag immer weniger davon. Für viele Patienten ist die tägliche Zuwendung, ggf. sogar Aufopferung nicht nur selbstverständlich, sondern „das Mindeste". Und die allgemeinen gesellschaftlichen Tendenzen gehen hin zur einzelnen Dienstleistung, weg von der ganzheitlichen Berufsauffassung.
3. **Der fehlende Erfolg bei der Arbeit:** Da kommt mancher Patient immer wieder mit dem gleichen Problem und ich kann oder er will nichts daran ändern, d. h. ich sehe keinen Erfolg – das frustriert.

4. **Das Chef-sein**: Dinge organisieren müssen, für Nichtmedizinisches zuständig sein, das belastet zeitlich und nervlich. Außerdem sind einengende Gesetze, Vorschriften, Organisationserfordernisse und Ansprüche von außen zu ertragen.
5. **Die Nähe zum Leben und Tod:** Menschen, die sterben müssen, obwohl sie viel zu jung sind und/oder noch so viel vor hatten, die Ungerechtigkeit von Natur und Schicksal (warum ist dieser „Stinkstiefel" immer noch so fit und kann seine ganze Familie terrorisieren, und dieser nette Mensch erkrankt plötzlich schwer), viele Schicksale nimmt ein Helfer im Kopf mit nach Hause.
6. **Die Nähe zum Menschen:** Menschen sind vielfältig. Entsprechend können sie sich ekelhaft, aufdringlich, aggressiv und anderswie unangenehm verhalten. Glücklicherweise ist das in der Praxis selten, aber „eine Made im Essen verdirbt den ganzen Appetit".
7. **Der ständige Spagat:** Dauernd gibt es Interessenkonflikte, die der Arzt meistern muss:
   – Hier Anspruch des Patienten – dort Wirtschaftlichkeitsgebot/Regressdrohung
   – Hier Engagement für den Patienten – dort eigenes Burnout
   – Hier Geld-verdienen-müssen – dort Altruismus oder schiere medizinische Notwendigkeit und Verantwortungsbewusstsein
   – Hier technische Machbarkeit – dort fraglicher individueller Nutzen für den Patienten
   – Hier Zeit und Empathie für den einen Patienten – dort der nächste, wartende Patient
8. **Das nicht-am-richtigen-Platz fühlen:** Wenn ich all die Formulare sehe, die auszufüllen sind, wenn ich Budgets erklären soll oder begründen, warum ich irgendetwas *nicht* verschreiben darf, wenn mir von Patienten die Haltung entgegenschlägt „nun motivieren Sie mich mal" oder „machen Sie mich sofort gesund, aber dalli, das ist schließlich ihr Job", dann fühle ich mich fehl am Platz. Das ist spürbar negativ.

Viele Punkte sind in der Positivliste ebenso wie in der Negativliste, all Ding hat seine zwei (oder mehr) Seiten.

Literatur

1. MMW Fortschritte der Medizin 2018.53/160

Berufsneutralität und Schweigepflicht

Gilt der Eid des Hippokrates noch?

Zusammenfassung

Der Eid des Hippokrates wurde zu Recht von der modernen Berufsordnung abgelöst, in der Schweigepflicht, Neutralität u. ä. bindend verankert wurden.

Ein allgemeines Vorurteil ist, dass Ärzte immer noch den „Eid des Hippokrates" leisten. Das ist falsch. Und es ist hat seine Gründe, dass dieser Eid nicht geleistet wird: Im Eid des Hippokrates stehen viele Gebote, die völlig unzeitgemäß sind, zum Beispiel, dass man seinen medizinischen Lehrer den eigenen Eltern gleich achten muss und verpflichtet ist, seinen Lebensunterhalt mit ihm zu teilen und seine Nachkommen den eigenen Brüdern gleichzustellen. Korrekt ist, dass das ca. 400 v. Chr. verfasste Arztgelöbnis Grundlage für ethische Verpflichtungen war und ist, z. B. bei der Genfer Deklaration des Weltärztebundes und der Berufsordnung der Ärzte bei den Ärztekammern. Hierin sind z. B. festgeschrieben das Gebot der Schweigepflicht, das Verbot sexueller Handlungen an Patienten, das Gebot, Kranken nicht zu schaden und das Gebot, Kranke ohne Ansehen der Person, der Hautfarbe, der Religion usw. zu behandeln.

Mit der Erteilung der Approbation durch die Ärztekammer, also der Erlaubnis, den ärztlichen Beruf selbstständig auszuüben, ist die Berufsordnung verpflichtend, es muss kein frischgebackener Arzt die Schwurhand heben.

Bedeutsam sind diese Regeln unbedingt. Ein Kranker muss sich darauf verlassen können, dass alles, was er dem Arzt erzählt, vertraulich bleibt. Er muss sich darauf verlassen können, dass der Arzt zentral das Patientenwohl im Auge hat. Er muss sich darauf verlassen können, dass seine Krankheit gleich gut behandelt wird, egal ob er schwarz, weiß, gelb oder rot ist, ob er hochrangiger Politiker oder Obdachloser ist, ob er alt oder jung ist.

Daher ist unser Sozialsystem mit Krankenkassen-Solidarversicherung näher am ärztlichen Ethos als Länder, in denen die Reichen operiert werden und die Armen sterben.

Kritik ist m. E. an Ärzten angebracht, die auch in Deutschland ihre Arbeit nur vermögenden Menschen zur Verfügung stellen (ich persönlich denke da z. B. an einen neurochirurgischen Chefarzt, bei dem nur derjenige einen Termin bekommt, der bereit ist, das acht-fache Honorar zu bezahlen). Kritik übe ich auch an der EDV-Übertragung von Daten an die Kassen (wo bleibt die Schweigepflicht?).

Obgleich ich die Neutralität und Unvoreingenommenheit sehr ernst nehme, erwische ich mich ab und zu bei Vorurteilen:

Beispiel

Es ist schon eine Weile her, da waren schwarzhäutige Menschen noch selten in unserer schwäbischen Kleinstadt. Eines Tages kommt ein Schwarzer in die Praxis. Au weh, denke ich, mein Englisch ist nicht grade super, und mein Französisch ist schon lange her. Das wird ja dauern, bis ich da die Anamnese habe. Glücklicherweise höre ich ihn an der Rezeption in bestem Schwäbisch um einen Termin fragen – er ist hier aufgewachsen, denn seine Eltern kamen vor über 25 Jahren schon aus Äthiopien.

Lehrerinnen mit Doppelnamen gelten bei Fortbildungen als typisches Beispiel für „viel hinterfragen, alles nicht vertragen, nichts von dem tun, was der Arzt vorschlägt". Solch eine Lehrerin kommt als Neupatientin zu mir und innerlich blicke ich verzweifelt gen Himmel, weil ich Schwierigkeiten erwarte. Ich lasse mir nichts anmerken und sie überrascht mich positiv: Sie hat einen unkomplizierten Bluthochdruck und geht sofort auf meinen Medikamentenvorschlag ein. Keine Rückfrage, keine Klage und sie verträgt dann die Tablette problemlos.

Ein Mann mit Bodybuilding-Figur, fremdländischem Namen und langem sehr ordentlich gestutztem Bart (ich assoziiere einen Mullah) sitzt breitbeinig auf dem Behandlungsstuhl. Er ist einen Kopf größer als ich und ca. anderthalb mal so schwer, und ich denke „oh je, er hat bestimmt viele Forderungen und keinen Dolmetscher dabei". Ich bekämpfe mein inneres Unbehagen und siehe da: Er ist respektvoll, spricht perfekt Deutsch und verhält sich äußerst höflich und bescheiden. ◄

Neutralität ist für einen Mediziner primär nicht schwierig: Der Patient gehört biologisch zur menschlichen Spezies, Anatomie und Physiologie sind bei allen Menschen gleich. Anders ausgedrückt: Die Hämorrhoiden eines Ministers sehen genauso aus wie die Hämorrhoiden eines Straßenarbeiters. Oder weniger deftig: Einem nackten Menschen sieht man seinen Rang nicht an.

Deshalb ist trotz aller Komplexität und Individualität eine Therapie möglich.

Nun ist der Mensch halt auch ein psychologischer, d. h. sowohl der Arzt als auch der Patient verhalten sich individuell unterschiedlich. Neutralität bedeutet für mich, die Menschen zunächst so anzunehmen, wie sie sich darstellen. Jeder hat unterschiedliche Lebenserfahrungen und damit andere Verhaltensmuster. Emotionale Erlebnisse sind ungleich prägender als kognitiver Wille (Kap. 11), und da in jedem Menschen verschiedene Erlebnisse schlummern, geht evtl. jeder Mensch mit seiner Krankheit und den von mir gelieferten Informationen anders um. Neutralität bedeutet nicht, alle „über einen Kamm zu scheren". Im Gegenteil: Der kulturelle, persönliche und soziale Hintergrund muss berücksichtigt werden, sowohl in der Anamneseerhebung, als auch in der Therapie. Das macht die Variation innerhalb des Standards aus, sozusagen die Schwingung um die Basisachse „Leitlinie" – der Mensch ist eben doch von den Gesetzen der „Bio-Logik", Chemie, Physik, „Sozio-Logik" und „Psycho-Logik" geprägt.

> **Beispiel**
>
> Eine 43-jährige Frau mit äußerst geringen Deutschkenntnissen kommt bereits zum dritten Mal in die Sprechstunde. Sie beschreibt starke Kopfschmerzen und war deshalb schon einmal in der neurologischen Notaufnahme des Krankenhauses. Der Bericht von dort liegt mir vor, es wurde „nichts gefunden". Diesmal hat sie eine fähige Dolmetscherin mitgebracht und ich erfahre folgende Situation: Die Frau ist Jesidin und hat mit ihrer Familie die Flucht angetreten, als die älteste Tochter mit 13 Jahren „heiratsreif" wurde und die Mutter fürchtete, dass sie von einem alten Kämpfer erwählt würde. Zwei ihrer 5 Kinder sind mit ihr nach Deutschland gekommen mit Schleppern über die Türkei, das Asylverfahren läuft. Zwei weitere Kinder sind in der Türkei in einem Lager geblieben, der Mann ist unbekannt verschollen, das 5. Kind auf der Flucht gestorben. Sie weint jeden Abend, hat Angst, sie versteht die deutsche Umgebung und die Sprache nicht. Sie schluckt drei bis vier frei verkäufliche Kopfschmerztabletten täglich, um die Schmerzen soweit zu beherrschen, dass sie die Kinder versorgen kann. Wen wundert es bei dieser Situation, dass sie Kopfschmerzen hat? Mit der Dolmetscherin erkläre ich ihr, dass die Kopfschmerzen von den Sorgen kommen. Wir vermitteln eine ehrenamtliche Betreuerin und ich schreibe ihr ein Attest, dass es sinnvoll ist, die beiden Kinder aus der Türkei nach Deutschland zu holen. Ich verordne ein mildes antidepressives Schlafmittel und die Dolmetscherin vermittelt ihr auf meine Anweisung einige Allgemeinmaßnahmen (z. B. dass man in Deutschland furchtlos ohne männliche Begleitung spazieren gehen kann und die Kinder auf den Spielplatz dürfen, weil dieser öffentlich ist). Sechs Monate später erfahre ich von der Dolmetscherin (die inzwischen meine Patientin ist), dass der Ehemann in Schweden gelandet ist und die anderen Kinder jetzt bei der Mutter sind. Die Schlaftabletten braucht die Jesidin nicht mehr. ◄

Manchmal fällt es schwer, vollen Einsatz für einen bekanntermaßen bösen oder subjektiv widerwärtigen Menschen zu bringen. Glücklicherweise ist das erstens selten, und zweitens darf der Arzt im Fall fehlenden Vertrauens eine Behandlung ablehnen (außer im lebensbedrohlichen Notfall), sodass ich selbst nie in Konflikt mit der Berufsordnung kam. Ich habe ab und zu einem Menschen das Leben gerettet, bei dem ich innerlich nicht überzeugt war, damit seiner Umgebung wirklich gedient zu haben – aber da ist die Berufsordnung eindeutig und die Arztrolle auch: Wir sind glücklicherweise nicht Richter und entscheiden nicht (wie manche von uns leider vor ca. 80 Jahren) darüber, was lebenswert oder nicht ist. Ich musste noch nie einem Diktator das Leben retten, war also nie in einem solchen moralisches Dilemma, wie dies z. B. im Roman „Nachtzug nach Lissabon" (den Peter Bieri unter dem Pseudonym Pascal Mercier veröffentlicht hat) beschrieben wird, oder wie es unter dem Stichwort „Tyrannenmord" seit Jahrhunderten Gegenstand von philosophischen Diskussionen oder literarischen Werken ist.

Hausarzttypische Medizin

21

Einiges, was ein Arzt nur im Prinzip gelernt hat, aber im Hausarztdasein doch etwas genauer braucht

Zusammenfassung

Neben der Kommunikation kommt in der Ausbildung m. E. die Durchführung der Leichenschau und die Behandlung chronischer Wunden zu kurz.

Bisher habe ich die ganzheitliche, kommunikationsorientierte Hausarztmedizin in den Fokus genommen. Dabei habe ich beim Thema Demenz meinen Vorsatz, keine fachliche Weiterbildung zu betreiben, ein wenig untergraben. Dies resultiert aus der subjektiven Erfahrung, dass der Bereich des geriatrischen Assessments nicht in meiner Aus- und Weiterbildung vorkam. Ebenso ist es mit den Bereichen Leichenschau zu Hause und Wundversorgung – beide sind m. E. in der Aus- und Weiterbildung vernachlässigt.

Anatomie und Pathologie, sogar Forensik (zum kleinen Teil) sind Bestandteile der medizinischen Ausbildung. Jeder Mediziner hat bei mindestens einer Sektion (Untersuchung einer Leiche in der Pathologie) zugeschaut und mehrere Verstorbene gesehen. Wer aber nicht regelmäßig und ausgiebig als Notarzt fährt, muss nur selten eine sogenannte Leichenschau selbst durchführen. Wenn, dann tut er das in einem kleinen Raum des Krankenhauses bei hellem Licht, ohne Angehörige und (meist) in voller Kenntnis der Todesursache, da ja der Patient bereits wegen der schweren Erkrankung im Krankenhaus behandelt wurde. Zuhause sind die Umstände anders, deshalb habe ich dieser Untersuchungssituation ein eigenes Kapitel gewidmet.

Die Versorgung von Wunden, insbesondere chronischer Wunden, ist ebenfalls eine so typische Domäne des Hausarztes, dass uns während der Aus- und Weiterbildung selten Menschen mit chronischen Wunden im Krankenhaus begegnen. In meiner Zeit in der Chirurgie habe ich im Operationsraum assistiert, das Nähen der Haut gelernt, und ab und zu einen Schienen- oder Gipsverband (unter freundlicher Anleitung der Gips-Schwester) angelegt. Einem Hausarzt begegnet ein anderes Spektrum der Chirurgie.

Wenn die chirurgische Fachpraxis für die Patienten schlecht erreichbar ist (z. B. auf dem Land), führt der Hausarzt kleinere Operationen durch und legt auch Schienenverbände an. Wenn ein Chirurg in der Nähe praktiziert, dann bleibt dem Allgemeinarzt bezüglich Operationen nur die Nachbehandlung (wie Wundkontrolle und Fäden oder Klammern entfernen). Chronische Geschwüre z. B. durch Wundliegen oder durch Stauung bei Krampfadern versorgt typischerweise der Allgemeinarzt. Bei Hausbesuchen und in Pflegeheimen muss der Hausarzt in der Lage sein, Wunden zu beurteilen und zu versorgen, denn meines Wissens führt kein Chirurg Hausbesuche wegen der Wundbeurteilung durch.

21.1 Leichenschau beim Patienten zu Hause

Bei dem Wort „Leichenschau" denkt man heutzutage an die plastinierten Leichen des Gunther von Hagen, die Assoziation „Schau" mit „Ausstellung" oder „Show" ist naheliegend. Im Abendfernsehen kommen Leichen in Dokumentationen, Krimis oder Gruselfilmen vor, dort werden sie zum Teil entstellt oder nackt gezeigt. Freilich hatte ich im Krankenhaus und Notfalldienst wirkliche tote Menschen gesehen, im Anatomiekurs an der Formalinleiche präpariert und brav in den Pathologievorlesungen aufgepasst. In natura waren die Toten nicht gruselig, nur zunächst „eigenartig" im Sinne von „anders, ungewohnt, fremd" und mit längerer Arzttätigkeit und damit zunehmender Gewöhnung nur noch „eigenartig" im Sinne von „in einer besonderen Art verändert gegenüber dem lebenden Patienten". Dennoch war es mir in der frühen Praxiszeit aus drei Gründen unangenehm, zu einer Leichenschau zu fahren.

Der Ausdruck „Leichenschau" ist eine Verkürzung aus dem Wort „Leichen-Beschau"- was es nicht besser macht, aber erklärt. Die Vorschrift ist prinzipiell eindeutig: Zu untersuchen ist die vollständig entkleidete Leiche auf Hinweise zu Todesart und Todesursache. Dabei ist zu klären, ob eine natürliche oder unnatürliche Todesursache vorliegt, ob es Hinweise auf Fremdeinwirkung gibt (die genauere Klärung ist Polizeisache), und welches die wahrscheinlichste Todesursache ist. Meine beiden Gründe für das Unwohlfühlen ergeben sich genau aus diesen Vorschriften: Zum ersten schien es mir unschicklich, einen Verstorbenen zu entblößen. Zum zweiten: Wie sollte ich außerhalb eines bestens beleuchteten Anatomiesaales zu einer Todesursachen-Erkennung kommen, vor allem, wenn weinende und/oder still trauernde Menschen um mich herumstehen? Zum dritten: Wie sollte ich mich verhalten gegenüber den Angehörigen/Hinterbliebenen?

Zur Leichenschau ist *jeder* Arzt *verpflichtet*. Weil die Todesursache am ehesten vom betreuenden Arzt oder Hausarzt diagnostiziert werden kann, wird dieser zuerst angerufen. Wenn er aber nicht erreichbar ist, muss jeder andere Arzt bereit sein, einzuspringen. Er muss allerdings nicht die Behandlung von Lebenden hierfür unterbrechen, sondern kann erst nach der Sprechstunde die Leichenschau durchführen.

21.1 Leichenschau beim Patienten zu Hause

Mit der Zeit ist das Durchführen einer Leichenschau – auch wenn sie immer noch individuell und faszinierend ist – Routine geworden, und diese Routine möchte ich den „Hausarztanfängern" gerne ausführlicher beschreiben.

Zunächst zum Vorgehen bei der Leichenschau durch den Hausarzt, Schritt für Schritt:

1. Welche **Informationen** gibt es bei der telefonischen Anforderung?
   a) Wichtigste Erstinformation: Ist der Mensch schon sicher verstorben oder nicht? „Kommen sie bitte, ich glaub' der ist tot" bedeutet ggf. Notarzt rufen oder selbst mit Notfallkoffer und Reanimationsbereitschaft ausrücken. Hier folgen kurz die üblichen Notfallfragen (Atmung? Kreislauf? Was ist passiert?). Wenn es sich andererseits um einen Patienten handelt, dessen Ableben erwartet war, heißt es: Ruhe bewahren und erklären, dass das Ausfüllen der Bescheinigungen erst erfolgen darf, wenn sichere Todeszeichen da sind (also ca. 2 h nach dem Versterben). „Heute Nacht ist meine Mutter gestorben, seien Sie so lieb und kommen Sie vorbei". Hier muss kein Notarzt gerufen werden, ich kann rückfragen, ob das Ableben erwartet war, und es reicht vermutlich nach der Sprechstunde, die Leichenschau durchzuführen.
   b) Wie wurde der Tote gefunden? Wenn es Hinweise auf unnatürliche Todesursache gibt (Erhängen/Suizid/Unfall), ist zunächst oder gleichzeitig die Polizei zu informieren. Wenn nicht klar ist, ob der Gefundene noch Lebenschancen hat, ist meist zuerst der Notarzt an Ort und Stelle, der über eine Wiederbelebung entscheidet, sie ggf. versucht und bei Erfolglosigkeit eine vorläufige Todesbescheinigung ausstellt. Danach kommt bei Verdacht auf eine unnatürliche Todesursache die Polizei. Diese klärt die äußeren Umstände (insbesondere den Ausschluss von Fremdeinwirkung) und ruft danach den Arzt zur Leichenschau. Ohne Verdacht auf unnatürliche Ursache, also wenn eine Krankheit als Todesursache höchstwahrscheinlich ist, wird vom Rettungsteam/Notarzt sofort ein anderer Arzt zur Leichenschau gerufen, denn der Notarzt muss ja für seinen Einsatz bei Lebenden gleich wieder bereit sein.
   c) Wo befindet sich der Verstorbene? Dass ein Hausarzt zu einem Toten gerufen wird, der nicht in einem Haus gestorben ist, kommt seltener vor. In meinem Berufsleben war ich nur einmal in einer Garage (Suizid durch Erhängen, an Silvester), einmal in einem Parkhaus (Herzinfarkt, erfolglose Reanimation durch Notarzt) und einmal in einer Lagerhalle einer Fabrik (ebenfalls Suizid). Außerdem mehrfach in der Aussegnungshalle, um von der Polizei freigegebene Leichen zu untersuchen.
2. **Ausrücken:** Ich benötige eine Tasche mit Einmalhandschuhen, Stableuchte, Tupfer (Cornealreflex), Spatel (Würgreflex), Stethoskop, evtl. Atropintropfen (Reaktionsfähigkeit der Pupillen, habe ich *nie* benützt), Thermometer (Todeszeitbestimmung), Papier und Kugelschreiber (Befundbeschreibung) alternativ Laptop, Formulare zur Todesbescheinigung. Wichtig mein Spickzettel: Wie war das nochmal mit den Zeiten: Wann wird die Cornea (Hornhaut der Augen) trüb, wann löst sich die Totenstarre wieder? (Checkliste Übersicht am Ende des Kapitels).

3. **Verhalten vor Ort,** erste Einschätzung:

   d) Eine Anforderung außerhalb eines geschlossenen Raums: Wenn nicht schon die Polizei oder der Notarzt vor Ort ist, dann ist es sinnvoll, eine Sicht-Abschirmung zu organisieren, indem man die Personen einspannt, die herumstehen. Zunächst muss ich mit demjenigen sprechen, der dem Toten am nächsten steht, das ist meist derjenige, der ihn gefunden hat oder der nächste Angehörige. Wenn dieser identifiziert ist, können an die anderen Personen Aufgaben verteilt werden. Die meisten Menschen haben noch nie einen „Toten live" gesehen, deshalb stehen sie fasziniert oder mit Entsetzen/Abscheu/Furcht da, das ist eine natürliche Reaktion und nicht nur Sensationslust. Wenn sie dann die Aufgabe bekommen, sich umzudrehen und andere Menschen vom Näherkommen abzuhalten oder ein Tuch, eine Decke zu organisieren oder jemanden anzurufen oder ähnliches, dann sind sie eher froh, etwas Positives tun zu können.

   e) Eine Anforderung zu einem echten Hausbesuch: Dieser Fall ist für den Hausarzt häufiger. Bei der Ankunft nehme ich als erstes den Kontakt zu den Angehörigen auf (egal wie fremd sie mir sind). Ich kondoliere *allen* Privatpersonen, die mir in der Wohnung des Toten begegnen. Denn wenn sie nichts mit dem Toten zu tun gehabt hätten, wären sie nicht da. Also sind sie beileidend, auch wenn sie eher entsetzt, neugierig, erstarrt, erschrocken oder verwirrt als traurig aussehen. Daraufhin frage ich nach den Umständen der letzten Tage, des Versterbens und ggf. nach den Grunderkrankungen. Wenn ein Krankenhausbericht vorliegt, ist das äußerst hilfreich (Kap. 17), ebenso, wenn eine Pflegemappe vorhanden ist.

4. Dann schaue ich nach den **Umständen:** Muss ich von einer unnatürlichen Todesursache ausgehen? Diese Einschätzung ist extrem wichtig, da bei der Annahme einer unnatürlichen Todesursache die Polizei zu rufen ist.

> **Beispiele für die Ersteinschätzung natürliche oder unnatürliche Todesursache:**
>
> - Ja! Verdacht auf unnatürlich! **Beispiel 1:** Wenn der Tote am Fuß einer Treppe liegt, muss ich von einem Unfall ausgehen. Zuerst überzeuge ich mich davon, dass eine Reanimation nicht mehr sinnvoll ist. Dann rufe ich die Polizei und warte ich auf diese, während ich die Angehörigen vom Toten wegführe und darauf achte, dass um ihn herum nichts verändert wird. Bis die Polizei kommt, lasse ich mir alle Krankheiten des Verstorbenen berichten, wer ihn zuletzt gesehen hat etc. Die Polizei hat zu klären, wie es zum Unfall gekommen ist, nicht ich. Wenn der Mensch die Treppe hinuntergestürzt ist, weil er auf den obersten Stufen einen Herzinfarkt erlitt, dann handelt es sich um eine natürliche Todesursache. Wenn aber der Boden oben am Treppenabsatz unsachgemäß frisch verlegt wurde und der Patient darüber gestolpert ist, sich durch den Sturz den Hals gebrochen hat und dadurch gestorben ist, handelt es sich um einen Unfall, bei dem evtl. eine Unfallversicherung bezahlt oder der Bodenleger in Haftung genommen wird.

21.1 Leichenschau beim Patienten zu Hause

- **Ja! Beispiel 2:** Auf dem Nachttischchen steht eine leere Flasche Alkohol. In der Nachttischschublade sind massenweise leere Tablettenblister von Psychopharmaka. Möglich ist ein Suizid. Das ist eine unnatürliche Todesursache, das bedeutet, die Polizei ist zu holen und weiter wie oben.
- **Jein! Beispiel 3:** Der Patient liegt im WC, in der Toilettenschüssel ist schwarzer Durchfall, vor dem Mund Erbrochenes, welches wie Kaffeesatz aussieht. Das führt zum Verdacht auf Magen-Darm-Blutung, üblicherweise eine natürliche Todesursache (Blut wird durch die Magensäure so verändert, dass es schwarz-flockig also wie Kaffeesatz aussieht). Sehe ich allerdings Glassplitterchen in der einen Hand des Toten und eine Menge Schnapsflaschen um ihn herum, dann könnte es sich auch um eine Selbsttötung handeln (indem derjenige die Glaskrümel mit Alkohol herunter gespült hat). Sehe ich eine Menge leerer Blister von Diclofenac-Tabletten (gegen Entzündung und Schmerzen) und weiß, dass der Verstorbene vor drei Wochen einen schweren Unfall hatte, dann könnte es sich bei der Blutung um eine indirekte Folge des Unfalls (mit Tabletteneinnahme wegen starker Schmerzen) handeln.
- **Nein! Beispiel 4:** Im Altenheim liegt die Verstorbene mit gefalteten Händen friedlich auf dem Rücken im Bett. Das Versterben war erwartet, die Patientin war schon „zum Sterben" in das Heim aufgenommen worden, weil die Angehörigen sie zuhause nicht versorgen konnten.
- **Jein! Beispiel 5:** Im Altenheim liegt die Verstorbene mit gefalteten Händen friedlich auf dem Rücken im Bett. Das Versterben war nicht erwartet, zwei Tage zuvor war sie laut der Pflegerin „putzmunter". Hier liegt kein Verdacht vor, also wird nicht die Polizei gerufen. Aber es besteht die Möglichkeit, dass eine unnatürliche Todesursache vorliegt, die Untersuchung muss außerordentlich gründlich erfolgen.

5. **Untersuchung:** Zunächst erkläre ich den Angehörigen, dass ich jetzt die Untersuchung des Verstorbenen vornehmen muss. Ich teile mit, dass sie einerseits gern dabei bleiben können, wenn sie das wünschen, aber andererseits gerne draußen warten können.
Danach untersuche ich den Toten: Je unbekannter, desto genauer. Wenn ich einen Patienten mit metastasierendem Krebs dauernd betreut habe und schon erwartet habe, dass er bald „gehen darf", dann genügt eine Vergewisserung über die sicheren Todeszeichen. Wenn der Tote unbekannt ist, dann schaue ich tatsächlich den ganzen Körper an. Dazu entkleide ich ihn nicht total, sondern verschiebe die Kleidung so, dass ich Stück für Stück gründlich untersuchen kann. Wenn ich einen beherzten Angehörigen dabei habe, der hilft, den Verstorbenen umzudrehen oder der die Kleidung festhält, während ich untersuche, ist das ein Segen.
Auf Folgendes muss man bei der Untersuchung achten:

- Zuerst: Gibt es noch Lebenszeichen (Puls, Atmung) oder sieht man von vornherein Verletzungen, die mit dem Leben nicht vereinbar sind oder sichere Todeszeichen (Totenstarre, nicht wegdrückbare Leichenflecken)?
- Grundsätzlich überall: Sind Verletzungen, Quetschungen, Wunden, Hämatome, Narben zu sehen? Wie ist die Hautfarbe?
- Kopf: Sind die Hornhäute trüb oder klar? Gibt es eine Lichtreaktion, einen Cornealreflex, Petechien (Blutstippchen) in den Lidern? Falls ja, besteht ein Hinweis auf Ersticken durch Kissen, die Polizei muss gerufen und die Untersuchung beendet werden. Zum Glück ist mir das in Wirklichkeit nie untergekommen. Ist das Kinn starr, die Zunge geschwollen, blau, Gaumenpetechien, Fremdkörper im Mund, besteht der Würgreflex?
- Gibt es am Hals Strangulationshinweise oder eine obere Einfluss-Stauung?
- Brustkorb: Hat der Tote einen Herzschrittmacher? Falls noch keine sicheren Todeszeichen vorhanden sind: hört man Atemgeräusche?
- Bauch: Gibt es tastbare Resistenzen, große Leber, Milz, Tumor? Eventuell abhören: Darmgeräusche sind bei Darmentzündungen/Durchfallerkrankungen auch postmortal vorhanden. Achtung beim Umdrehen der Leiche: Hierbei kann Luft aus dem Brustkorb gedrückt werden und es gibt vielleicht ein Atemgeräusch! Nicht erschrecken, und wenn Angehörige dabei sind, sollte *vorher* darauf aufmerksam gemacht werden, dass dies geschehen kann.
- Rücken: Ist ein Dekubitus zu sehen? Wo sind die Leichenflecken? Sind sie wegdrückbar?
- Eventuell ist die Rektaltemperatur zu ermitteln: Fieber? Für die Ermittlung des Todeszeitpunktes ist die Rektaltemperatur zwar wichtig, aber von vielen Umgebungsfaktoren abhängig und damit eher eine Domäne der Rechtsmedizin.
- Extremitäten: Haben sie eine unnatürliche Stellung, Leichenflecken, Einstichstellen, Totenstarre?

Wenn ich meine Befundung abgeschlossen habe, lege ich ggf. den Toten wieder auf den Rücken und decke ihn zu. Wenn das Gesicht frei bleiben und der Mund nicht so weit offen stehen soll, wird ein kleines Handtuch eng zusammengerollt und unter das Kinn geschoben, sodass der Unterkiefer nach oben gedrückt wird.

6. **Verabschiedung** von dem Toten: Wenn meine Tasche bis auf die Formulare wieder eingepackt ist, stelle ich mich noch für eine Gedenkminute an das Bett des Verstorbenen. Einerseits ist das meine innere Rückkehr vom Objekt der Leichenschau zum Subjekt des Patienten. Andererseits gebietet mir das meine Ehrfurcht vor dem Tod. Ich bin Agnostiker und bete daher nicht. Manchmal spreche ich innerlich einen Abschied mit Gedanken wie „Gute Reise ins Jenseits, falls es das gibt" oder „Jetzt ist es endlich überstanden, ruhe in Frieden". Oft nehme ich diese Gedenkminute am Totenbett zum Anlass, über die Veränderung des Patienten nachzudenken: Was ist aus dem stattlichen, blühenden Mann geworden, der vor zehn Jahren noch mit seinen

halb erwachsenen Söhnen in der Sprechstunde war? Das Pankreaskarzinom hat ihn zu einer kleinen, gelblichen, zusammengekrümmten Leiche werden lassen. Oder der aufbrausende alte Vater, übergewichtig, nicht einsichtig, dass er das Rauchen und fette Essen endlich mal bleiben lassen soll bei seinem Diabetes und Vierfachbypass, schimpfend auf seine Töchter, weil die ihn immer regulieren würden (wegen des Essens) – er hat jetzt ein durch metastasierenden Harnleiterkrebs eingefallenes Gesicht, ist klapperdürr geworden in seinen letzten Wochen, und seine beiden Töchter liegen weinend auf dem Totenbett und halten seine Hände. Oder die bildhübsche junge Frau, die sich mit Kohlenmonoxid vergiftet hat – was für ein Jammer. Warum konnte sie sich niemandem anvertrauen, sich nicht in Depressionsbehandlung begeben? Und der Motorradfahrer, der auf der nahegelegenen Autobahn verunglückt ist und jetzt in der Leichenhalle liegt – ein kurzer unaufmerksamer Augenblick oder Leichtsinn und seine Zukunft ist Vergangenheit, seine Mutter wird sich die Augen ausweinen.

Durch solch einen inneren Dialog kann ich meine Gedanken ausformulieren und sie kommen nicht ungerufen während der folgenden Sprechstunde.

Für die Angehörigen ist der Verstorbene meist der erste Tote, den sie sehen. Die Reaktion darauf ist individuell und abhängig von der Beziehung, in der sie zu ihm standen. Mein Erlebnisspektrum reichte bisher vom allzu sachlichen „jetzt isch er hee, na muass mr 'n halt v'rgraba" (Originalton! Auf hochdeutsch übersetzt heißt das: „Jetzt ist er tot, da wird nichts anderes übrig bleiben, als ihn zu begraben") über stilles Leid, hyperventilierende Angehörige, schluchzende Töchter, versteinerte Gesichter, hektische Betriebsamkeit bis zu einer Wohnstube voller laut kreischender sog. Klageweiber.

Ich mag die Versachlichung der Situation. Manchmal haben sich Angehörige zwar schon in meine Arme geworfen, bei langjähriger Patientenbeziehung habe ich sie auch von Herzen gedrückt, im Allgemeinen aber setze ich mich mit den nächsten Angehörigen an den Küchentisch, bespreche die wahrscheinliche Todesursache und widerspreche nicht, wenn sie meinen, der Verstorbene sehe so entspannt aus, er habe sicher jetzt seinen Frieden. Ich weiß zwar, dass die Entspannung rein muskulär ist und grundsätzlich bei allen Toten auftritt, selbst wenn sie bis zuletzt gekämpft haben. Aber auf der anderen Seite *hat* der Verstorbene ja jetzt seinen Frieden.

Bei Bedarf muss ich die Angehörigen behandeln: Beruhigendes Gespräch, evtl. Blutdruck messen, ggf. Bluthochdruck-Krise, ggf. Hyperventilation oder Panikattacke therapieren.

Dann fülle ich die Formulare aus (ein nicht vertraulicher Teil ohne Diagnosen, eine Seite mit Durchschlag, und ein vertraulicher Teil mit Diagnosen, eine Seite mit verschiedenfarbigen Durchschlägen. Die Anleitung zum Ausfüllen dieses Formulars umfasst eine ganze DIN A4-Seite!). Ohne diese Bescheinigungen darf der Tote nicht abtransportiert werden. Jetzt kommt eine mir unangenehme Aufgabe: Vor meiner Verabschiedung muss ich erklären, dass die Untersuchung eines Verstorbenen keine Kassenleistung ist und fragen, an wen die Rechnung zu schicken ist. Das finde ich nicht pietätvoll. Aber überraschend eine Rechnung in ein paar Wochen senden geht nicht.

Zur Rechnungsstellung: bis 2020 wurde die Leichenschau je nach Umständen mit bis maximal 35 € vergütet (!), derzeit (Sommer 2020) gibt es endlich eine neue Regelung und die Entlohnung (inklusive Besuch, Wegegeld etc.) reicht jetzt von 60–150 €.

Meistens kann ich nach solch einer Leichenschau unbeschwert in meinen Alltag zurückkehren. Manche Schicksale berühren aber so, dass sie lange „im Hinterkopf" bleiben. Jede Leichenschau erinnert mich auch an meine eigene Sterblichkeit und reaktiviert meine Vorsätze für eine sinnvolle Lebensführung.

Manchmal nagt das Problem mit dem korrekten Ausfüllen des Totenscheines eine Weile an mir. Warum ist mir das Ausfüllen eines Totenscheines oft unangenehm? Weil die tatsächliche Todesursache nicht von außen zu sehen *ist*. Das hat nichts mit meiner mangelnden Kompetenz zu tun, und dies musste ich erst lernen. Ich kann keine Labor- oder toxikologischen Untersuchungen durchführen. Ich kann (und will) nicht den toten Körper aufschneiden und mir die Arterien anschauen, die Lunge auf Embolien untersuchen oder einen bisher nicht bekannten Tumor im Unterbauch entdecken. Ich bin auf das angewiesen, was ich aus der Vorgeschichte erfahre und was ich sehen kann – und das ist herzlich wenig.

Jeder „Tatort"-Zuschauer kennt die Situation: Der Pathologe wird vom Kriminalpolizisten gedrängt, die Todesursache zu nennen. „Näheres erst, wenn ich ihn auf dem Tisch hatte" ist die Antwort: Das bedeutet ohne Sektion keine Antwort! Wie soll ich dann als Nicht-Pathologe „ohne Tisch" die Todesursache feststellen? „Nur 43 % der Obduktionsergebnisse deckten sich mit dem Ergebnis der Leichenschau, lautet das Ergebnis einer 2019 erschienenen Doktorarbeit aus der Arbeitsgruppe von R. Lessig" [1].

Die Forderung nach einem amtlichen Leichenbeschauer, der grundsätzlich alle toten Menschen in der Aussegnungshalle untersucht, verhallt seit Jahrzehnten ungehört.

Bei den baden-württembergischen Formularen gibt es nur die Möglichkeit, „natürliche" oder „nicht natürliche" Todesursache anzukreuzen. Bei unklarer Todesursache ist, wie oben beschrieben, die Polizei zu holen. Diese wiederum kann bei der Diagnostik nicht weiterhelfen, sie kann nur die äußeren Umstände untersuchen und prüfen, ob es Hinweise auf „Fremdverschulden" gibt.

Also ringt sich der Arzt dazu durch, die wahrscheinlichste Todesursache anzugeben. Andererseits beruht die Todesursachenstatistik auf eben diesen ungenauen Todesbescheinigungen. Wenn auf jeder zweiten Bescheinigung „Herzversagen" angegeben ist, dann scheint es plötzlich, als seien Herzkrankheiten die häufigsten Todesverursacher. Entsprechend wird Geld in die Herzforschung, Behandlung und Vorsorge von Herzkrankheiten gesteckt. Milliarden Euro werden aufgrund einer nicht gesicherten Todesursachenstatistik fehlgeleitet!

Dass das Festlegen auf natürliche oder unnatürliche Ursache in der Praxis problematisch ist, möchte ich an folgendem Beispiel verdeutlichen:

Beispiel

Um 7.15 Uhr werde ich angerufen und gebeten, zu einer Toten zu kommen. „Ich habe schon mit dem Bestatter telefoniert, aber der hat gesagt, der Arzt muss erst

21.1 Leichenschau beim Patienten zu Hause

die Papiere fertig machen, damit er (der Bestatter) meine Mutter abholen kann". Mein Frühstück lasse ich ausfallen und fahre hin. Ich kondoliere und werde in ein schwäbisches Schlafzimmer geführt; im Bett liegt eine alte Frau, bei der die Totenstarre schon eingetreten ist. Ihre Tochter wollte ihr – wie immer morgens – beim Aufstehen helfen und hat sie tot entdeckt. Der eigene Hausarzt ist in Urlaub, ich habe seine Vertretung. Schwer krank sei sie nicht gewesen, sie habe halt regelmäßig Tabletten nehmen müssen. Gestern Abend wollte sie vorzeitig ins Bett, sie habe sich nicht recht wohl gefühlt und schlecht Luft bekommen in letzter Zeit.

Ich begnüge mich zunächst damit, in der Umgebung nach Hinweisen für Selbsttötung und an der Toten selbst nach Spuren von Fremdeinwirkung (s. o.) zu suchen- bei der 20 W Glühbirne (alter Bauart) durchaus eine Herausforderung. Zum Glück habe ich ja meine Rachenleuchte dabei zur Erhellung. Die eingetretene Totenstarre macht es schwierig, die Tote zu entkleiden und zur Untersuchung umzudrehen. Ich fahnde nach massiver Lungenembolie, nach Dekubitus (Pflegevernachlässigung, Bettlägerigkeit?) und Ödemen. Das Kopfende des Bettes ist hoch gestellt, am Körper der Toten finde ich nichts Auffälliges außer massiven peripheren Ödemen. Ich schaue nach den Medikamenten: Zweierlei Diuretika, Betablocker, ACE-Hemmer (passend zur Herzinsuffizienz), Novaminsulfon.

In der Küche, wo ich meine Untersuchungshandschuhe entsorge, schaue ich gezielt im Abfalleimer unter der Spüle nach leeren Tablettenpackungen (Suizid?) und nach Alkoholflaschen- auch dort ist alles unauffällig.

Wie soll ich die Todesbescheinigung ausstellen? Ich kann nicht mit einwandfreiem Gewissen sagen, dass ich sicher weiß, woran diese Frau verstorben ist. Wenn ich aber „unklare Todesursache" ankreuze, bin ich verpflichtet, die Polizei zu rufen, und zu warten, bis diese da ist, damit nichts in der Umgebung und an der Leiche verändert wird. Zwei Stunden mindestens. Ich weiß, dass sich inzwischen die Praxis ab 7.45 Uhr mit Grippepatienten füllt. Und was wird die Polizei tun? Sie wird nur prüfen, ob es Hinweise auf Fremdeinwirkung gibt. Wenn nein, dann ist sie nicht mehr zuständig und ich stehe am gleichen Punkt wie jetzt, dadurch ist nichts gewonnen. Meine Unterhaltung mit der weinenden Tochter führt mich zu dem Eindruck, dass sie sich um die Mutter redlich bemüht und deren Ableben nicht nachgeholfen hat. Ich kreuze also „natürlicher Tod" an und schreibe unter Diagnosen: „Nur durch Obduktion zu klären. Wahrscheinlich Herzrhythmusstörung, Herzstillstand bei Herzinsuffizienz, Begleiterkrankung Hypertonie". Dann erkläre ich der Tochter, wie die Formulare zu handhaben sind, weise sie darauf hin, dass sie eine Rechnung erhalten wird und dass der Bestatter jetzt kommen kann. Danach verabschiede ich mich von ihr und der Toten und mache mich auf den Weg in meine Sprechstunde. Einen Gedanken muss ich beiseiteschieben: Die vermutete Rhythmusstörung hätte möglicherweise von einem Kaliummangel infolge der Diuretika herrühren können. Wäre das eine nicht natürliche Todesursache? Wenn ich das ernsthaft in Betracht ziehen würde, müsste ich die Polizei einschalten. Diese würde mich vermutlich fragen, was mich zu der Vermutung bringt, dass die Medikamente – die zweifelsfrei indiziert waren – zum Tode beigetragen haben. Sollte ich antworten: „Ja, das ist im Prinzip immer möglich. Ich kenne den Kollegen zwar seit Jahren als gewissenhaften und tüchtigen Arzt, aber das kann ja jedem einmal passieren. Bringen sie bitte die Leiche in die Rechtsmedizin und lassen Sie nachschauen. Die Tochter muss eben ein paar Wochen warten, bis sie ihre Mutter beerdigen kann, und inzwischen ist der Ruf des Kollegen ruiniert (im Zweifelsfall meiner ebenso), aber das ist zur Wahrheitsfindung ja unerheblich". Hätte ich mich vor dem Kollegen, dem ich dadurch indirekt Nachlässigkeit bzw. einen Kunstfehler unterstellt hätte, jemals wieder blicken lassen können? Andererseits: wenn der Kollege „ewig" keine Laborkontrolle veranlasst hatte zur Therapieanpassung, und wenn tatsächlich das Kalium durch die Medikamente lebensbeendend zu niedrig war: Habe ich mit der Bescheinigung der „natürlichen Todesursache" etwas vertuscht? ◄

▶ Ich kann die Forderung nach einer unabhängigen Leichenschau durch einen hierfür extra ausgebildeten Arzt, durchgeführt bei guten Lichtverhältnissen (z. B. in den Räumen des Bestattungsinstituts bzw. der Aussegnungshalle), mit seinen Möglichkeiten technischer Ergänzung (z. B. Blutprobenentnahme) und unbeeinflusst von Umherstehenden oder den Angehörigen, deshalb nur immer wieder erneuern.

Beispiel

Anekdote: Das Netteste, was mir in Zusammenhang mit einer Leichenschau passiert ist, muss ich zum Abschluss hier erzählen.

Eine alte türkische Patientin mit metastasierendem Krebs war erwartet verstorben. Sie war am frühen Morgen friedlich entschlafen, ich wurde wie besprochen vom Sohn eine halbe Stunde vor Beginn der Sprechstunde angerufen und informiert. Die Wohnung der Frau lag in einer Straße, die vorwiegend von türkischstämmigen Menschen bewohnt ist. Diese liegt nicht weit von der Praxis weg, und so fuhr ich mit dem Fahrrad und meiner leichten Tasche hin. Ich fahre meist mit dem Rad zur Arbeit, denn ich wohne nicht weit weg. Die praxiseigenen Stellplätze werden von den auswärtigen Helferinnen gebraucht und bei Bedarf kann ich mir rasch mein Auto von zu Hause holen. Mein Fahrrad steht während der Sprechstunde im öffentlichen Radständer vor der Praxis. Deshalb benütze ich mein uraltes Rad, um welches es nicht schade wäre, wenn es nass oder gestohlen wird. Also erreichte ich diese Wohnstraße mit meinem „alten Göppel". Alle Parkplätze der Straße waren untypischerweise belegt mit gepflegten überwiegend silbergrauen und schwarzen, größeren Autos, dabei viele Mercedes (die bei uns Daimler heißen), kein Wunder im Großraum Stuttgart. Angesichts der tollen Autos kam ich mir etwas deplatziert vor und wollte mein altes Rad lieber ein bisschen weiter weg vom Trauerhaus abstellen, aber schon hatte mich die Nachbarin der Verstorbenen, auch eine meiner Patientinnen, entdeckt, und winkte mich zu sich. Es blieb mir nichts anderes übrig, als das Rad direkt vor dem Trauerhaus abzustellen. Abschließen musste ich es sicher nicht, und so folgte ich dieser Nachbarin direkt ins Haus. Im unteren Hausflur waren schon Dutzende Paar Schuhe, das Zeichen von viel Besuch – passend zu den vielen Autos. Im ersten Stock war das Wohnzimmer voller ernster, türkischer Männer, die Küche voller türkischer Frauen. Sofort wurde mir Tee angeboten. Ich grüßte mit leichter Verbeugung und „guten Tag", drückte mein Beileid aus und lehnte den Tee dankend ab. Im Schlafzimmer ruhte die Verstorbene im Bett, umgeben von ihrer unmittelbar nächsten Familie. Als ich wie immer anbot, dass bei der Untersuchung die Angehörigen dabei sein dürften, verließen außer einer Tochter alle den Raum. Die Untersuchung war recht schnell durchgeführt, ich kannte ja die Diagnosen. Den Totenschein füllte ich diesmal lieber im Schlafzimmer auf dem Bett sitzend aus, ich wollte mir nicht in der Küche den Platz dafür erobern. Nach der Verabschiedung von der Tochter und der Toten ging ich durch die Wohnung nach allen Seiten leicht nickend zur Ausgangstür. Dort wartete zu meiner Verwunderung ein Mann, der sich vorstellte: „Ich bin der Schwiegersohn. Darf ich Sie zu Ihrem Fahrzeug begleiten?" Damit drehte er sich um und ging aus der Tür und die Treppe hinunter auf die Straße. Was blieb mir übrig, als ihm zu folgen? Als er auf der Straße stand und sich zwischen den Limousinen nach meinem Fahrzeug umsah, war ich schon auf das Rad gestiegen und winkte ihm einen Abschiedsgruß zu. Ich hätte mich gern umgedreht, um den Ausdruck in seinem Gesicht zu sehen, aber das habe ich mich nicht getraut … ◀

Checkliste Leichenschau
- Name, Vorname, Geburtstag, Geburtsort
- Nächste Angehörige
- Umstände des Todes
- Untersuchung:

1. Auffindesitua*tion (auch: I*nfektionsrisiko oder Hinweis auf nicht natürlichen Tod, dann zuerst Polizei!)
2. Ungewöhnliche/auffällige Veränderungen im Umfeld (ggf. Polizei)
3. Kleidung (auch Frage Schleifspuren an Schuhen)/Pflegezustand
4. Verletzungen (auch Nadelstiche Ellbeugen u. ä. Stellen, Strangulationsmarken/Dekubitus; ggf. Polizei)
5. Starre (Kinn/Hände/Arme/Füße/Beine)
6. Leichenflecken (wegdrückbar? wo? lagegerecht?) und Hautveränderungen
7. Augen (offen/geschlossen/teilweise offen? Pupillen, ggf. Reaktion? Hornhaut trüb? Augenlider-Einblutungen?)
8. Mundhöhle (auffälliger Geruch/Fremdkörper/Verletzungen z. B. Schleimhautabschürfungen durch Zähne/Blutungen z. B. am Gaumen)

9. Urin-/Stuhl-Abgang
10. Temperatur (rektal), nur bei unklaren/unerwarteten Todesfällen
11. Sonstiges

- Rechnung geht an?
- Datum, Uhrzeit, Ort der Leichenschau
- Wer ist zu informieren?
- Spickzettel: Totenflecke beginnen nach 15–20 min, konfluieren nach 1–2 h, wegdrückbar und umlagerbar ca. 10 h; Totenstarre Kiefer 2–4 h, vollständig 6–8 h, Lösung nach 2–3 Tagen, Lösung beendet nach 3–4 Tagen; Hornhauttrübung bei geschlossenen Augen nach ca. 24 h; Maden frühestens nach 10 h; idiomuskulärer Wulst bis zu 6 h.

21.2 Wundversorgung

Die Tatsache, dass „Wundmanager" nötig sind, zeigt, dass viele Kollegen und MFA Probleme haben, Wunden zu versorgen. Die Vielzahl der Wundauflagen und Produkte mit zum Teil astronomischen Preisen (Regressgefahr!) gestalten die Auswahl unübersichtlich.

Um Produktwerbung zu vermeiden, möchte ich die Grundsätze der Wundversorgung nur kurz und allgemein darstellen.

Grundsatz ist, dass Wunden sauber und leicht feucht sein sollen, damit sie am schnellsten heilen. Das optimale Aussehen ist rosa und sanft glänzend. Schwarz bedeutet Nekrose (abgestorbenes Gewebe), dunkelgelb oder grün bedeutet Infektion (bakterielle Besiedlung), hellgelb kann Fibrin sein (Fasergewebe). Weiß sind im allgemeinen nur Sehnen und Knochenteile: Solche Wunden sind besonders häufig auf Sauberkeit zu kontrollieren.

Sauber bedeutet: Kein Schmutz und keine Infektion. Wunden dürfen durchaus mit Wasser gereinigt werden!! Es ist ein sich haltender Irrtum, dass Wunden „nicht nass werden dürfen". Auch genähte Wunden dürfen mit sauberem Wasser in Berührung kommen!

Die Stadien der Wundversorgung sind:

1. Reinigen, ggf. Nekrosen abtragen
2. Infektion bekämpfen
3. Gegen Geruch Aktivkohle einsetzen
4. Für Abfluss von überschüssigem Sekret sorgen, die Wunde soll aber feucht bleiben; Luftabschluss erst, wenn die Wunde sauber granuliert (neues Gewebe bildet) ggf. die umgebende Haut schützen

21.2 Wundversorgung

Zu 1: Man nimmt Wasser oder Kochsalzlösung zur einfachen Reinigung, desinfizierende Reinigung mit speziellen Lösungen (z. B. Octenisept). H_2O_2 3 % (Wasserstoffperoxid) reinigt sehr gut ausgefranste Wunden mit Wundtaschen, behindert aber die Granulation, sodass man unbedingt mit Kochsalz 0,9 % nachspülen muss. Nekrosen muss man meist chirurgisch abtragen. Bei Fibrinbelag sind Enzyme und Hydrogele wirksam.

Zu 2: Antibakteriell sind Silberauflagen (flexible Gitter oder Schäume, mit Ag – Silber gekennzeichnet) sinnvoll. Silber verzögert die Wundheilung nicht, im Gegensatz zu „Jod" (abgekürzt für PVP – Polyvinylpyrrolidon-Jod-Komplex), andererseits sind Jodsalben unschlagbar billig und töten „alles" ab (Bakterien, Viren, Pilze). Verboten sind sie nur bei Jodallergie. Ohne antibakterielle Wirkstoffe sind hydrophobe absaugende Wundauflagen; sie vermindern die Infektion durch Ableitung des Sekrets.

Zu 3: Insbesondere Dekubitus-Stellen (durch den Druck beim ständig-auf-derselben-Stelle-Liegen entstandene Hautdefekte) können unangenehm riechen. Vorbeugen des Wundliegens durch häufiges Umlagern des Patienten ist die einzige Lösung, aber wenn ein Druckgeschwür entstanden ist und nach der Reinigung trotzdem starker Geruch übrig bleibt, dann sind Aktivkohleauflagen lindernd.

Zu 4: Feuchthalten kann man saubere Wunden mit transparenter Wundfolie, die sehr schön eine regelmäßige Kontrolle ohne Abreißen des Verbandes und somit Verbandwechsel nur bei Bedarf erlaubt. Ebenfalls nur bei einer sehr sauberen Wunde sind einfache PU(Polyurethan)-Schäume sinnvoll. Salbentüll ist billig und hält die Wunde geschmeidig/verklebt nicht mit der Wunde. Salbentüllgitter keinesfalls doppelt legen, sonst kann das Sekret nicht abfließen! Alginat-Tamponaden sind für tiefe Wunden geeignet, das Alginat muss innerhalb des Wundrandes bleiben (locker tamponieren, da sich die Fasern ausdehnen!). Alginat nimmt Wundwasser auf und bildet mit diesem zusammen ein feuchtes Gel.

Unsaubere Wunden kann man nach der Reinigung mit Hydrocolloid oder Hydrogel versorgen. Überschüssige Flüssigkeit wird durch Mullkompressen, spezielle Saugkompressen oder Hydrofaser aufgesaugt. Bei einem Patienten mit extremer Wundwasserbildung (durch Kombination von Stauungsödem mit Unterschenkelgeschwür) benützten wir erfolgreich mit Mullbinden befestigte Inkontinenzeinlagen oder Damenbinden über dem Verband.

Betrachten wir die Wundversorgung von der Art der Wunde her:

1. Saubere Schnittwunden: Sie sind zu reinigen und innerhalb von sechs Stunden zu verschließen durch Klammerpflaster oder Naht. Gegen Verkleben kann man sie mit Hydrogitter oder Salbengitter abdecken und Kompressen (billig) oder PU-Schaum (teuer) als Auflage fixieren.
2. Schürfwunden, unregelmäßige Risswunden und Bisswunden (diese sind immer infiziert): Muss man zunächst reinigen, danach bei oberflächlicher Wunde Gitter und Kompresse auflegen, bei tieferer Wunde Hydrogel, ggf. Silber oder Jod (lieber langsamere Heilung als Ausbreitung einer Infektion), ggf. tamponieren.

3. Exsudierende (Wundflüssigkeit produzierende) Wunden: Sie sind nach der Reinigung mit durchlässigem Gitter und flüssigkeitsaufsaugenden Auflagen zu versehen, nicht vergessen, den Wundrand vor Aufweichen zu schützen (zinkhaltige Salbe, Silikonrand).
4. Sonderfall offene Sehne: Hier darf man keinesfalls Alginat verwenden, dieses trocknet die Sehne aus und führt zum Reißen.

Bei allen Wunden muss der Tetanusschutz überprüft werden und ggf. gleich als Kombinationsimpfung aufgefrischt werden (Tetanus, Diphtherie, Keuchhusten und ggf. Polio).

Schmerzen beim Verbandwechsel sind zu vermeiden, die Wundauflage ist so zu wählen, dass sie nicht verklebt. Wenn das doch passiert, dann muss mit Kochsalz- oder Ringerlösung gut durchfeuchtet werden (einwirken lassen), bei Bedarf kann der Patient rechtzeitig vorher Schmerzmittel einnehmen.

Literatur

1. Wochenende, Das Magazin der Stuttgarter Nachrichten und der Stuttgarter Zeitung 11./12. Januar 2020 Seite W2

Kleine praktische Tipps und Tricks

22

Zusammenfassung

Im Lauf der Jahre führen Beobachtungen zu vielerlei praktischen Tipps für den Berufsalltag.

Die folgenden kleinen Alltagstricks haben sich im Lauf der Jahre bewährt

- Nach dem Blutabnehmen sollte man nicht den Patienten selbst auf die Blutabnahmestelle drücken lassen. Kaum ist er geistig woanders, dann lässt er los. Stattdessen kann man die Staumanschette mit leichtem Druck über den Tupfer der Blutabnahmestelle festziehen. Dies ist vor allem bei Antikoagulantien-Therapie und Altershaut oder wenn die Blutabnahme schwierig war und evtl. die Vene durchstochen ist zu beachten. Das Stauband sollte man erst lösen, wenn die Blutröhrchen versorgt sind oder sogar erst nach 4–5 min im Wartezimmer von der MFA lösen lassen.
- Flyer und Informationsbroschüren sind bereitzuhalten und ggf. anzubieten. Erstaunlicherweise werden sie, falls sie freiwillig mitgenommen werden, auch gelesen. Demnach sollte man sie dem Patienten nicht in die Hand drücken, sondern fragen, ob er so etwas mitnehmen möchte. Von der Bundeszentrale für gesundheitliche Aufklärung (BzGA) und der Pharma-Industrie werden Gymnastik- und Ernährungstipps, sowie Informationsbroschüren zu den verschiedensten Erkrankungen kostenlos bereitgestellt und können online angefordert werden. Man kann auch selbst Vorlagen erstellen (Abschn. 40.2).

▶ Anweisungen immer klar geben und dabei das Wort „nicht" vermeiden.

Richtige Formulierung: „Bitte legen Sie sich ganz normal auf die Liege", falsch: „Bitte legen Sie sich auf den Rücken" – hierbei krabbeln viele Menschen auf die Liege und legen sich dann auf den Bauch. Richtig: „Bitte machen Sie den Oberkörper frei", falsch: „Bitte lassen Sie mich einmal die Lunge abhören" – hier überlegen manche Patienten erst einmal, wo die Lunge ist. Richtig: „Bitte drehen Sie den Kopf zur Seite und atmen tief ein und aus", falsch: „Pusten Sie mich nicht an".

> **Beispiel**
>
> Beim Abtransport von zu Hause ins Krankenhaus lag mein Patient auf der schmalen Rot-Kreuz-Liege und wurde die Treppe vor seinem Haus hinunter getragen. Ganz automatisch griff er an das Treppengeländer und hielt sich fest. Die Rotkreuzler bemerkten das nicht gleich und der Patient fiel dadurch fast von der Liege, woraufhin die Ehefrau des Patienten rief: „Nicht am Geländer festhalten" – was dazu führte, dass er sich noch fester verkrampfte, er hatte wohl nur „Geländer fassen" verstanden. Ich ergriff sanft die verkrampfte Hand und gab die Anweisung „bitte legen Sie die Hand auf ihren Bauch", das führte sofort zur Entspannung. ◀

- Bei Demenzverdacht lässt sich leicht ein Uhrentest zur Orientierung machen. Es ist höchst erstaunlich, wie pathologisch die Ergebnisse sein können, selbst wenn der Patient noch recht zugänglich im Gespräch scheint, und vor allem für die Angehörigen, die dabei sitzen, ist die kognitive Einschränkung augenfällig (Abschn. 9.2 und Kap. 10).
- Beim Verbandwechsel (wie auch beim Bauch abtasten) sollte man immer in das Gesicht des Patienten schauen, um rechtzeitig Schmerzäußerungen zu erkennen.
- Beim Blutdruckmessen kann man die Manschette über dem Hemd/der Bluse anlegen, wenn sie dünn ist, dann erst die Ellenbeuge für das Stethoskop frei machen – erstens ist es hygienischer, zweitens lässt sich die Manschette glatter anlegen.
- Rechtzeitig vor der Niederlassung, aber spätestens beim ersten Patienten mit Verdacht auf Parasiten muss man den Unterschied zwischen Körper-, Filz- und Haarläusen, Wanzen und Flöhen, sowie Krätze-, Gras- und Hausstaub-Milben lernen. Basiskenntnisse von Wurmerkrankungen sind ebenfalls hilfreich.
- Mache nichts Wichtiges „kurz mal eben zwischendurch"! Ein Rezept, aus Gefälligkeit dem drängenden Patienten an der Rezeptionsecke unterschrieben, kann ein Medikament enthalten, welches nicht mehr indiziert ist. Grundsätzlich sind die vorbereiteten, organisierten Abläufe die sichersten. Hektik verdirbt Sorgfalt, mangelnde Vorbereitung kann ins Chaos führen.

> **Beispiel**
>
> Eine nicht gut vorbereitete Blutabnahme am Patienten im Pflegeheim verlief so: Die erste Vene platzte. Während ich am anderen Arm eine Vene punktierte, lief Blut unter dem Pflaster der 1. Punktion durch und tropfte auf den Boden. Die Patientin sah das und wollte instinktiv auf die Blutabnahmestelle drücken, bewegte also beide Arme (inklusive Nadel). Um keine Verletzung durch die Nadel zu verursachen, folgte

ich der Bewegung. Dadurch setzte sich das nicht durch Bremsen fixierte Bett in Bewegung, die Bettpfanne schepperte von irgendwoher auf den Boden und entleerte sich. Wenn jemand ins Zimmer gekommen wäre, hätte er folgendes gesehen: Ein schief im Zimmer stehendes Bett mit einer entgeisterten Patientin, eine recht hilflose Ärztin schräg über der Patientin halb liegend, halb stehend und auf dem Boden eine Mischung aus Blut und Urin … ◄

- Auf jedem Arztschreibtisch liegt ein DIN-A5-Notizblock für alles, was zwischendurch sonst das Gehirn blockiert: To do für später, Telefongespräche oder etwas, was mir einfällt, obwohl es nicht in das momentane Patientengespräch gehört. Beispielsweise verschreibe ich der vor mir sitzenden Patientin Kompressionsstrümpfe. Dabei fällt mir ein, dass ich beim vorvorigen Patienten ein Rezept über Einlagen vergessen habe, also mache ich eine Notiz. Aus der Tatsache, wie viele von mir angeforderte Rückrufe vergessen werden, ersehe ich, dass andere Menschen keine derartige Notizfunktion nützen.
- Die Adressen und Telefonnummern der wichtigsten Therapiepartner sind alphabetisch gespeichert und jederzeit kann eine Auswahl davon per Ausdruck dem Patienten auf Wunsch mitgegeben werden.
- Nadeln kann man sichern, indem man sie in den Stempel der benützten Spritze steckt: Stempel ganz heraus ziehen, Nadel in die Rille des Stempels legen und soweit den Stempel drücken, dass der Hauptteil der Nadel im bedeckten Teil der Spritze verschwindet. Die optimale Lösung ist selbstverständlich, einen separaten Nadelabwurfbehälter dabei zu haben.
- Schuhlöffel gehören neben jede Liege.
- Ausleihbare Gartenschuhe aus Plastik helfen dem Patienten, mit einem dicken Fußverband nach Hause zu kommen. Ausleihen sind zu notieren und der Patient zu erinnern, dass er den Plastikschuh auch wieder zurückbringt.
- Beim Spritzen und Impfen schnell stechen und ganz langsam den Spritzenstempel eindrücken vermindert die Schmerzempfindung.
- Abgelaufenes Nitrolingualspray nicht wegwerfen: Türscharniere und Schlösser werden damit wieder leicht gängig (Nase weg beim Sprühen).

Idealtypen

23

Wie sollten Arzt, Patient und MFA idealerweise sein?

Zusammenfassung

Die Idealvorstellungen, wie sich eine MFA oder ein Arzt zu verhalten hat, sind über die Jahre überraschend konstant geblieben. Auch der Patient sollte danach streben, sich ideal zu verhalten.

Möglicherweise wandeln sich die Anforderungen an den Menschen genauso wie die Anforderungen an das Fachwissen. Möglicherweise auch nicht: Die Idealvorstellung vom Arzt, die sich aus Umfragen, eigener Anschauung und diesbezüglichen Fortbildungen ergibt, ist überraschend konstant geblieben. Die Idee einer guten MFA ist ebenfalls heutzutage dem ähnlich, wonach Ärzte schon vor 50 Jahren in Stellenanzeigen gesucht haben. Seltsamerweise fragt die Öffentlichkeit bisher nicht, was den idealen Patienten ausmacht – ich schon.

23.1 Guter Hausarzt

Für die meisten älteren Patienten zählt die Wahl ihres Hausarztes zu den wichtigsten Entscheidungen in ihrem Leben. Sie stellen sich die Frage: Wem kann ich mich anvertrauen? Wem lege ich mein wichtigstes Gut, nämlich meine Gesundheit, in die Hände? Was erwarte ich also von meinem Hausarzt? Die Antworten sind nachvollziehbar:

1. Er soll Wissen haben, das er für mich einsetzt.
2. Er soll freundlich sein (zumindest neutral) und zuverlässig.
3. „Man" muss mit ihm reden können. Er soll mir konzentriert zuhören und auf mich (meine Wünsche und mein Denken) eingehen.
4. Er soll sich mir zuwenden („nicht bloß in den Computer schauen").
5. Er soll nicht gefühllos sein.

6. Er soll mich gründlich untersuchen.
7. Er soll erklären können, was er tut, und mich ernst nehmen.
8. Seine Behandlung soll erfolgreich sein.
9. Ich muss ihm vertrauen können, d. h. ich muss auch für mich heikle Dinge äußern können.
10. Ich möchte darauf vertrauen können, dass er an meinem Wohl interessiert ist und mich zu meinem Besten berät und nicht für irgendwelche anderen Interessen.
11. Er soll mich kennen und sich an meine Krankheitsvorgeschichte erinnern.
12. Seine Mitarbeiterinnen sollen nett sein und mich kennen.
13. Die Praxis soll sauber sein, nicht zu weit von mir weg und ich möchte dort nicht zu lange warten müssen, wenn ich einen Termin habe.

Patienten prüfen bei jeder Konsultation, ob ihre Entscheidung richtig war. Alles, was ihnen in der Praxis begegnet, kann sie umstimmen. Heutzutage ist es schwieriger für Patienten geworden, überhaupt einen Hausarzt zu finden, sodass sie weitere Wege, einen „Rezeptionsdrachen" oder längere Wartezeiten ggf. in Kauf nehmen.

Die eigene Krankheit und der Hausarzt bzw. seine Praxis sind für alte und chronisch kranke Patienten ein zentrales Thema, womit sie sich beschäftigen und das sie miteinander besprechen.

Ein zufriedener Patient bleibt. Ein unzufriedener Patient geht, schimpft und sorgt damit dafür, dass auch andere wegbleiben. Ein Patient, der grundsätzlich zufrieden ist und etwas Negatives in der Praxis erlebt, bespricht das mit seinem Hausarzt – beim ersten Mal. Beim nächsten Mal überlegt er sich, ob er geht („einmal ist keinmal, zweimal ist einmal zu viel").

Folgende Eigenschaften braucht ein Arzt m. E., um den Erwartungen auf Dauer zu entsprechen:

Er soll ruhig, besonnen und zuverlässig sein. Er muss eine hohe Konzentrationsfähigkeit haben und gutes Fachwissen. Er muss aktiv zuhören und Kommunikation führen können. Er braucht Geduld und Einfühlungsvermögen. Damit er sich diese Eigenschaften erhält, braucht er Erfüllung und Freude im Beruf, muss für sich selbst sorgen können und ein Menschenfreund sein.

Wer sich in diesem Bild nicht erkennen kann, sollte zu seinem eigenen Nutzen und dem seiner Patienten mit seinem Medizinstudium lieber etwas anderes anfangen, als Hausarzt zu werden.

> „Die Kunst ein guter Arzt zu sein:
> [...]Ein guter Arzt bemüht sich um eine für den Patienten hilfreiche Kommunikation in Zusammenhang mit Fragen zur Erhaltung von Gesundheit sowie zur Diagnose und Therapie von Krankheiten. Dazu braucht er Kenntnisse über Kommunikations-, (Sprach-) Barrieren, systemische Untersuchungsfehler, Prozesse selektiver Wahrnehmung und social-desirability-effects (Antwortverhalten im Sinne sozialer Erwünschtheit). Er verfügt über Fähigkeiten zur Anwendung von problem- und situationsadäquaten Kommunikationstechniken. Ein guter Arzt ist sich seiner emotionalen Reaktionen auf belastende Erfahrungen in der Konfrontation mit Krankheit, Sterben und Tod bewusst und kann diese bearbeiten[...].

Ein guter Arzt kann soziale Konflikte wahrnehmen, bezogen auf ihre Ursachen analysieren und konstruktiv bearbeiten [...].

Ein guter Arzt kennt die gesetzlichen Rahmenbedingungen des Gesundheits- und Sozialsystems, die medizinischen Dienstleistungsorganisationen und ihrer Angebote [...].

Ein guter Arzt kann [...] die veröffentlichten Ergebnisse wissenschaftlicher Studien hinsichtlich ihrer Aussagekraft bewerten [...].

Ein guter Arzt ist sich der Grenzen seiner Fähigkeiten und der Unvermeidbarkeit von Fehlern bewusst und deshalb bemüht, betroffenen Patienten bei der Bewältigung des Schadens zu helfen. Dazu braucht er Kenntnisse über Versicherungsleistungen und die Fähigkeit, Fehler einzugestehen und „um Verzeihung bitten zu können".

Ein guter Arzt denkt auch an seine eigene Gesundheit, entwickelt seine salutogenen Kompetenzen und bemüht sich um ein „vorbildliches Verhalten". Dazu braucht er Fähigkeiten zur Selbstwahrnehmung, zum Konfliktmanagement und zur bewussten Gestaltung des eigenen Lebens" [1].

23.2 Guter Patient

Die meisten Patienten sind sich nicht darüber bewusst, dass der Hausarzt seinerseits Wünsche an ihr Verhalten hat. Der ideale Patient

- lässt sich einen Termin geben, kommt 5 min vor diesem Termin und sagt ihn rechtzeitig ab, wenn er nicht kommen kann,
- schildert seine Beschwerden klar und kurz,
- setzt sich mit seiner Krankheit auseinander,
- erwartet keine Wunder,
- sieht den Arzt als kompetenten Berater, nicht als seelischen Mülleimer,
- ist geduldig und arbeitet an seiner Gesundung aktiv mit,
- folgt den Therapievorschlägen oder bespricht mit dem Arzt, warum er den Vorschlägen nicht folgen will oder kann,
- macht den Arzt nicht für Schicksalsschläge verantwortlich und lässt nicht seinen Alltagsfrust am Arzt aus,
- ist dankbar und sagt dies auch ab und zu,
- diskutiert nicht endlos irgendwelche Dinge, die er in der Apothekenzeitschrift oder bei Google gelesen hat; er respektiert, dass der Arzt eine wissenschaftliche Ausbildung hat und seine Therapie begründet einsetzt,
- hört dem Arzt ebenso zu, wie dieser ihm zuhört.

23.3 Gute Arzthelferin

Die tüchtige Arzthelferin ist eine Seele von Mensch, kann gut organisieren und selbst Verantwortung übernehmen. Sie ist kompetent, gut belastbar, immer freundlich und geduldig, verlässlich und vertrauenswürdig.

- Sie mag Menschen, ist grundsätzlich fröhlich und zufrieden, geistig beweglich und geschickt im Umgang mit Patienten.
- Sie behandelt Patienten nicht „von oben herab" sondern freundlich interessiert, herzlich aber nicht zu vertraut.
- Für sie ist der Patient ein kranker Mitmensch und der Mittelpunkt ihrer Arbeit, nicht eine störende Unterbrechung.
- Sie ist sich darüber bewusst, dass die Arbeit mit und an dem Patienten die Sicherheit ihres Arbeitsplatzes und ihr Gehalt garantiert.
- Sie verwechselt die Patienten nicht und hat ein gutes Namensgedächtnis.
- Sie spricht die Patienten persönlich an und geht taktvoll mit ihnen um.
- Sie kann gut organisieren, erledigt ihre Arbeit nach Wichtigkeit, verzettelt sich nicht. Sie arbeitet sorgfältig und schnell und führt ihre Arbeiten zu Ende.
- Sie ist zuverlässig, gegebene Zusagen hält sie ein. Sie ist pünktlich. Was sie sagt, stimmt.
- Auch in Stress-Situationen behält sie die Übersicht, wird nicht nervös, kann sich konzentrieren und bleibt geduldig.
- Sie ist liebenswürdig und sauber, gepflegt und ordentlich.
- Sie identifiziert sich mit der Praxis und entwickelt diese durch Ideen weiter.
- Die Aufgaben beherrscht sie souverän, sie kennt die Geräte und geht gut damit um. Sie schiebt ihre Arbeit nicht anderen zu.
- Sie sorgt für Wohlfühlatmosphäre.
- Sie lächelt oft.
- Sie geht positiv auf Patienten und Kollegen zu.
- Sie sagt „*bitte*" und „*danke*" in fast jedem Satz (wenn es passt).
- Sie kann mit alten, schwerhörigen, gebrechlichen Menschen fürsorglich umgehen; andererseits kann sie fordernden, unverschämten Patienten höflich Grenzen setzen.
- Sie muss nicht mühsam motiviert werden. Sie lässt ihre privaten Sorgen vor der Praxistür. Sie kümmert sich in der Sprechstunde professionell freundlich um jeden Einzelnen.

Haben Sie es gemerkt? Alles, was hier über die gute Helferin gesagt wurde, gilt genauso für den guten Arzt!

Das Idealbild für eine solche „Praxisperle" wird selten erreicht, aber einige MFA (und manche Ärzte) kommen dem Bild schon recht nahe.

Literatur

1. J.v.Troschke, ÄBW 04/2005 S. 159.

Hausärzte als Privatpersonen

24

> **Zusammenfassung**
>
> Der Arztberuf lässt sich sehr schwer von der Privatperson des Arztes trennen. Eine nähere Betrachtung hierzu hilft bei der Entscheidung, ob man wirklich Hausarzt werden möchte.

Ist der Hausarzt auch Mensch? „Natürlich!" ist die spontane Antwort.

Im Alltag möchte man als Hausarzt daran zweifeln. Meine subjektive Erfahrung ist, dass meine Tätigkeit, Funktion und Eigenschaft, Ärztin zu sein, im Bewusstsein der mir begegnenden Menschen im Vordergrund steht. Ich nehme das nicht übel. Es ist wie bei Polizist, Lehrer, Bürgermeister oder Pfarrer. Wenn ich denen begegne (und den Beruf weiß), dann sehe ich nicht Herrn Müller, Frau Maier oder Frau Schmidt, sondern denke: Das ist der Herr Pfarrer. Ach ja, die Lehrerin von unserer Tochter. Guten Morgen, Herr Bürgermeister.

Meinen Nachbarn, der „beim Daimler" arbeitet, begrüße ich dagegen mit seinem Namen und habe dabei nicht im Kopf, dass er gerade im Ausland eine Firmenniederlassung betreut.

In der Begegnung in erster Linie als Arzt gesehen zu werden, hat meines Erachtens wenige Vorteile und viele Nachteile.

Da die ärztliche Tätigkeit (immer noch) mit hohem gesellschaftlichen Ansehen verknüpft ist, ist im allgemeinen Respekt zu spüren (der eigentlich jedem Menschen gebührt, aber nicht jedem entgegengebracht wird), das ist eindeutig ein Vorteil.

Die Menschen stellen den Arzt auf ein Podest, er steht über dem Normalen. Manche Kollegen schätzen das. Ich nicht. Ich möchte lieber zuerst als Mensch und dann als Ärztin gesehen werden und auf Augenhöhe mit den Menschen reden. Ich bin auch Mutter, Nachbarin, Frau, Kundin, Touristin, Geigerin und, und, und. Aber ob am

Gartenzaun, beim Einkaufen, auf dem Campingplatz oder sonst wo werde ich begrüßt mit „Hallo Frau Doktor! Ich hätte da …" oder „Hallo Frau Doktor, wenn ich Sie gerade sehe …", und schon geht die private Sprechstunde los.

> **Beispiel**
>
> Es ist mir schon passiert, dass mir jemand auf der Straße begegnete und mit der obigen verbalen Einleitung sein Hosenbein hochzog, um mir seine Venenentzündung am Unterschenkel zu zeigen. Ein andermal zeigte mir jemand den doch komisch rot gewordenen Insektenstich am Ellbogen („sind das vielleicht diese Borrelien"?). Mein tollstes Erlebnis war, dass mir eine Patientin quer über das Gemüse beim Supermarkt laut zurief: „Oh Frau Doktor, gut dass ich Sie sehe. Ich habe ganz vergessen in der Praxis anzurufen. Wie ist denn mein Urin ausgefallen?" ◄

Wenn ein angehender Hausarzt solche Erlebnisse vermeiden will, sollte er seine Praxis nicht an seinem Wohnort haben.

Der Arzt ist überall Ratgeber. Wer hat nicht ein gesundheitliches Problem oder mindestens eine Frage zur Gesundheit, zur richtigen Ernährung, zu seinem Körperbefinden? Manche Kollegen mögen das: Der Arzt hilft, er kann erklären, zeigen, was er alles weiß, und dem anderen Menschen etwas geben. Ich persönlich mag die Sprechstundentätigkeit nicht außerhalb der Praxis weiter führen, ich möchte da gerne privat sein. Das liegt nicht daran, dass ich nicht gerne Ärztin wäre und nicht *nur* daran, dass ich noch andere Interessen habe, sondern ich möchte mich nur nicht zu 100 % mit dem Beruf identifizieren lassen. Außerdem schätze ich persönliche Nähe und Interesse an meiner Person (und nicht meiner Funktion) in den persönlichen Begegnungen, und diese entsteht nicht, wenn sich das Gegenüber gleich als Patient präsentiert.

Entsprechend ist das bei Abendeinladungen, Geburtstagsfesten oder Ähnlichem. Wenn ich an einem Tisch mit den Verwandten oder Freunden meiner Freunde sitze, dann fällt manchen im Lauf des Abends entweder ein Wehwehchen ein oder wie schlecht sie von einem ärztlichen Kollegen behandelt wurden oder dass ja die Schulmedizin das Allerletzte sei. Oder wie schlimm es dem Nachbarn X geht, der notfallmäßig ins Krankenhaus eingeliefert wurde, mit der Betonung, dass das nur nötig war, weil der Hausarzt „es" nicht rechtzeitig erkannt hat. „Denken Sie mal, letzte Woche war er noch bei der Untersuchung, und sein Arzt hat nichts gefunden. Und gestern ist er umgefallen." Ja, ich glaube es! Aber ich möchte heute Abend feiern, nicht Medizin erklären, und schon gar nicht irgendetwas verteidigen.

> **Beispiel**
>
> Zum Trost: Auch Menschen anderer Berufe können sich manchmal nicht vor Inanspruchnahme ihres Berufswissens im Alltag retten.
>
> Ich saß einmal (ausnahmsweise) zum Mittagstisch in einem örtlichen Gasthaus, am Tisch nebenan der örtliche Gärtnermeister mit Freunden. Ein anderer Gast war schon

dabei zu gehen. Beim Hinausgehen machte er aber eine Kurve zu eben diesem Nebentisch und sprach den essenden Gärtnermeister an: „Sie, wenn ich Sie g'rad seh', mei' (meine) Forsythie im Garten hat so braune Bobbel (schwäbischer Ausdruck für rundliche Knollen), isch des ebbes schlemm's?" (etwas Schlimmes). ◄

Der Bürgermeister kann sich ebenfalls kaum blicken lassen, ohne dass er auf die örtlichen Fragen und Probleme angesprochen wird. Aber wird man der Buchhändlerin sein zerlesenes Buch unter die Nase halten und sie um ihre Meinung dazu bitten? Wird man dem Klempner bei jeder Begegnung vom tropfenden Wasserhahn zu Hause erzählen?

Inzwischen bin ich innerlich gewappnet. Wenn mir jemand mit einer Frage ungelegen kommt, dann sage ich gerne: „Au ja, das sollten Sie mal unbedingt Ihrem Hausarzt zeigen" oder „Da empfehle ich Ihnen, am Montag in der Praxis anzurufen und einen Termin auszumachen" und lasse mich nicht mehr an meinem Helfersyndrom packen.

Natürlicherweise und andererseits gehört das Arzt-Sein untrennbar zu mir. Bin ich einmal Arzt, dann bin ich es lebenslänglich. Ich kann den diagnostischen Blick nicht abschalten. Ich kann Krankheitszeichen nicht ignorieren – aber ich muss lernen, herauszufühlen, ob ich mich einmischen darf oder nicht.

Als positiv sehe ich an, wie ich mich durch den Einfluss des Berufs weiterentwickelt habe. Viele Einsichten und Problemlösungsideen stammen von meiner Beratungstätigkeit und von der Begegnung mit so vielen unterschiedlichen Menschen. Dadurch habe ich vieles indirekt miterlebt und kennengelernt. Eine Freundin hat mich vor kurzem als „abgeklärt" bezeichnet. Ich hatte mich bis dahin nicht so gesehen, doch ich kann das nachvollziehen: Wenn man mich privat um Rat fragt, dann ist dieser selbstverständlich durch meine Sprechstundenerfahrungen beeinflusst. Untrennbar prägt der Beruf, der ja einen Großteil meines Lebens ausmacht, auch mein Denken und Verhalten. Meine Persönlichkeit wiederum prägt die Berufsausübung. Diese Wechselbeziehung ist selbstverständlich auch bei Kollegen und bei anderen Berufen zu beobachten.

Beispiel

Bei einer Fortbildung in Notfallmedizin erzählte mir ein Gynäkologe, er habe Angst vor dem Fliegen. Nicht, weil ihm beim Starten oder Landen übel werde oder er Angst vor einem Absturz habe. Nein, ihm graue vor der Frage: „Ist ein Arzt an Bord"? Was solle er denn tun, wenn da jemand mit Herzinfarkt oder sonst irgendeiner inneren bzw. ihm unbekannten Krankheit im Flugzeug zusammenbreche? Er hat ja die letzten 30 Jahre medizinisch nur mit Frauen verbracht, und diese hauptsächlich von unten gesehen … ◄

Selbst wenn wir uns mit einer Krankheit auskennen, heißt das doch nicht, dass wir sie unterwegs so mal eben schnell behandeln können.

> **Beispiel**
>
> Eine befreundete Kollegin war auf einem Kongress von Kardiologen (Herzspezialisten). Plötzlich kollabierte ein Mann im Publikum. Alle Umstehenden waren Ärzte, aber keiner hatte ein Blutdruckmessgerät dabei, geschweige denn einen Notfallkoffer. Wieso auch – sie waren ja privat zu einer Fortbildung gefahren. ◄

Unangenehm berührt es mich, wenn Menschen nur deshalb Kontakt zu mir suchen, weil sie es praktisch finden, einen Arzt persönlich zu kennen: Kein Kommentar.

> **Beispiel**
>
> An unserer Rezeption: „Meine Tochter ist mit der Tochter von der Frau Doktor im Kindergarten. Bitte geben Sie mir heute noch einen Termin". ◄

Es hat auch nette Seiten, wenn ich „stadtbekannt" bin: „Das Buch brauchen Sie nicht abzuholen, ich bringe es nächste Woche mit in die Praxis, ich habe sowieso einen Termin". Oder ich werde an der Kassenschlange vorgelassen; „Sie haben bestimmt wenig Zeit, gehen Sie nur vor". Oder die Inhaberin vom kleinen Obstladen packt mir eine Tüte Äpfel kostenlos dazu: „Ein paar Vitamine für Ihre Pause".

Amüsant und aufschlussreich ist es zu beobachten, wie sich die Patienten außerhalb der Praxis verhalten, wo sie anzutreffen sind, mit wem sie zusammen sind. „Soziale Biotop-Beobachtung" nenne ich das. Wenn ich am Praxisort wohne und „in die Stadt gehe", sehe ich nebenbei viele Menschen, die ich aus der Sprechstunde kenne, in einem neuen Zusammenhang.

> **Beispiel**
>
> Meine Gedanken in Beispielen: „Ah, Frau A. hat doch wieder ihren Enkel bei sich. Dann scheint der Streit mit der Schwiegertochter ja soweit beigelegt." „Oh, Frau B. und Frau D. sitzen wieder im Straßencafé. Die unterhalten sich ja prächtig. Gestern war Frau D. ja so leidend, aber heute kann sie laut lachen." „Soso, vorhin konnte Herr K. ja nur humpeln, aber wenn es an der Ampel rot wird, kann er plötzlich doch schnell über die Straße rennen." „Aha, daher hat Herr S. sein Kreuzweh – er schuftet an seiner neuen Terrasse und hebt von Hand die schweren Steine." „Das ist ja nett, dass Frau Sch. wieder mit ihrem Mann zusammen zu sehen ist. Dann hat sie ihm seinen Seitensprung wohl verziehen." „Au je, Herr K. raucht ja immer noch. Dabei hatte er schon einen Herzinfarkt." ◄

Das sind Beispiele, die zeigen, dass ich manchmal Patienten ebenfalls nicht als einfache Mitmenschen sehe, sondern in ihrer Rolle als Patienten, ebenso wie mich die Patienten nicht als Mitmenschen ansehen, sondern die Arztrolle untrennbar mit mir verbunden ist.

Oft denke ich mir auch gar nichts dabei, wenn ich Patienten sehe, und merke an der Reaktion, dass sie enttäuscht sind, dass ich sie außerhalb der Sprechstunde nicht nach ihrem Befinden frage.

Oder ich merke, dass jemand den Blick abwendet, wenn er an mir vorbei muss. Was war da? Ich werde doch mal in der Akte nachschauen.

Grundsätzlich grüße ich alle Menschen, deren Gesicht mir bekannt vorkommt, und manchmal auch Unbekannte. Zu meiner Überraschung höre ich dann: „Ich müsste mal dringend wieder zu Ihnen kommen". Habe ich ein so Sprechstunden-einladendes Gesicht gemacht? Nein, diesem Menschen sind einfach anlässlich der Begegnung mit mir seine Beschwerden, die er schon eine Weile verdrängt hat, wieder eingefallen oder jemand fühlt sich ertappt.

Beispiel

Ich kaufe ein Brot, am Bäckereitisch sitzt die dicke Diabetikerin, die ich bisher gar nicht bemerkt habe. Sie sagt laut in meine Richtung: „Frau Doktor, sonst esse ich wirklich nur eine Brezel zum Kaffee!" Erst dann sehe ich das große Stück Kuchen, welches sie auf dem Teller hat. ◄

Das nehme ich nicht persönlich. Ich bin selbst nicht besser. Neulich entdeckte ich im Rückspiegel ein Polizeifahrzeug, das ohne Blaulicht hinter mir her fuhr. Welches war meine erste Reaktion? Dachte ich „Ah ja, da ist auch noch ein Auto", dachte ich „wie schön ist es doch, Freund und Helfer hinter sich zu wissen"? Nein, meine erste Reaktion war, auf den Tacho zu schauen, ob ich vielleicht zu schnell fahre.

Ärzte als Patienten 25

Wird ein Arzt auch mal krank?

> **Zusammenfassung**
>
> Ärzte haben ein besonderes Verhältnis zu dem Problem, dass sie selbst krank werden können. Auch Patienten erwarten von ihrem Hausarzt oft robuste überdurchschnittliche Gesundheit.

„So, Frau Doktor, hat sie 's erwischt?" ist die nettere Variante, wenn der Patient merkt, dass ich nicht auf der Höhe bin. Die etwas schärfere Version ist: „Frau Doktor, sind Sie etwa krank?" mit dem Unterton: „Das kann doch nicht sein" oder „was sind Sie denn für ein Arzt, wenn Sie sich selber nicht schnell gesund machen können". Manche folgern dann mitleidig „jaja, der Doktor ist halt auch nur ein Mensch". Habe ich je etwas anderes behauptet? Hat mich mein Patient je als Halbgott in Weiß erlebt?

„Ja wissen Sie, der Bäcker kriegt auch manchmal Hunger. Und so werde ich halt auch manchmal krank" ist meine Standardantwort.

Ärzte sind selten krank oder sie tun so. Während der Ausbildung verspüren Medizinstudenten oft genau die Krankheiten, die sie gerade lernen. Danach trainieren sie sich das erfolgreich ab, sie wollen nicht hypochondrisch sein, denn das lässt sich nicht recht mit dem Beruf vereinbaren. Manche bekämpfen die Sensibilität für die eigenen Beschwerden so gründlich, dass sie Erkrankungen bei sich selbst zu spät erkennen.

> **Beispiel**
>
> Während meines Notdienstes im Krankenhaus wurde ein älterer Mann mit typischen Herzinfarktsymptomen eingeliefert. Während der EKG-Schreibung outete er sich als Kollege. Ich zeigte ihm selbstverständlich sein EKG, welches einen frischen Infarkt

bestätigte. Er wollte mir – trotz Offensichtlichkeit – den Befund nicht glauben. Er habe das doch merken müssen als Arzt, dass sein Herz nicht in Ordnung sei, und er treibe regelmäßig Sport … ◀

Leichtere Erkrankungen behandelt der Arzt bei sich selbst erfolgreich aus dem Medikamentenschrank, selten hält er die Ruhe ein, die er dem Patienten verordnen würde: „Die Praxis wartet", „die Patienten sind nicht versorgt", „wegen so einer Banalität lege ich mich doch nicht ins Bett". Wenn es stärker zwickt, ignoriert der Arzt dies erst einmal, obwohl ihm schreckliche Visionen durch den Kopf jagen (er kennt ja viele Symptome und Krankheiten mitsamt dramatischen Verläufen). Endlich geht er (hoffentlich) zum Kollegen und ist dort (ebenfalls hoffentlich) ein normaler Patient, außer dass er sich komisch vorkommt, auf der anderen Seite des Schreibtisches zu sitzen. Dessen sollte er sich unbedingt bewusst sein und nicht das „Fachsimpeln" anfangen.

Dabei ist es gar nicht so negativ, als Arzt einmal krank zu sein. Denn das weckt all die Empfindungen, die ein Mensch unweigerlich bekommt, wenn er plötzlich merkt, dass er sich auf seinen Körper nicht mehr so verlassen kann wie bisher. Ungeduld, Wut, Enttäuschung oder das Gefühl zu leiden, derartige Empfindungen selbst zwischendurch zu erleben holt auf den Boden der Wirklichkeit zurück und verbessert die Empathie.

Statistisch gesehen sind Ärzte häufiger als andere Berufsgruppen gefährdet von Burnout, Depression, posttraumatischer Belastungsstörung und anderen psychischen Erkrankungen. Mediziner haben einen ungesunden Beruf, nicht nur, weil alle Viren der Saison unweigerlich in einer Praxis auftauchen. Die Tätigkeit ist vor allem psychologisch belastend. Es gibt immer mehr Kranke, als man versorgen kann, es gibt kein objektives Arbeitsende, die Aufgaben sind ein „Fass ohne Boden". Hunderte von Menschen laden Sorgen und Probleme beim Arzt ab, alle verlangen die Übertragung von psychischer Energie und Kraft. Dazu kommen unbarmherziger Zeitdruck und viele Zusatzaufgaben (→Zeitmanagement). Krankmachende Faktoren sind außerdem: Übermäßiger Anspruch an die eigene Leistung, hohes Maß an Verantwortung, ständiger Entscheidungsdruck bei immer geringeren Entscheidungsspielräumen, unkontrollierbare, plötzliche Anforderungen, psychischer Druck durch Vorschriften und durch unangenehme Patienten, zu wenig Balance zwischen Belastung und Entlastung, mangelnder Ausgleich, fehlende äußere Unterstützung und zu geringe Achtsamkeit für sich selbst.

Ärzte sind oft unsportlich und haben nicht auf ihre Impfungen geachtet. Jeder vierte Arzt raucht, viele haben ein Alkoholproblem. Die Selbsttötungsrate ist 2,5-mal so hoch wie z. B. bei Rechtsanwälten oder Architekten, besonders gefährdet sind Psychiater, Anästhesisten und überraschenderweise Augenärzte. Der Arztberuf macht vielen Kollegen keinen Spaß mehr. Sie fühlen sich oft als „Sklaven in Weiß". Über 30 % der Ärztinnen und Ärzte würden den Arztberuf nicht wieder wählen, wenn sie sich erneut entscheiden müssten. Nur jeder vierte Mediziner würde seinen Kindern raten, Medizin zu studieren… [1].

Die Lebenserwartung von Medizinern liegt trotzdem deutlich über derjenigen der Gesamtbevölkerung (Ärzte leben also schlecht, aber lang).

Patienten brauchen gesunde Ärzte. Ärzte sollten also nicht nur im Eigeninteresse daran arbeiten, gesund zu bleiben. Vielfach wissen sie ja, wie es geht – nur sind sie schrecklich unfolgsame Patienten.

Die wichtigsten Schritte zum gesund werden und gesund bleiben (auch für Nicht-Ärzte!):

1. Mach dich frei von Überansprüchen. Erkenne deine (körperlichen, psychischen und fachlichen) Grenzen und beachte sie. 100 %ige Leistung *genügt*, es müssen nicht 150 % sein.
2. Lerne dich abzugrenzen, nein zu sagen. Du musst dich nicht entschuldigen, wenn du Urlaub machst. Du kannst nicht allen Menschen helfen. Du hast das Recht auf einen Feierabend und ein freies Wochenende. Du musst den Vordruck der Behörde nicht bis ins letzte Detail ausfüllen, versuche es kurz mit den relevanten Befunden. Du musst nicht nach der Sprechstunde zusätzlich in zwei Altenheimen Visite machen. Die Medizin ist ein Fass ohne Boden, also musst du den Boden bewusst einziehen bzw. das Spundloch des Fasses bewusst schließen! Du könntest arbeiten bis zum Umfallen und immer noch gibt es kranke Menschen. Also arbeite *nicht* bis zum Umfallen. Wenn du in der eigenen Praxis arbeitest: organisiere die Termine so, dass du sie schaffst. Bei Bedarf führe eine kleinere Praxis oder optimiere die Kosten. Sage nicht „ich muss das hinbekommen" sondern „das ist mir zu viel".
3. Lobe dich innerlich selbst, wenn du etwas gut gemacht hast. Wenn du mit dir zufrieden bist, dann sage dir nicht „das war ja das Mindeste" sondern sage dir „hey, das war prima". Freue dich über deine Tätigkeit, sie ist sinnvoll und das gibt Kraft.
4. Werde gelassen. Wenn du nicht von selbst der ruhige Menschen-Typ bist, dann mach' Übungen in Achtsamkeit, Chigong oder einer anderen Entspannungstechnik, damit du Gemütsruhe ausstrahlst, selbst wenn dir nicht danach ist. Das biologische Feedback wird dazu führen, dass du tatsächlich ruhiger wirst. Mache dich von Ärger frei (siehe Zeitmanagement, Anti-Ärger-Maßnahmen).
5. Falls ein Fehler passiert: Besprich ihn (z. B. mit Kollegen) und lerne damit umzugehen.
6. Baue dir positive Beziehungen zu anderen Menschen auf. Stabile Beziehungen stärken dich und halten dich, falls du umzukippen drohst. Pflege deine Liebesbeziehung(en). Sei zu deiner Familie und deinen Freunden mindestens ebenso nett wie zu deinen Patienten.
7. Nimm dir Zeit für etwas, was außerhalb des Berufs Freude macht. Suche und behalte dir ein Hobby, egal welches es ist.
8. Denke positiv. Wenn du dich ärgerst, dann prüfe, ob du deine Sicht auf die Ursache ändern kannst.

> **Beispiel**
>
> Ein Beispiel: Ich betrete die Praxis, das Wartezimmer ist voll, alle schauen mich erwartungsvoll an. Entweder ich denke: „Oh Gott, die wollen alle etwas von mir, wie soll ich das schaffen?" und schleiche mit mulmigem Gefühl und kurzem Nicken vorbei. Meine Sprechstunde beginnt dann schon mit Angst und Fremdbestimmungsgefühl. Oder ich denke „Ui, unsere Praxis ist ja echt beliebt!" und grüße freundlich ins Wartezimmer mit einem „guten Morgen allerseits". Dann gehe ich zur Helferin und frage, welche der Wartenden für meine Sprechstunde vorgesehen sind. Wenn es zu viele sind, dann lasse ich den späteren Termin eines Patienten verlegen, oder ich schalte auf „Notfallmodus" (nur das wichtigste Problem ansprechen, alle anderen bewusst vertagen). Damit bin ich wieder Herr der Situation. ◄

9. Sei selbst ein guter Patient: Rauche nicht, halte Maß bei Essen und Alkohol, bewege dich regelmäßig. Nimm deine Dauermedikamente wirklich dauernd ein, kontrolliere deinen Gesundheitszustand so, wie du es deinem Patienten rätst, sorge für deine Impfungen und gehe zum Kollegen, wenn du dich wirklich krank fühlst.

▶ Insgesamt ist das Motto: Sorge für dich selbst.

Literatur

1. Lajos Schöne, veröffentlicht in der Zeitschrift DIE WELT 30.04.2015

Gehetzter Arzt

26

Ursachen und Auswirkungen von Zeitmangel – richtiges Zeitmanagement

> **Zusammenfassung**
>
> Die meisten Hausärzte fühlen sich ständig unter Zeitdruck. Andererseits wird von ihnen erwartet, dass sie sich den Patienten intensiver widmen, Befunde erklären und sich um außermedizinische Belange des Patienten kümmern. Zeitmanagement ist da eine absolute Notwendigkeit.

> **Beispiel**
>
> „Mein Arzt hat sich richtig Zeit für mich genommen!" Mit staunendem Unterton erzählt das mancher Patient, der aus der hausärztlichen Sprechstunde kommt. „Der Doktor hat keine Zeit gehabt, der war ganz schnell wieder weg und hat gesagt, er schreibt einen Bericht an Sie und ich soll einen Termin bei Ihnen ausmachen zum Besprechen" erzählt er wiederum vom Facharzt oder vom Krankenhausarzt.
>
> „Ihren Job will ich nicht haben, Sie rennen ja nur von einem Sprechzimmer zum nächsten und können nicht einmal eine gemütliche Kaffeepause machen" sagte mir ein Patient, der ein Weilchen im Wartezimmer die Vorgänge in der Praxis beobachtet hatte. ◄

Was stimmt den nun: Ist der Hausarzt gehetzt oder hat er Zeit? Ich meine, es stimmt beides.

26.1 Was sind die Ursachen für Hetze und Überlastung?

Mindestens für die Hausarztpraxis kann ich eine Antwort geben: die Anforderungen und Ansprüche werden immer höher, und die Aufgaben werden immer mehr.

A) Die Patienten-Seite
- Von Patienten werden unglaublich viele Kontakte angefordert – Wieso gehen Deutsche durchschnittlich 10-mal jährlich zum Arzt, Schweden nur 3-mal? [1]
- Die Ansprüche der Patienten steigen. Die Menschen werden ungeduldiger. Vielleicht hängt das mit der gesamten gesellschaftlichen Entwicklung zusammen: Alles ist schneller, hektischer, ungeduldiger geworden. Filme haben schnellere Schnitte, Neuerungen werden in immer kürzeren Abständen herausgegeben, man schreibt kurze Nachrichten statt ausführlicher Briefe. Die Menschen wollen sofort eine Antwort, ein Ergebnis, ein Bild vor Augen haben. Eigentlich ist „Patientius" das lateinische Wort für „geduldig" – davon ist in einer Hausarztpraxis nichts zu spüren! Die Patienten wollen sofort bedient werden („Ich bin jetzt krank, was nützt mir ein Termin übermorgen").
- Das subjektive Gefühl zu leiden nimmt subjektiv immer mehr zu. „Patiens" heißt übersetzt „leidend", es ist normal, dass ein kranker Mensch leidet. Aber immer weniger Patienten haben Verständnis dafür, dass ihre kranken Mitmenschen ebenfalls leiden und einen Arzttermin brauchen. So setzen viele Patienten ihr Leidgefühl direkt um in Druck an der Rezeption.
- Ein möglicherweise noch viel „drängenderes" Problem ist im wahrsten Sinn des Wortes die Diskrepanz zwischen gefühlter und aus medizinischer Sicht tatsächlich gegebener Dringlichkeit. „65 % der Arztbesucher stuften ihren Beratungsanlass als dringend oder sehr dringend ein – unabhängig davon, aus welchem Grund er erfolgte" [2].
- Wir leben in einem Informationszeitalter und die Menschen wollen intensiv über alles informiert werden, auch über ihre Krankheit (was nachvollziehbar ist). Viele Menschen holen sich die Informationen aus dem Internet, sind aber mit dem Durcheinander und Zuviel an Informationen überfordert. Sie verlangen eine Klärung vom Fachmann, dem Arzt: „Hier habe ich drei Seiten Internetausdruck zu meiner Erkrankung, können Sie mir die mal erklären".
- Auch ohne subjektives Leid und ohne schwere Erkrankungen ergeben sich Terminansprüche durch Sicherheitsdenken („Ich will mal wieder mein Blut untersuchen lassen. Ich fühle mich zwar pudelwohl, aber ich will wissen, ob mit mir wirklich alles in Ordnung ist") und durch Konsumverhalten („Ich bin in letzter Zeit so verspannt, eine Kur täte mir mal wieder gut").

26.1 Was sind die Ursachen für Hetze und Überlastung?

B) Die Krankenkassen-Seite:
- Von den Krankenkassen wird Werbung für zusätzliche Leistungen gemacht – die von den Ärzten zu erbringen sind. Beispielsweise wird den Patienten in den „Hausarztverträgen" (Kap. 27 und 31) jährlich ein Gesundheits-Check versprochen. Rechne ich den Zeitaufwand allein für diese Präventionsleistung durch, bräuchte ich keine kranken Menschen mehr zu versorgen, weil ich den ganzen Tag nur Vorsorge betreiben würde. Die Krankenkasse als Gesundheitskasse (Slogan der AOK) – war das ernsthaft so gemeint?
- Aufgaben, die eigentlich andere leisten sollten, werden auf den Hausarzt verlagert. Die Krankenhäuser stehen unter starkem ökonomischem Druck und dürfen nur das Allernotwendigste tun. Die Diagnostik wird häufig nicht abgeschlossen, geschweige denn eine bleibende Therapie etabliert. Diese Aufgaben sollen ambulant erledigt werden, also über den Hausarzt. Ob das in angemessener Zeit möglich ist (z. B. über Facharzttermine) und im sozialen Umfeld überhaupt machbar ist, interessiert dabei nicht.

Beispiel

Eine 76 jährige Patientin mit mehreren Grunderkrankungen wird von mir wegen neu aufgetretener Blutarmut (Hb 9,1) zur Klärung eingewiesen. Nach drei Tagen ist sie wieder da: Die Ursache der Blutarmut der Patientin ist nicht abgeklärt, sondern nur eine akute Magenblutung ausgeschlossen worden. „Bei stabilem Hb" wird sie entlassen mit der Empfehlung, eine Darmspiegelung und eine gynäkologische Untersuchung ambulant anzuschließen. Wo, bitte, soll ich die Termine für diese Untersuchungen hernehmen? Wie kann ich ihre Herzschwäche so lange kompensieren, dass sie den Alltag bis zu diesen Untersuchungen bewältigt?

Ein alter Mann ist gestürzt, er wird notfallmäßig vom Krankenwagen ins Krankenhaus gebracht. Durch Untersuchung und Röntgen werden Knochenbrüche ausgeschlossen und er wird am gleichen Tag wieder nach Hause geschickt. Warum interessiert niemanden (außer den Hausarzt) die Ursache des Sturzes? Wer hat abzuklären, ob weiterhin Sturzneigung besteht? Wer koordiniert weitere Vorbeugung? ◄

- Aufgaben anderer Art, die nicht direkt mit der Sprechstunde, sondern nur indirekt mit dem ärztlichen Beruf zu tun haben, wachsen Jahr für Jahr: Vorschriften zur Dokumentation, dem Hygienemanagement, dem Datenschutz, seitenweise Hinweise und zwingende Vorschriften der Kassenärztlichen Vereinigung (früher zum Jahreswechsel einige Hundert gedruckte Seiten, heutzutage als CD und elektronischer Newsletter), Anfragen der Landratsämter wegen Beantragung des Behindertengrades, Lebensversicherungsgutachten, bei der Verschreibung die Beachtung der Verordnungsbeschränkungen und Rabattverträge, Disease-Management-Programme, Qualitätsmanagement und Zertifizierung.

- Die leidige ICD (International Classification of Diseases), sie soll vom Hausarzt vierstellig verschlüsselt werden. E 11.90 ist beispielsweise der „Diabetes mellitus nicht primär insulinabhängig ohne weitere Komplikationen, nicht als entgleist bezeichnet". Der Diabetes mellitus mit dem Folgeschaden Polyneuropathie ist hingegen zu codieren mit E 11.40, plus die Ziffer G 63.2 für eben diese Polyneuropathie. Ohne Eintragung der ICD gibt es kein Geld, so einfach lässt sich der Hausarzt regulieren (erpressen). Die Kassen wiederum „brauchen" die ICD für die Geldverteilung untereinander, den sog. „Risikostrukturausgleich", der verhindern soll, dass Kassen mit vielen jungen, gesunden Beitragszahlern finanziell besser gestellt sind als Kassen mit vielen alten, kranken Mitgliedern. Die Kasse bekommt für die E11.40 mehr Geld aus dem Ausgleichsfond als für die E11.90. Deshalb übt sie Druck auf die Ärzte aus, dass diese nicht einfach „Diabetes" kodieren, sondern die ICD so genau wie möglich und so schwer krank wie möglich angeben. Die Schwere der Erkrankung wird durch diese ICD-Ziffern computererfassbar und je schlimmer krank der Patient ist, desto mehr Geld gibt es, alles klar?
- Die Organisation des Praxisablaufes: Checklisten erarbeiten und verbessern (was muss in den Schubladen und im Notfallkoffer sein? Wann ist welche Geräteprüfung fällig?), Teambesprechungen, Mitarbeiterausfälle kompensieren und anderes. Dieser Faktor nimmt mit der Dauer einer Praxislaufzeit eher ab, irgendwann ist die Organisation eingespielt und es „läuft rund".
- Anforderungen in Bezug auf die Fortbildung steigen: Die Medizin macht rasante Fortschritte, angeblich beträgt die „Halbwertszeit medizinischen Wissens fünf Jahre". Das bedeutet: nach fünf Jahren ist so viel Neues hinzu gekommen, dass nur noch die Hälfte des bisherigen Wissens verwertbar ist. Das scheint mir übertrieben, aber es hat einen wahren Kern. Seitens der Ärztekammer ist jeder Arzt verpflichtet, jeweils 250 Fortbildungspunkte in fünf Jahren nachzuweisen (nach fünf Jahren beginnt der nächste Zeitraum für 250 neue Punkte). Eine Abendfortbildung im Qualitätszirkel bringt drei Punkte, eine Samstags-Notfall-Fortbildung mit Workshop, Übung an Reanimations-Puppen und Lernerfolgskontrolle zwölf Fortbildungspunkte.

Wenn der Arzt seine Familie sehen möchte oder normale Freizeit haben möchte, dann wird er ab und zu einen Nachmittag zwecks Fortbildung nicht in der Praxis sein. Hinweis für die Patienten: Wenn Ihr Hausarzt gelegentlich nicht erreichbar ist, befindet er sich höchstwahrscheinlich *nicht* auf dem Golfplatz, sondern bei einer Fortbildung.

Insgesamt benötigen Hausärzte für die direkte Behandlung der Menschen (die doch eigentlich im Mittelpunkt stehen sollte) ca. 60 % und für die Zusatzaufgaben inzwischen 40 % ihrer Arbeitszeit.

26.2 Wie sind die Auswirkungen?

Ärzte wollen sich nicht mehr niederlassen. Ihnen graut vor all diesen Aufgaben.

Patienten müssen länger auf einen Arzttermin warten, denn ihr Arzt hat zu viel zu tun. Wenn Patienten in einem Ort oder Altersheim neu zugezogen sind, haben sie Mühe, einen betreuenden Arzt zu finden.

(Haus-)Ärzte sind überlastet und überfordert, werden hektisch und chronisch müde. Die Scheidungs- und Suizidraten von Ärzten sind überdurchschnittlich, Depressionen und Burnout sind häufig. Ältere Ärzte lassen teilweise ihren Frust an den Patienten aus, das führt zum Abwandern zu jungen Kollegen (bis diese ebenso erschöpft sind).

26.3 Wie kann der Hausarzt Zeit haben?

Die Lösung liegt m. E. in der Kombination gute Organisation, Selbstmanagement und Zeitmanagement.

Zeit ist einerseits objektiv und andererseits subjektiv. Objektiv bleiben zehn Minuten genau zehn Minuten, subjektiv können zehn Minuten wie im Flug vergehen oder eine gefühlte Ewigkeit sein.

Objektiv brauchen Spaghetti 10 min, bis sie weich sind, und nach 2 min können sie nicht gar sein. Was, zum Geier, lässt die Hausbesuchsanforderung einer Ehefrau lauten „die Frau Doktor soll doch mal zwischendurch g'schwind vorbeikommen, mein Mann fühlt sich gar nicht wohl"?

„G'schwind" bedeutet „mal eben kurz". Objektiv brauche ich, um einen Hausbesuch aus der Sprechstunde heraus zu machen, mindestens eine halbe Stunde (eher eine ganze): 10 min Umziehen und Hinfahren (ohne Stau und nicht für eine Landarztpraxis gerechnet), 3–5 min bis ich vor Ort beim Patienten bin (klingeln, warten, ins Schlafzimmer geführt werden, begrüßen), 10 min für Leidensgeschichte und Untersuchung, evtl. weitere 5 min, um den Bericht der ambulanten Pflege vor Ort oder den bisherigen Medikamentenplan zu lesen, 5 min für Therapieplanung und Formulare (die mit Adresskopf und Stempel vorbereitet sind), 5 min für die Information des Patienten oder/und der Angehörigen über die notwendigen Maßnahmen, wieder 10 min für den Rückweg und um wieder sprechstundenbereit zu sein. „G'schwind" ist einfach nicht realistisch.

Mit der Taktung der Sprechstundenzeiten und -wünsche ist es genauso: Wenn ich pro Patient 15 min Sprechstundenzeit einrechne und habe von 8:00–12:30 Uhr Sprechstunde, dann passen in diese Zeit 18 Patienten. Wenn 24 Patienten an diesem Vormittag von mir persönlich bedient werden wollen und die Praxis versucht, dies zu ermöglichen, dann gibt es entweder weniger Zeit für jeden Einzelnen, oder die Sprechstunde geht nicht bis 12.30, sondern bis 14 Uhr. Diese einfache Logik wird sehr häufig nicht beherzigt, weil Wunschdenken oder Selbsttäuschung das Handeln aller Teilnehmer (Patient, Arzt, MFA) bestimmen.

Der Patient glaubt vielleicht, sein Problem sei in 5 min gelöst. Er wäre überrascht, wenn er nach der Behandlung auf die Uhr schaute und feststellte, dass er 16 min beansprucht hat. Die MFA meint vielleicht, ein paar dringende Anfragen zwischendurch dem Arzt vorlegen zu müssen. Wenn man den Aufwand für diese Zwischenanfragen zusammenzählen würde, könnte man feststellen, dass die Sprechstunde dabei insgesamt 20 min verzögert wurde. Der Arzt denkt vielleicht, er könne zielgerichtet und schnell beraten. Wenn dann der nächste Patient verspätet ins Zimmer tritt, ist er überrascht, wie viel Zeit wirklich vergangen ist.

Für ein gelingendes Zeitmanagement seitens der MFA gilt der oberste Grundsatz, dass realistische Zeiten einzuplanen sind. Die MFA hat es in der Hand, diese im Kalender fest einzutragen und auf die Einhaltung zu achten. Andere Praxen schaffen eine Blutabnahme in 2 min, wir nicht. Andere Ärzte können in 5 min behandeln, ich nicht. Entsprechend planen wir jede Aufgabe nach unserem individuellen Erfahrungswert für die erforderliche Zeit ein. Hilfreich ist die Erfahrung der MFA, die nicht nur die Tätigkeiten, sondern auch die Patienten bereits länger kennt. Sie kann die Patienten in ihrer Persönlichkeit einordnen und treffsicher den dadurch entstehenden Bedarf schätzen (der sachliche Typ braucht z. B. weniger Zeit als der Ängstliche, der Schmerzpatient mehr als der ideale Patient). Sie kann auch den unterschiedlichen Bedarf bei gleicher Symptomatik einschätzen. Beispielsweise melden sich zwei Patienten wegen Hustens an. Der eine Patient ist jung, präzise, sachlich; sein Husten ist ein Infekt. Er wird voraussichtlich nur 5–10 min benötigen. Der andere Patient ist alt, gebrechlich, hat viele Krankheiten und Medikamente. Sein Husten kommt von der infektexazerbierten COPD. Er braucht länger bis er sich erklärt hat, und bis er sich für die Untersuchung entkleidet hat. Ich brauche länger, denn bei der Verordnung der Medikamente sind die Wechselwirkungen mit seinen sonstigen Tabletten zu beachten, er braucht evtl. mehrere Rezepte, ich muss ihm einen schriftlichen neuen Medikamentenplan erstellen und mitgeben und evtl. Begleitmaßnahmen organisieren. Das ist nicht in 10 min erledigt, das dauert eher 20–30 min.

Eine fitte MFA wechselt in der Terminbestellung kurze und länger eingeschätzte Sprechstundentermine ab. Sie bestellt alle Tätigkeiten (z. B. Blutabnahmen, Impfen, Beratungen, technische Untersuchungen, Verbandwechsel etc.) dem realistischen Zeitverbrauch entsprechend ein. Sie organisiert die Besetzung der Zimmer dabei so, dass die Praxismitarbeiter die Zimmer wechseln können und ggf. die Patienten genug Zeit für Vor- und Nachbereitung haben (z. B. trägt sie nicht vier Termine für Verbandwechsel nacheinander für dasselbe Zimmer ein, denn jeweils muss der Patient die entsprechende Körperstelle entkleiden, der Verband muss entfernt werden, dann wird die Wunde vom Arzt angesehen, welcher entscheidet, wie sie weiter versorgt wird. Die MFA versorgt die Wunde, macht den Verband neu, und der Patient zieht sich wieder an).

Ohne gutes Terminmanagement seitens der MFA wird der Arzt zum gehetzten Tier im Hamsterrad. Mit punktgenauer Terminvergabe und zusätzlichen Pufferzeiten ist eine effektive und entspannte Sprechstunde möglich.

Wir Ärzte sind gleichzeitig Teil der Lösung und Teil des Problems „Zeitverzug" und "mangelhafter Arbeitsablauf". Deshalb folgende stichwortartige Vorschläge, wie das Zeitmanagement seitens des Arztes besser funktioniert:

Aus 10 min lässt sich keine Stunde schnitzen! Folglich: Betätige dich nicht als erfolgloser Zeit-Schnitzer. Erkenne die realistisch verbrauchten Zeiten und verabschiede dich von Wunschvorstellungen. „Der Tag hat 24 h und dann noch die Nacht" beschreibt das Denken vieler Kollegen. Liebe Kollegen: Das ist ein Witz, nicht Realität! Erkenne und akzeptiere deine Grenze und höre ein kleines bisschen vor dieser Grenze auf.

Arbeite konzentriert und störungsfrei. Erledige eine Aufgabe nach der anderen. Das Multitasking ist während der Sprechstunde sowieso gefragt (zuhören, Informationen ordnen, gleichzeitig tippen bzw. zusammenfassend dokumentieren, planen), da braucht es nicht noch eine zusätzlich Anforderung wie z. B. eine Anfrage von außen „nur mal kurz zwischendurch". Störungen zerstören die Konzentration und Präzision. Der Gesprächsfaden reißt, die vertrauensvolle Stimmung kann mit einem Schlag dahin sein. Der Patient fühlt sich zurückgesetzt (das ist er ja in diesem Moment auch: Etwas anderes ist so wichtig, dass man sich von ihm abwendet!). Schlimmstenfalls wird ein entscheidender Hinweis vergessen, die Diagnose oder Therapie stimmt nicht. Im Nachhinein fällt dies dem Patienten oder dem Arzt wieder ein, das führt zu Rückfragen, der nächsten Störung, doppelter Arbeit.

Werde effizient. Effektivität ist, möglichst wirksam zu sein, also ein Ziel zu erreichen. Effizient ist, dieses Ziel mit möglichst geringem (Zeit)Aufwand zu erreichen. Muss ich den Hausbesuchskoffer selbst richten, oder kann ich anweisen, dass die MFA einmal in der Woche den Koffer nach der Checkliste auf Vollständigkeit prüft? Muss ich dem Patienten eine ausführliche Ernährungsberatung mit Kalorienrechnung zukommen lassen, obwohl mir das keinen Spaß macht, oder kann ich ihn zur Diätschulung anmelden? Hat es Sinn, den Medikamentenplan mit diesem Patienten einzeln durchzugehen oder ist es sinnvoller, die Tochter informieren zu lassen, der Plan habe sich geändert und sie möge bitte das Wochenkästchen mit den Medikamenten neu richten? Muss ich das Lebensproblem dieses Patienten in einer normalen Sprechstunde komplett aufzuarbeiten und zu lösen versuchen, oder kann ich in Häppchen mit ihm daran arbeiten?

Gönne dir Pausen. Pass' auf dich auf. Sei dein eigener Patient und folge deinem ärztlichen Ratschlag: nicht rauchen, gesunde Ernährung, mäßig Alkohol, regelmäßig Bewegung, Pflege der menschlichen Beziehungen und Hobbys. Plane deine Erholung und Zeit für die Familie genauso ein wie die Sprechstunde. Kein Mensch dankt es dir, wenn du dich aufopferst. Wenn du nach deinem Herzinfarkt nicht mehr arbeiten kannst, werden die Patienten bestenfalls sagen: „Schade, der ist ein guter Doktor gewesen" oder „Der hat halt immer zu viel gearbeitet". Vielleicht heißt es aber auch „Der hat den Hals nicht voll kriegen können" oder völlig mitleidslos „So etwas Dummes, jetzt muss ich mir einen neuen Arzt suchen". Selbst wenn du arbeiten kannst, dabei aber unausgeglichen, gereizt und überlastet bist, tust du niemandem einen Gefallen.

Übernimm weniger Aufgaben. Welche Aufgaben lassen sich delegieren? Welche Aufgaben habe ich aus Geltungsbedürfnis, Fürsorglichkeit, Sicherheitsstreben, Dummheit, Notwendigkeit, Begeisterung, emotionalem Schnellschuss übernommen? Möchte ich das so haben? Kann ich anders? Was ist innere, was äußere Notwendigkeit? Traue ich den Mitarbeitern genügend zu? Sind sie selbstständig und souverän, wo haben sie ihre Grenzen? Muss ich mich von einer ineffizienten Mitarbeiterin trennen, selbst wenn das persönlich schwer fällt?

Dränge dich während des Praxisablaufs nicht in das Kompetenzgebiet der Helferin. „Frau Doktor, ihre Helferin hat mir g'rad g'sagt, dass es jetzt net g'schickt isch, ab'r könntet Sie mir net g'schwind …" *Nein!* Ich könnte „g'schwind" aber ich sollte nicht! Ich würde der Helferin in den Rücken fallen und den wartenden Patienten zeigen, dass man mich durchaus zwischendurch in Anspruch nehmen kann und sich nicht an die Planung halten muss.

Beispiel

Ein weiteres Beispiel: Der Kollege tritt mit der Patientin Maier zusammen aus dem Sprechzimmer an die Anmeldung. Er gibt seiner Helferin einen Laufzettel (Abschn. 40.2), nein, er gibt ihn ihr nicht in die Hand, sondern liest ihn vor und erläutert ihn: „Frau Maier braucht demnächst Labor, so in den nächsten zwei Wochen, und ein EKG. Danach bitte wieder einen Termin. Wann passt es Ihnen denn, Frau Maier? Ah, mittwochs gar nicht. Vielleicht (der Kollege steht hinter seiner MFA und schaut in den Terminkalender) dann am 5. September nachmittags? Nicht? Warten Sie, …am 7. September hätten wir etwas frei …" ◄

Was passiert denn hier? Meint er, seine MFA könne nicht lesen oder sie sei unfähig, einen Termin zu vereinbaren? Nein, er möchte besonders nett zu Frau Maier sein. Mit seinem Verhalten ist er aber weder nett zu sich selbst, noch zu seiner MFA, noch zu dem nächsten Patienten, der warten muss, bis der Herr Doktor seine Helferinnentätigkeit beendet hat.

Frage dich: Ist diese Aufgabe jetzt nötig? Setze Prioritäten. Meines Erachtens kommt zuerst der Patient für die Sprechstunde. Danach kommen andere Patientenanforderungen, z. B. Rückrufe oder Rezeptwünsche. Achtung: Auch dafür muss Zeit eingeplant werden. Wenn dann noch Luft ist, kommen die Anfragen von Ämtern. Falls diese eilen, muss ich für solch eine Anfrage einen Sprechstundentermin reservieren/ersetzen, sonst sitze ich am Wochenende zum Abarbeiten stundenlang in der Praxis (das habe ich leider jahrelang gemacht). Ich muss Prioritäten setzen: Was jetzt nötig ist, muss jetzt oder bald bearbeitet werden. Der Rest ist unnötige Beschäftigung, nicht vordringliche Arbeit.

26.3 Wie kann der Hausarzt Zeit haben?

Führe möglichst die einzelne Arbeit bis zu Ende aus. Beachte dabei die Zwei-Minuten-Regel: Was du binnen zwei Minuten erledigen kannst, das erledige sofort. Wenn der Patient das Zimmer verlässt und du musst noch entscheiden, welche Blutwerte demnächst zu bestimmen sind, dann lege das sofort fest. Auch die ungeliebte ICD-Eintragung ist sofort zu tätigen, bevor du dich auf den nächsten Patienten mit seinem Problem einstellen kannst. Was länger als zwei Minuten benötigt, das notiere als Problem (auf einen separaten Block oder in eine extra To-do-Liste in den PC) und bearbeite es nach der Sprechstunde. Jedes Problem, aus dem man auftaucht und in das man ein zweites Mal eintauchen muss, kostet doppelt Zeit. Wenn die Extra-Liste zu lang ist, dann ändere den Ablauf oder die Terminvergabe.

Plane Pufferzeit ein. Jeder Halbtag braucht mindestens 15 min Pufferzone. Meist wird die Pufferzeit durch einen Notfall oder einen Patienten, der sich nicht kurz fassen kann oder bei dem sich der Arzt nicht kurz fassen kann, verbraucht. Wenn nicht, gibt es ja genügend Verwaltungstätigkeiten, die warten. Und es ist auch nett, einmal einen Kaffee nicht nebenher zu trinken, sondern dabei bewusst zu entspannen und mit den Mitarbeiterinnen zu plaudern.

Benütze mindestens zwei Sprechzimmer. Erstens ist es angenehm für den Patienten, wenn er sich nicht beeilen muss, aus dem Wartezimmer in das Behandlungszimmer zu eilen. Zweitens ist seine Wartezeit dann unterteilt in zwei Phasen (einmal Warten im Wartezimmer, dann Vorrücken ins Sprechzimmer), das verkürzt sie subjektiv. Drittens spart der Arzt mindestens zwei Minuten pro Patient *vor* der Beratung, das macht bei 15 Patienten am Halbtag eine halbe Stunde.

Setze Grenzen. Es gibt Menschen, die „schwatzen einem ein Ohr ab" und reden ohne Punkt und Komma und es gibt keine Atempause, in die man einhaken könnte. Wenn man das nicht als Kabarett empfinden kann und der nächste Patient draußen wartet, dann muss man lernen, diesen Erzähltyp zu unterbrechen. Das fällt schwer, wenn man höflich erzogen und aktiv zuhörend trainiert ist. Aber es ist überlebensnotwendig. Eine für mich hilfreiche Formulierung ist z. B.: „Ja Frau Maier, das ist alles interessant, aber ich möchte doch wissen, warum Sie heute zu mir kommen".

Beispiel

Einmal bin ich unhöflich herausgeplatzt: „Ihre privaten Geschichten will ich heute nicht hören, kommen wir mal zum medizinischen Problem". Es ist nichts Negatives passiert! Die Patientin hat sich sogar entschuldigt mit den Worten „Au ja, Frau Doktor, ich weiß ja, Sie haben gar nicht die Zeit. Mein Knie ist in letzter Zeit so dick und tut weh, wenn ich laufe ..." ◄

Trenne dich von Zeitdieben. Wer dir in die Geldbörse greift und sich selbst bedient, den wirst du anzeigen. Wer dir in dein Zeitmanagement eingreift und sich Zeit nimmt, soviel er haben möchte (aber nicht, soviel du ihm geben willst), den lässt du gewähren? Wer nicht kooperativ ist, wer ständig jammert ohne nur einen Funken Änderungswillen zu haben, wer dauernd nachfragt ohne sich die Antwort zu merken oder auch nur wahrzunehmen (Demenzkranke sind hier nicht gemeint), wer sich hereindrängt wie die Kälte durch Fensterritzen, wer dich „vollquasselt" ohne dir die Möglichkeit zur Antwort zu geben, der ärgert dich zu Recht. Trenne dich von Ärger. Gib deinen Zeit-Schatz nicht Menschen, die ihn rücksichtslos verprassen. Viele, viele andere Menschen brauchen dich und gehen sorgsamer und besser mit der Zeit um, die du ihnen schenkst. Du tust ihnen und dir selbst einen Gefallen, wenn du den Dieb nicht bedienst. Belohne die bescheidenen, dankbaren Menschen, nicht die brutal Fordernden. Deine Zeit ist deine *Lebens*-Zeit. Überlege dir, was du mit ihr machst, wem du ein Stück deines Lebens gibst.

Nimm dir eine Auszeit, um dein Zeitmanagement zu betrachten und zu optimieren. Setz dich an einem Sonntagnachmittag oder im Urlaub zwei Stunden hin und überlege, was verbesserungswürdig ist.

Beispiel

Auf einer längeren Autofahrt zurück vom Urlaub kamen mein Mann und ich einmal darauf, wie erschöpfend der Freitagnachmittag im Allgemeinen für uns sei. Die ganze Woche ist meist anstrengend, und dann Freitagabend bis 20 Uhr in der Sprechstunde zu sein gibt uns den Rest. Es kommen alle möglichen Patienten, deren Arzt („der blöde Kollege") schon im Wochenende ist. Kein Facharzt ist erreichbar. Und „es kommen immer dieselben", die sich vergewissern wollen, dass sie das Wochenende überstehen, oder die die ganze Woche über keine Zeit fanden, einen Termin zu vereinbaren, und dann schauen, welcher Doktor noch offen hat. Das Gespräch während der Autofahrt führte zur Entscheidung, keine normale Sprechstunde am Freitagnachmittag mehr anzubieten. Wir machten es danach genauso wie der (kluge, nicht blöde!) Kollege, richteten nämlich nur eine telefonische Notfall-Erreichbarkeit ein. Eine wunderbare Lösung. ◄

Vermeide „Verschieberitis". Aufschieben von unangenehmen Tätigkeiten ist normal. Das Verschieben verbessert die Lage – das weiß jeder – leider überhaupt nicht. Stattdessen wächst das Problem und wird zum subjektiv fast unüberwindlichen Berg. Rational einsehbar, emotional unangenehm, neben dem Aufgabengebirge sitzt zusätzlich das Schuldgefühl und das Insuffizienzgefühl. Um dieser negativen Erfahrung möglichst selten ausgesetzt zu sein, lohnt sich die Analyse, die die Antwort fast immer in sich birgt: Warum verschiebst du die Aufgabe?

Denkst du, sie ist es gar nicht wert, gemacht zu werden? Dann mach sie nicht. Denkst du, sie sollte „eigentlich" von jemand anderem erledigt werden? Dann suche diesen Anderen und versuche, ihm die Aufgabe als seine zu vermitteln. Eventuell wird sie

26.3 Wie kann der Hausarzt Zeit haben?

sogar besser von einem anderen, nämlich einem Fachmann z. B. für Steuer, für Buchhaltung o.ä. ausgeführt? Dann delegiere die Aufgabe und bezahle den Fachmann für die Bearbeitung. Denkst du, sie kann morgen oder an einem anderen Tag gemacht werden? Dann setze dir einen Termin, an dem du sie erledigst. Denkst du, du hast dazu überhaupt keine Lust? Dann prüfe, ob du an einem anderen Tag mehr Lust haben könntest. Wenn nein, dann setze dir auch ohne Lust einen definitiven Termin und belohne dich mit etwas „Lustvollem" dafür, dass du so brav warst, das Unangenehme aber Nötige erledigt zu haben. Denkst du, die Aufgabe erledigt sich von allein? Dann mach dir weiter keine Gedanken und lass sie in Ruhe. Kannst du das alles nicht? Dann prüfe, ob du an Prokrastination leidest (Prokrastination ist die wissenschaftliche Bezeichnung für krankhaftes Aufschiebeverhalten. Es handelt sich nicht um Faulheit, sondern um eine ernsthafte Störung der Selbststeuerung und Selbsteinschätzung) und suche dir psychologische Hilfe.

Lerne „nein" zu sagen. Manche der bereits genannten Tipps erzeugen ein mulmiges Gefühl von „das kann ich nicht". Was ist die Gemeinsamkeit? Man muss Grenzen setzen, und dazu ist es hilfreich, aktiv „nein" sagen zu können. Wer das nicht lernt, bleibt getrieben. Mache dir klar, dass ein „Nein" an der einen Stelle viele „Ja" an der anderen, vielleicht besseren Stelle ermöglicht. Ja, ich komme nicht in Zeitnot wegen des Notfalls, obgleich viele Patienten einbestellt sind, weil es eine Pufferzeit gibt. Ja, ich kann mit meiner Familie zusammen zu Abend essen. Ja, meine MFA fühlt sich nicht untergraben. Ja, ich bin nicht ausgelaugt vor lauter Hetze. Ja, ich hätte mich mehr engagieren können, aber JA, ich habe genug geleistet und morgen ist wieder ein anstrengender Tag.

Ärgere dich nicht. Falls doch, tu etwas dagegen, „komm wieder runter". Eine spitze Nebenbemerkung, gesendet in zwei Sekunden, kann den Empfänger zwei Stunden (oder lebenslänglich) beschäftigen. Anti-Ärger-Management ist eine Art Zeitmanagement, nicht nur Gesundheitsmaßnahme. Ärger macht aggressiv, ungerecht, hässlich.

▶ Ärger breitet sich auf alle Anwesenden aus wie eine Welle. Freundlichkeit breitet sich ebenfalls so aus.

Also bekämpfe Ärger mit Freundlichkeit. Die Freundlichkeit zeigst du (nicht dem Menschen gegenüber, der dich geärgert hat, aber dem nächsten und deinen Mitarbeiterinnen gegenüber. Der Satz „uff, das war aber jetzt furchtbar" kann alle entspannen. Überlege, ob sich der Ärger lohnt (meistens tut er das nicht) oder mach ihn lohnend, indem du überlegst, was dir der Ärger sagt. Dazu notierst du dir ein Stichwort, legst es beiseite und lässt es bis *nach* der Sprechstunde ruhen. Du legst es praktisch in eine Schublade und schiebst diese erst einmal zu. Baldmöglichst suchst du die geeignete Gelegenheit, machst die Schublade auf, und besprichst den durchgestandenen Ärger mit dir selbst oder einem Freund, Partner, Kollegen, Mitarbeiter. Wenn du keine innere Notwendigkeit fühlst, es zu besprechen – so what? Warum hast du dich dann so aufgeregt?

Wenn du es besprichst, dann „suhle dich nicht im Schlamm", sondern denke lösungsorientiert. Musst du dich von der Ärgerquelle (diesem Patienten oder dieser MFA) trennen? Hast du selbst etwas übersehen und erkennst reumütig, dass du es in Zukunft besser machen kannst? Und überleg', ob der Ärger zeigt, dass du innerlich gereizt und am Limit bist. Vielleicht möchtest du doch heute Abend noch ins Thermalbad zur Entspannung? Vielleicht gehst du am Samstag nicht auf die zehnte Fortbildung über Herzkrankheiten, sondern schaust dir eine interessante Ausstellung an oder gehst ins Konzert?

Falls Du alle diese Maßnahmen erst nach und nach schaffst, dann ist das eben so. „Rom wurde auch nicht an einem Tag erbaut" (bitte keine Antwort wie im Kapitel „Logik und Unlogik"), dran bleiben zählt!

Literatur

1. https://www.rki.de/DE/Content/Gesundheitsmonitoring/Gesundheitsberichterstattung/GBEDownloadsGiD/2015/10_gesundheit_in_deutschland.pdf?__blob=publicationFile, aufgerufen am 3.1.2020
2. Der Hausarzt 18/2019 S. 20

Teil II
Praxisorganisation

Niederlassung

27

> **Zusammenfassung**
>
> Der Weg von der Kliniktätigkeit zur Niederlassung verläuft in vier Schritten. Ob sich die eigene Persönlichkeit zur Hausarzttätigkeit und zum Chefsein eignet, wird oft nicht genügend hinterfragt. Vielerlei organisatorische Aspekte und Faktoren sind zu berücksichtigen.

Während meiner Praktika und Praxisvertretungen habe ich mir fast *nie* Gedanken um die Organisation gemacht. Ich bin – typisch Angestellte – in die vorhandene Struktur geschlüpft und habe abgearbeitet, was mir aufgetragen wurde. Nur wenn mir ein Mangel oder Fehler im Ablauf offensichtlich wurde, habe ich mir gedacht „das mache ich später einmal besser". Die Weiterbildung zum Arzt für Allgemeinmedizin erfolgt sehr häufig nur in fachlich-medizinischer Hinsicht, selten in betriebswirtschaftlich-organisatorischer Hinsicht.

Für einen Niederlassungswilligen ist es einfacher, eine vorhandene Struktur zu übernehmen, also in eine Praxis als Nachfolger oder zunächst Kompagnon einzusteigen, als eine eigene Praxis neu zu gründen. Allerdings sind Strukturen zäh, und eventuell braucht es ein paar Jahre, bis der Praxisneuling sich die Abläufe nach seinem Wunsch und Charakter modelliert hat (oder er sich selbst den Abläufen gebeugt hat). Wer sich aus der Angestelltentätigkeit lösen will, fürchtet sich zunächst vor der Menge an neuen und scheinbar unbekannten Aufgaben. Hilfreich sind die (kostenlosen) Niederlassungsberatungen bei den Kassenärztlichen Vereinigungen und manchen Banken. Nützlich sind ebenso Checklisten für Praxisgründer, Seminare und Fortbildungen, auch bezüglich Kooperationen mit Kollegen, Alternativen zur Einzelpraxis etc.

An was muss der Niederlassungswillige über die Abarbeitung der Checklisten hinaus denken?

Zuallererst ist m. E. die Prüfung der eigenen Persönlichkeit, Wünsche und Erfahrungen vordringlich: Möchte ich wirklich Hausarzt sein, tauge ich dazu? Was fällt mir dabei schwer, was leicht? Kann ich die Dinge, die mir schwer fallen, lernen oder vermeiden? Werde ich zufrieden sein? Lässt sich mein Berufsdasein mit meinen sonstigen Lebensvorstellungen vereinbaren? Macht die Familie mit? Was sagt mein(e) Partner(in) dazu?

Gelegentlich wird der erste Entschluss zur Niederlassung nicht diesbezüglich hinterfragt. Vielleicht ist es im Krankenhaus zu stressig, man macht zu viele Nachtdienste oder hat anderweitig zu viel Druck. Eine Praxis zu übernehmen muss zwar nicht eine Weichenstellung fürs Leben sein, doch meist ist sie es, deshalb ist die Entscheidung gründlich zu hinterfragen. Eine Möglichkeit, hausärztlich tätig zu sein und sich nicht direkt selbst niederlassen zu müssen, ist der Einstieg in eine Kooperationsform oder die Anstellung in einem medizinischen Versorgungszentrum (MVZ), s. Kap. 28 „Einzelpraxis oder nicht".

Wenn die Grundsatzentscheidung überprüft und für richtig befunden wurde, dann folgen die Fragen rund um die Praxisräume, die Mitarbeiter, die Work-Life-Balance und die Finanzen.

1. Die Praxisräume und ihre Gestaltung: Kann ich die Sprechstunde dort gut organisieren? Liegen die Räume so, dass meine Klientel hinkommen kann? Wie viele Räume brauche ich für welche Funktionen? Wie sollen sie beschaffen sein, damit die Strecken kurz und die Funktionalität hoch sind? Wie gestalte ich sie, damit ich mich in Ihnen wohl fühle? Sind sie ansprechend?
2. Die Umgebung der Praxis und Wahl des Wohnortes/der Wohnung: Früher wohnte der Hausarzt oft oberhalb oder neben der Praxis. Lebensalltag und Praxistätigkeit waren eng verwoben. Das muss man mögen. Ich persönlich habe es in meiner Landarztvertretung nicht geschätzt, wenn mich die Patienten wegen einer Überweisung während meiner Mittagspause, in der ich auf dem Balkon saß, herunter geklingelt haben („ich hab' Sie grad gesehen …"). Man sollte sich genau überlegen, wie weit man von der Praxis weg wohnen will. Die Vorschrift, wonach der Arzt wegen der möglichen Notfälle in der Nähe seiner Praxis wohnen muss („Residenzpflicht"), ist seit 2012 entfallen.
3. Die Einstellung/Übernahme der MFA: Jeder Arzt wünscht sich eine „Praxisperle". Wenn sich solch eine in der zu übernehmenden Praxis befindet: Gratulation. Halte sie, sei nett zu ihr und bezahle sie überdurchschnittlich! Wenn sich aber ein „alter Drachen" in der Praxis befindet, dann sieh zu, dass noch dein Vorgänger ihr die Kündigung ausspricht. Alles dazwischen: prüfe, was du bekommen kannst, das Beste behalte. Du wirst Kompromisse machen müssen und die wahren Eigenschaften und Fähigkeiten der MFA zeigen sich erst im Alltag, nicht in den Zeugnissen oder dem Vorstellungsgespräch.
4. Für die Work-Life-Balance ist zu überlegen, ob es Kollegen zur Vertretung gibt, oder ob ich „auf weiter Flur" allein bin. Wie ist die Struktur der ärztlichen Versorgung

im Umfeld: Welche Allgemein- und Fachärzte gibt es in der Umgebung und welche Krankenhäuser? Wie ist die Notfalldienst-Regelung bzw. -Häufigkeit? Inzwischen sind die Notfalldienste sogar auf dem Land so gut geregelt, dass ein Krankenhausarzt diesbezüglich nur aufatmet gegenüber dem, was er im Krankenhaus zu leisten hat. Über die Regelungen informiert die Kassenärztliche Vereinigung und der nächstgelegene Kollege. Zu beachten ist die sog. Präsenzpflicht (davon wusste *ich* vor der Niederlassung nichts):
„Da der Patient seinen Arzt bzw. dessen Vertreter in dringenden Fällen erreichen können muss, muss der Vertragsarzt sicherstellen, dass er oder sein Angestellter auch zu Zeiten außerhalb der Sprechstunden, zu denen kein organisierter ärztlicher Bereitschaftsdienst eingerichtet ist, ständig erreichbar ist" … „Der bloße Hinweis auf dem Anrufbeantworter auf die nächste Sprechstunde genügt nicht. Vielmehr ist zusätzlich eine Festnetz- oder Mobilfunknummer anzugeben, unter der der Arzt erreicht werden kann" (KVB 25.9.2019).
Tagsüber also ständige Erreichbarkeit: Hier braucht es starke Nerven und nette Kollegen zur Vertretung, damit man mal privat etwas unternehmen kann. Die Präsenzpflicht ist Teil der Niederlassungsvoraussetzungen und wird nicht bezahlt (obwohl es sich de facto um einen Bereitschaftsdienst handelt). Die Präsenzpflicht ist unabhängig von der Residenzpflicht (der Pflicht, am Praxisort zu wohnen), die ja, wie gesagt, entfallen ist.

5. Bei den Finanzen ist zu unterteilen in die Erstfinanzierung und die laufende Überwachung von Einnahmen und Ausgaben.
   - Bei einer Praxisgründung oder -übernahme entstehen zunächst nur Ausgaben (Raummiete, Angestellte, Laborleistungen). Das Honorar wird erst nach Abrechnung der Leistungen, also zirka ein halbes Jahr nach Erbringung dieser Leistungen ausbezahlt. Die Durststrecke, bis die Honorare eintreffen, muss überbrückt werden. In den ersten Monaten kann der frisch niedergelassene Arzt zwar Vorschüsse bzw. Abschlagszahlungen beantragen, diese sind aber nicht hoch. Es muss ein Kredit aufgenommen werden, bis die Praxis „läuft"; das kann bei einem Neustart durchaus zwei bis drei Jahre dauern. Derzeit ist wegen der anhaltenden Niedrigzinsphase eine Kreditaufnahme überhaupt kein Problem.
   Wo, bitte, ist im Medizinstudium das Seminar „Betriebswirtschaft" oder „Auswahl von Personal"? Aber keine Sorge: Für den Finanzüberblick ist zunächst nur die Einnahmen-Ausgaben-Berechnung nötig und das ist schnell gelernt. Weitere Seminare für Interessierte bietet die KV. Wer selbst gerne Buchungen per EDV führt, kann das selbst machen – ich persönlich finde es angenehmer, wenn die Buchungen von einem Fachmann aufgestellt werden.
   Es ist sinnvoll, drei Geschäftskonten zu haben: Ein Konto für die laufenden Einnahmen und Ausgaben nur der Praxis, ein Konto für die Rechnungen der Privatpatienten (dann ist die Kontrolle der Bezahlung einfacher) und ein Kreditkonto. Wenn die Buchhaltung beim Steuerberater erfolgt, hat er gleich die nötigen

Daten für die Steuererklärung. Anfangs ist es auch sinnvoll, sich alle zwei bis drei Monate mit dem Fachmann (Steuerberater, ggf. auch dem Bankberater oder der Kassenärztlichen Vereinigung) zusammenzusetzen und die Zahlen anzuschauen, bis man selbst genug Ahnung davon hat.
- Die Praxis lebt von einer Mischkalkulation – die ausführliche einzelne Sprechstundenberatung wird zwar besser vergütet als früher, ist aber nicht kostendeckend. Sie ist andererseits die Basis der Behandlung. Ihr folgen kurze Beratungen bzw. in den Hausarztverträgen pauschale Quartals-Betreuungs-Vergütungen, sodass derzeit pro betreutem Patient 60–90 € pro Quartal durchschnittlich erwirtschaftet werden. (Drei Monate Rundumversorgung für 60 €, so ein Abo hätte ich gerne bei meinem Elektriker!). Das ist der Umsatz, von dem die Helferinnen, Praxismiete, Haftpflicht- u. a. Praxisversicherungen, Reparaturen etc. zu bezahlen sind. Aus dem Abzug dieser Kosten resultiert das Bruttoeinkommen, von dem die privaten Versicherungen (Kranken-, Renten-, Krankentagegeld-, Unfallversicherung) und die Steuer abgehen. Übrig bleibt ein Einkommen, das ungefähr den Einkünften eines Krankenhausarztes (ohne Bereitschaftsdienste), eines Realschullehrers oder eines Pfarrers entspricht. Damit kann man leben, wenn man den Beruf mag und ihn nicht des Geldes wegen ausübt. Elternzeit gibt es nicht, Arbeitslosengeld ebenso wenig (eine Berufsunfähigkeit muss selbst versichert werden).

Zusammengefasst sind es vier Schritte vom Krankenhausarzt zum Hausarzt:

1. Der Wunsch nach der eigenen Praxis, z. B. mit folgenden Gedanken: Ich möchte nicht mehr im Krankenhaus sein und kann mir vorstellen, hausärztlich tätig zu werden. Mich interessiert das Soziale und Allgemeinmenschliche des Patienten, ich möchte mein eigener Herr sein, unabhängig entscheiden, evtl. habe ich in Kooperation mit Kolleginnen oder Kollegen eine bessere Work-Life-Balance in Aussicht.
2. Die Eigenprüfung z. B. mit folgenden Fragen: Ich habe zwar eine fundierte Ausbildung, ich bin ein guter Krankenhausarzt – aber kann ich mit der Diagnoseunsicherheit in der Hausarztpraxis und dem „Biotop" des Patienten zurechtkommen? Habe ich Interesse, selbst zu organisieren, verantwortlich zu sein? Welche Herren habe ich neben mir (KV, Kassen u. a.)?
3. Die Erweiterung der Kompetenzen in betriebswirtschaftlicher und allgemeinmedizinischer Hinsicht: Ich mache Vertretungen und Weiterbildungsassistenz in Hausarztpraxen, um das andere Krankheits- und Aufgabenspektrum kennenzulernen. Ich setze mich mit einem Berater (Bank, Steuerberater, KV) zusammen bzw. belege Seminare, um etwas über den organisatorischen und finanziellen Hintergrund zu lernen.
4. Die Zeit der Realisierung: Ich steige in eine bestehende Praxis ein oder gründe selbst eine eigene Praxis. Ich bin Arzt und Unternehmer. Ich entwickle die Praxis, das Team, die Behandlungsmethoden, die Kommunikationsfähigkeiten weiter. Damit führe ich die Praxis nach meinem Verständnis von Medizin und Gesundheit, nach meiner

Persönlichkeit. Abhängig bleibe ich von den gesetzlichen Vorschriften, den aktuellen Entwicklungen im Gesundheitswesen, den politischen Rahmenbedingungen.

Einzelpraxis oder nicht? 28

Zusammenfassung

Für die Niederlassung gibt es viele Möglichkeiten, von der Einzelpraxis über die Praxisgemeinschaft hin zur Berufsausübungsgemeinschaft. Vor- und Nachteile sind möglichst vor der Niederlassung abzuwägen.

Die Frage heißt bewusst nicht „Einzelpraxis oder Kooperation", denn auch eine Einzelpraxis kooperiert in vielerlei Hinsicht mit verschiedenen Partnern im Gesundheitswesen, auch mit Kollegen.

Die Einzelpraxis ist in Deutschland immer noch die am häufigsten gewählte Form bei der hausärztlichen Tätigkeit. Gleichzeitig Vor- und Nachteil ist die Eigenverantwortung. Die Praxis kann nach eigenen Wünschen gestaltet bzw. umgestaltet werden, der Arzt ist nur an gesetzliche Vorgaben gebunden, innerhalb derer er in der Praxis frei entscheidet. Die Auswahl der Mitarbeiter trifft er (im Idealfall) selbst, die unternehmerischen Entscheidungen ebenfalls.

Wer gerne Entscheidungen trifft, wer an seinen bisherigen Arbeitsplätzen das Gefühl hatte, eingeengt und zu wenig beteiligt gewesen zu sein, wer gerne führt und gerne seine eigenen Vorstellungen umsetzt, der ist in der Einzelpraxis richtig.

Die Nachteile entsprechen den Vorteilen: Der Chef ist verantwortlich, d. h. er darf nicht nur, er muss auch vieles entscheiden, sich um Betriebskennzahlen, seine Mitarbeiter und die Organisation kümmern. Ein zusätzlicher Nachteil ist, dass die Praxisurlaubszeiten nicht gesplittet werden können- wenn der Arzt in Urlaub will, muss er für ärztliche Vertretung sorgen oder die Mitarbeiter müssen gleichzeitig in Urlaub (wobei die Praxis nur schließen darf, wenn eine andere Praxis in dieser Zeit die Patienten versorgt).

Das Führen einer Kassenarzt-Einzelpraxis muss bei der KV beantragt und vom Zulassungsausschuss genehmigt werden.

Kooperationen mit Kollegen sind in vielerlei Hinsicht möglich und nötig:

- Für Abwesenheit (Urlaub/Krankheit) muss eine Vertretung abgesprochen werden.
- Die Teilnahme am ärztlichen regionalen Qualitätszirkel ist sinnvoll und wichtig.
- Für den ärztlichen Notdienst/Bereitschaftsdienst gibt es regionale Regelungen.

Meist sind **Notfallpraxen** für das Wochenende bereits eingerichtet, die oft auch die Nachtbereitschaft abdecken. Notfallpraxen sind nicht die Krankenhausambulanzen, sondern eine Einrichtung, die von den niedergelassenen Ärzten gemeinsam betrieben wird. Die Organisation der Notfallpraxen ist delegiert an spezialisierte Dienste, z. B. die Malteser, und unterliegt den KV-Vorschriften. Auch wenn solch eine Notfallpraxis wegen Synergieeffekten in den Räumen eines Krankenhauses betrieben wird, unterliegt sie nicht der Weisung des Krankenhauses und wird auch nicht von dort organisiert. Jeder Niedergelassene muss seine Dienste in der Notfallpraxis ableisten. Aufgrund der größeren Einzugsgebiete sind die Dienste selten. Manche freiberuflichen Ärzte leisten gerne diese Dienste, sodass man seinen eigenen Dienst an diese abgeben kann.

Außerhalb der Zeiten, die von der Notfallpraxis abgedeckt werden, müssen sowohl Haus- als auch Fachärzte für ihre Patienten im Prinzip immer erreichbar sein („Präsenzpflicht"). Das bedeutet, dass außerhalb der Sprechstundenzeiten ein Notfallhandy sinnvoll ist, auf dessen Nummer der Anrufbeantworter (in dieser Zeit) verweist. Das Notfalldiensthandy kann auf den Praxisinhaber oder seine Vertretung verweisen. Wenn man selbst das Handy über Mittag oder abends nicht in der Tasche haben möchte bzw. frei hat, braucht man einen netten Kollegen. Da jeder am Ort einen netten Kollegen braucht, funktionieren die Absprachen gut im Sinne von: Dr. A macht Montag nachmittags Rufbereitschaft, Dr. B. dienstags, Dr. C. mittwochs, Dr. D. donnerstags und am Freitag wird rotiert nach Dienstplan oder ähnlich.

Laborgemeinschaften sind heutzutage riesig und überörtlich. Wer sich niederlässt, bekommt schnell einige Angebote von derartigen Gemeinschaften und sollte sich die Mitgliedschaft nach deren Preis-Leistungs-Verhältnis aussuchen.

Apparategemeinschaften für teure Medizingeräte sind unproblematisch. Dies kann funktionieren nach der Methode: In der einen Woche haben wir das Langzeit-EKG-Gerät, in der anderen Woche hat die kooperierende Praxis das Gerät. Oder das Gerät steht in nur einer Praxis, wird aber an den verschiedenen Tagen von verschiedenen selbstständigen Ärzten genützt.

Leistungskooperationen: Vielleicht ist der eine Arzt eher kardiologisch orientiert und der andere Arzt endokrinologisch („Schwerpunktpraxen"). Es spricht nichts dagegen, entsprechend die Patienten gegenseitig konsiliarisch zu überweisen. Eingehalten werden muss die Vorschrift, dass hausärztliche Basistätigkeiten und die Betreuung nur bei dem vom Patienten gewählten Hausarzt liegen. Auf der Überweisung ist deshalb im allgemeinen „Auftrag" oder „konsiliarisch" angekreuzt, auf jeden Fall muss eine eingegrenzte Fragestellung beschrieben sein.

Eine **Praxisgemeinschaft** ist ein Zusammenschluss von selbstständig arbeitenden Ärzten. Sie können der gleichen oder einer anderen Fachrichtung angehören. Jeder Kollege arbeitet rechtlich unabhängig vom anderen, die Patientendaten sind getrennt, ebenso die Abrechnung. Eine Praxisgemeinschaft benützt gemeinschaftlich Räume, Einrichtung, Geräte und evtl. auch das Personal. In welcher Weise die Nutzung verteilt ist, regelt ein Vertrag. Vorteile sind Kostenersparnis und leichtere Vertretungsregelung. Außerdem ist der fachliche Austausch leichter. Wenn die einzelnen Praxen, die sich zusammen schließen, bereits existieren (also genehmigt sind), dann muss die KV den Zusammenschluss nicht extra genehmigen, sondern er wird der KV nur mitgeteilt.

Die Gemeinschaftspraxis heißt neuerdings **Berufsausübungsgemeinschaft** (abgekürzt BAG) arbeiten die Ärzte zwar medizinisch unabhängig voneinander, eigenverantwortlich, haben aber über die Praxisgemeinschaft hinaus auch denselben Patientenstamm und sind rechtlich eine Einheit. Sie treten unter einem gemeinsamen Namen auf, haben eine gemeinsame Haftung und rechnen gemeinsam ab. Alles Finanzielle der Praxis (z. B. auch Gewinnverteilung), die Arbeitszeiten, die Regelungen bei Urlaub oder Krankheit usw. werden in einem Gesellschaftsvertrag fest gelegt. Vorteile der BAG sind die Flexibilität z. B. in Bezug auf die Arbeitszeiten, die Zeitersparnis bei der Verwaltung (sobald einmal alles geregelt ist …) und die Kostenersparnis. Die Praxispartner müssen sich gut persönlich verstehen, damit eine BAG langfristig hält. Die Rechtsform ist entweder eine einfache GbR oder eine Partnergesellschaft. Das Führen einer Gemeinschaftspraxis muss vom Zulassungsausschuss der KV genauso genehmigt werden wie eine Einzelpraxis.

Die **Jobsharing-Gemeinschaftspraxis** ist eine Sonderform der Gemeinschaftspraxis. Hierbei wird eine Praxis aufgeteilt. Der bisherige Inhaber der Praxis arbeitet in dem Maß weniger, wie der neue Praxispartner arbeitet, d. h. die Arbeit wird geteilt. Der Leistungsumfang innerhalb der gesetzlichen Krankenversicherung darf nicht ausgeweitet werden. Diese Leistungsbegrenzung endet grundsätzlich nach zehn Jahren gemeinsamer Arbeit, dann erhält der Juniorpartner eine reguläre Zulassung. Jobsharing bietet sich an für Ärzte, die in Teilzeit arbeiten wollen. Außerdem ist es eine gute Möglichkeit für Ärzte, die nur noch weniger arbeiten wollen und finanziell auch nur einen geringen Teil der Praxiseinnahmen benötigen, für Ärzte, die eine Privatpraxis zusätzlich etablieren wollen aber die Sicherheit der kassenärztlichen Einnahmen als Basis behalten wollen, und für Ärzte, die langsam einen Nachfolger aufbauen wollen und sich selbst sukzessive zurückziehen möchten (z. B. wegen Nahens der Altersgrenze).

Das **Medizinische Versorgungszentrum** (abgekürzt MVZ) ist eine Sonderform der Berufsausübungsgemeinschaft, bei der die teilnehmenden Ärzte ihre Zulassung (den „Kassenarztsitz") an das MVZ abgeben und im MVZ weiterhin tätig sind. Die Organisation erfolgt durch eine Betreibergesellschaft oder GmbH. Gegründet werden kann das MVZ von kassenzugelassenen Ärzten, Krankenhäusern, Kommunen und gemeinnützigen Trägern (die bei der KV zugelassen sein müssen). Ein ärztlicher Leiter muss vom MVZ benannt werden, der selbst im MVZ am Ort der Niederlassung mindestens 20 Wochenstunden tätig ist. Die Tätigkeit der Ärzte in einem MVZ kann selbstständig oder angestellt erfolgen. Wer den Sitz an das MVZ abgegeben hat, kann ihn nicht wieder herauslösen (um sich z. B. neu niederzulassen). Die meisten MVZ arbeiten mit angestellten Ärzten.

Die Entscheidungen liegen bei den Gesellschaftern der GmbH. Wenn die Gesellschafter selbst im MVZ tätig sind, dann entspricht das MVZ einer größeren Gemeinschaftspraxis. Meist werden MVZ gegründet, um Teilzeitanstellungen zu ermöglichen. Sprechstunden- und Vertretungsabstimmungen sind im MVZ einfach. Den angestellten Ärzten kommen allgemeingesetzliche Regelungen wie Mutterschutz, Elternzeit, Arbeitslosenversicherung, Krankengeld etc. zugute. Bei größeren MVZ wird ein externes Verwaltungsmanagement beauftragt. Die relativen Kosten des Praxisbetriebs sinken durch die Vergrößerung von den Einzelpraxen zum MVZ deutlich (Synergie-Effekte bei Personal, Geräten, Einkauf etc.). Der Verwaltungsaufwand ist größer und wird oft an einen Betriebswirt oder Geschäftsführer delegiert, was wiederum die Kosten erhöht. Bei den Verträgen unter den Gesellschaftern empfehle ich juristische Beratung.

Kassenpraxis oder Privatpraxis? 29

Zusammenfassung

Die Niederlassung in einer Privatpraxis erfordert sehr spezielle und andere Voraussetzungen als die Niederlassung in einer sog. Kassenpraxis, welche die Regelversorgung darstellt.

Eine Kassenpraxis ist eine Arztpraxis, die Kassenpatienten (gesetzlich Versicherte) betreut. Die Aushandlung der Leistungen und Bezahlung erfolgt nicht direkt zwischen Arzt und Patient (obwohl dieser direkt in die Praxis kommt), sondern über eine Mittlerstelle, nämlich die Kassenärztliche Vereinigung (KV) oder die hausärztliche Vertragsgemeinschaft (HäVG). Eine Privatpraxis hingegen behandelt die Patienten außerhalb der gesetzlichen Versicherung, d. h. der Patient schließt einen direkten Behandlungsvertrag mit seinem Arzt und bezahlt diesen privat. Gesetzlich versichert sind alle Menschen, die angestellt arbeiten. Mitversichert sind ihre Familienangehörigen. Ebenfalls gesetzlich versichert sind Bezieher von Arbeitslosengeld und Grundsicherung.

Auch Kassenpatienten können zusätzlich Privatpatienten sein, indem sie Leistungen vom Arzt fordern und selbst bezahlen, die die Krankenkasse nicht übernimmt.

Der Kassenpatient bezahlt nichts direkt beim Arzt. Die gesetzliche Krankenversicherung übernimmt die Kosten, ohne dass der Patient weiß, welche Leistungen abgerechnet wurden und welcher Geldbetrag dem Arzt überwiesen wurde. Der Arzt rechnet über die KV oder HäVG mit den Krankenkassen ab.

Grundsätzlich müssen sich alle anderen Menschen, z. B. selbstständig Tätige, für den Krankheitsfall privat absichern. Wenn diese Menschen einen Arzt in Anspruch nehmen, bekommen sie dafür eine Rechnung. Die Rechnung muss der amtlichen Gebührenordnung (GOÄ – Gebührenordnung für Ärzte) entsprechen.

Der Privatpatient bezahlt die Arztrechnung, auf der Leistung und Betrag ausgewiesen sind. Ob er die Rechnung bei seiner Versicherung einreicht oder nicht, ist seine Sache. Beamte sind zum größeren Teil vom Staat abgesichert über die sog. Beihilfe, für den kleineren Rest müssen auch sie sich privat absichern. Dies geschieht im allgemeinen durch eine private Krankenversicherung. Ein Beamter möchte daher meist zwei Rechnungsexemplare, weil er sowohl bei der Beihilfe, als auch bei der Privatversicherung einreicht.

Gesetzlich Krankenversicherte stellen das Gros der Patienten. Um mit einer reinen Privatpraxis überleben zu können, muss der Arzt entweder sehr viele Privatpatienten haben, sehr teure Leistungen anbieten oder mit wenig Geld auskommen.

Im hausärztlichen Bereich sind die meisten Leistungen nicht teuer, Zusatzleistungen wie z. B. Psychotherapie, Homöopathie oder Akupunktur sind dagegen hochdotiert. Wer eine kleine Privatpraxis mit diesen Spezialleistungen führt, braucht wenig Personal, wenige Geräte und hat geringe Kosten. Er muss sich vor der Niederlassung gut überlegen, ob seine Spezialleistungen in der Region, in der er tätig werden will, nachgefragt sind. Viele ältere Ärzte beenden ihre Kassenarzttätigkeit nach vielen Jahren und arbeiten als Privatärzte weiter. Mit der langjährigen Tätigkeit haben sie sich bereits einen Kundenstamm geschaffen, mit den Spezialleistungen kommen sie ihrem Nachfolger nicht in die Quere, sie haben geringere Kosten, weniger Vorschriften, und wahrscheinlich sind die Kinder schon aus dem Haus und das Eigenheim abbezahlt. Für sie ist solch eine Tätigkeit ideal.

Wer das gesamte allgemeinmedizinische Spektrum abdecken will, wer noch am Beginn der Berufstätigkeit steht, wer seine Familie und sein Vermögen erst noch aufbauen möchte, der wird sich eher für eine kassenärztliche Tätigkeit entscheiden.

Hausarzt als Unternehmer

30

Wie erhält der Arzt sein Einkommen?

> **Zusammenfassung**
>
> Der Hausarzt muss wie andere Helfer von seinem Beruf leben und seine Familie ernähren. Hierbei gibt es für den Kassenarzt viele Unterschiede zu anderen Dienstleistern

Zu meiner Abiturientenzeit hatten viele Mitschüler die Vorstellung, dass man mit sehr guten Abiturzeugnissen automatisch Medizin oder Zahnmedizin studieren müsse. Sie assoziierten einen Weißkittel, der im Krankenhaus als gutaussehender und angehimmelter Arzt ständig lebensrettende Entscheidungen treffen und dann mit seiner Luxuskarosse zum Golfplatz oder zu seiner Villa fahren würde. Ich komme aus einer Arztfamilie und deshalb war mir klar, dass Ärzte viel Geld verdienen können, aber dies nicht automatisch tun, sondern sehr viel dafür arbeiten und dass das Realeinkommen eines Hausarztes etwa dem eines Pfarrers oder Lehrers entspricht.

Bei meinen Mitstudenten fand ich wenige, deren Motivation primär das Geldverdienen war und sehr viele, für die der Sinn im Leben durch Helfen im Vordergrund stand.

Bei aller Nächstenliebe und Helfen-wollen: Der Arzt (und ggf. seine Familie) muss von seiner Arbeit leben, das Unternehmen Praxis muss alle Mitarbeitenden versorgen, die Kosten decken usw. Der Arzt kann daher die Frage des Geldverdienens nicht aus seinem Alltag ausklammern.

Was unterscheidet den Arzt z. B. von einem anderen Dienstleister oder einem Handwerker? Der Handwerker schreibt dem Kunden eine Rechnung, der Arzt im allgemeinen nicht. Privat Versicherte erhalten eine Rechnung (Kap. 29), aber privat Versicherte machen nur 5–10 % der Patienten einer Hausarztpraxis aus. Der Hauptteil der Patienten sind Mitglieder der gesetzlichen Krankenkassen, die ärztliche Arbeit wird vom Arzt mit den Kassen „abgerechnet", d. h. der direkte Bezug zwischen Leistung und Bezahlung geht für den Patienten verloren. Früher erhielten die Ärzte ihr Honorar direkt von den

Kassen, das bedeutete, dass zwischen den Kassen und den Ärzten einzelne Honorarverträge geschlossen wurden. In dieser Zeit stand auf den Praxisschildern der Hinweis „alle Kassen", d. h. dieser Arzt hatte mit allen Krankenkassen direkte Verträge geschlossen. Seit vielen Jahren ist zwischen die Kassen und die Ärzte eine Institution zwischengeschaltet, die Kassenärztliche Vereinigung (KV) heißt.

Das übliche Honorarsystem für den Hausarzt funktioniert so: Die Krankenkassen erhalten Beiträge von den Versicherten. Aus dieser Gesamtmenge an Geld müssen die stationäre Versorgung (Krankenhäuser), die ambulante Versorgung (Ärzte, Zahnärzte, Physiotherapeuten, Ergotherapeuten, Logopäden u. a.), die Kassenverwaltung und -werbung, die Vorsorgeleistungen, die Medikamente und die Hilfsmittel (Einlagen, Rollator u. ä.) bezahlt werden.

Die Fakten 2017: ca. 229 Mrd. Euro Beiträge wurden verteilt: Für die Krankenhausversorgung ca. 33 %, die Ärzte ca. 19 %, die Medikamente ca. 17,5 %, die Verwaltung ca. 5 % [1].

Die gesetzlichen Krankenkassen zahlen eine jährliche Pauschale pro Versicherten an die jeweils regional zuständige KV. Diese Pauschale soll die ambulante Behandlung einer ganzen Familie (auch die nicht beitragspflichtigen Familienmitglieder) in einem Jahr abdecken. Es ist dabei gleichgültig, ob die Familie groß oder klein ist, häufig oder selten zum Arzt geht. Es ist nun Sache der KV, diese Gesamtvergütung zu verteilen. Die Kassenärztliche Vereinigung verteilt das Geld nach einem komplizierten Verteilungsschlüssel, der ständig beraten und jedes Jahr angepasst wird, [2]; Kap. 44, Abb. 44.1).

Das Beitragsgeld kommt, bildlich gesprochen, als Suppe in einen großen Topf. Aus diesem großen Topf wird in kleinere Töpfe umgefüllt (für Krankenhaus ein Topf, für die ambulanten Ärzte ein Topf etc.). Die KV betätigt sich als Mutter, die die Suppe verteilt und versucht, alle satt zu machen. Wenn in einem Topf nur eine vorbestimmte Menge Suppe ist, kann man nicht beliebig daraus schöpfen. Wenn ein Esser mehr futtert, hat der andere weniger. Mit dem Geld-Topf verhält es sich ebenso. Wenn die Fachärzte mehr entnehmen, haben die Hausärzte weniger (und umgekehrt), wenn einzelne Ärzte mehr bekommen, ist für die anderen weniger übrig.

Bis zu einem gewissen Grad funktioniert die Verteilung gut: Noch kein Arzt ist verhungert. Andererseits ist klar, dass auf dem Topf ein Deckel ist. Wenn immer mehr Leistungen erbracht werden, wofür (zu Recht) Honorar verlangt wird, dann gibt es für die einzelne Leistung weniger.

Das klingt zunächst einleuchtend, als müsse das so sein und bleiben. Wenn wir das aber einmal z. B. mit einem Klempner vergleichen, dann würde das heißen: Wenn bei zehn Menschen die Küche unter Wasser steht, bekommt der Klempner für jeden einzelnen Hausbesuch zum Abdichten weniger Geld. Oder er bekommt die ersten sieben Besuche bezahlt, die letzten drei nicht. Macht er dann die letzten drei? Vielleicht ja, denn er kann ja seine Nachbarn nicht im Wasser herum tappen lassen. Vielleicht auch nicht, denn er ist ja „nicht so blöd, für lau zu arbeiten". Beides ist beim Klempner möglich, beim Arzt wird es schwierig: Ein Arzt kann seine Hilfe nicht verweigern, er wird „am Nasenring seiner ärztlichen Ethik" herum geführt.

Wenn Ansprüche und Selbstbedienungsmentalität des Patienten steigen (was zu häufigeren Kontakten führt), wenn die Krankenkassen immer mehr Leistungen versprechen (z. B. jährliche Vorsorge), und wenn die Politik sich zusätzliche Vorgaben ausdenkt, die der Hausarzt bei pauschaliertem Lohn erbringen soll, dann fühlt sich der Arzt als Depp der Nation. Oder als Hamster im Hamsterrad: Immer mehr Leistungen erbringen, immer schneller rennen, um einen ordentlichen Teil aus dem Topf zu bekommen.

Die Kassen und Kassenärztlichen Vereinigungen haben das durchaus erkannt und verschiedene Lösungen gesucht.

Seitens der KV wurde als (erster) Lösungsversuch ein sogenanntes Regelleistungsvolumen eingeführt. Dieses bezeichnet das Honorar, das dem Arzt im folgenden Quartal für die Basisversorgung zusteht. Es wird dem Arzt zu Beginn des Quartals mitgeteilt, richtet sich nach den im Vorjahr erbrachten Leistungen und natürlich muss es erarbeitet werden, es wird also nicht einfach ausbezahlt als Pauschale für die Versorgung der Patienten. Früher hätte man das „Leistungs-Budget" genannt. Das Ergebnis ist dasselbe. Soll der Arzt die Praxis schließen, wenn sein Computer sagt, dass mit seinen Leistungen für dieses Quartal jetzt das Regelleistungsvolumen erfüllt ist? Wie soll er dafür sorgen, dass er genauso viel in Anspruch genommen wird wie im Jahr zuvor? Was tun bei einer Grippewelle? Die Patienten und die Kollegen werden (zu Recht?) empört sein, wenn er mitteilt: „Die Praxis ist geschlossen, weil ich für Ihre Behandlung ab sofort nichts bezahlt bekomme". Kurzum: Ich sehe bei diesem Lösungsversuch keine wesentliche Änderung zum bisherigen System.

Als zweiter Lösungsweg präsentiert sich das Modell der „hausarztzentrierten Versorgung" (HzV), das in Baden-Württemberg seit 2008 zusätzlich zur KV existiert. Hausärzte und Patienten müssen sich zur Teilnahme einschreiben, die Patienten müssen sich z. B. verpflichten, zu bestimmten Fachärzten nur nach vorherigem Kontakt mit dem Hausarzt zu gehen, und preisgünstigere Medikamente zu akzeptieren. Das dadurch eingesparte Geld fließt teilweise in die Arzthonorare. Diese werden dann nicht über die KV verteilt, sondern über die Organisation „hausärztliche Vertragsgemeinschaft", die wesentlich mehr über Pauschalen als über Einzelleistungen arbeitet. Der Großteil der Pauschale wird beim ersten Arzt-Patient-Kontakt fällig. Sowohl bei der KV als auch bei der HzV gibt es mehr Geld für die Versorgung chronisch kranker Menschen. Damit der Hausarzt dieses Geld abrufen kann, muss der Patient mehrere chronische Erkrankungen haben und mindestens seit einem Jahr in dieser Praxis betreut werden und mindestens zweimal im Quartal in der Praxis gewesen sein.

Die konkrete logische Folgerung aus diesen genannten Bedingungen ist: Der Hausarzt kann seine Praxiskosten und ein normales (krankenhausarztentsprechendes) Einkommen am besten erwirtschaften, wenn er akut Erkrankte nur kurz behandelt, und wenn er chronisch kranke Patienten genau zweimal im Quartal sieht.

Wenn also jemand mit grippalem Infekt einmal im Quartal zur Behandlung kommt, dann freut sich der Unternehmer im Arzt (Auslösung der Grundpauschale und fast kein Aufwand). Wenn jemand mit Bluthochdruck, Diabetes, Herzdurchblutungsstörung oder

Depression gute Blutwerte hat und vom Psychiater parallel mit behandelt wird, sodass er genau zweimal im Quartal kurz zum Besprechen in die Sprechstunde kommt, dann freut sich der Unternehmer im Arzt (chronische Erkrankung, wenig Aufwand). Wenn jemand das Sommerhalbjahr im Ausland verbringt, aber beim Hausarzt alle Untersuchungen und Behandlungen im ersten und letzten Quartal durchführen lässt, dann freut sich der Unternehmer im Arzt nicht (keine Anerkennung der chronischen Erkrankung, viel Aufwand). Wenn jemand drei Jahre nicht da war und dann eine Liste mit sieben unklaren Beschwerden und zehn mitgebrachte Berichte besprechen will, dann freut sich nur der Detektiv im Arzt, aber nicht der Unternehmer.

Die genannten Vorgaben führen teilweise zu seltsamen Ratschlägen wie „zeigen Sie dem Patienten die rote Karte, wenn er in diesem Quartal schon zweimal bei Ihnen war" oder „nehmen Sie nur Patienten an, die nicht so intensiv betreut werden müssen" oder „sorgen Sie für viele Patienten, die jedes Vierteljahr zu Ihnen kommen".

Ein zusätzlicher Rat ist: „machen Sie viele Leistungen außerhalb vom Budget". Richtig, das hatte ich noch nicht besprochen: Einige Leistungen können bei der KV zusätzlich zur Normalversorgung abgerechnet werden, z. B. technische Leistungen (wie Ultraschall) oder kleine Operationen. Das nennt sich „qualitätsgebundenes Zusatzvolumen". Es ist schon nett, wenn ich für zusätzliche Qualifikationen und daraus entstehende Leistungen belohnt werde. Aber soll ich, weil ich unternehmerisch denke, dem Patienten sagen: „Ihre Herzkrankheit interessiert mich nicht, aber ich könnte Ihnen gern ein paar Hautveränderung wegschneiden"?

Fortbildungen zur Honorarverteilung stehen oft unter dem Motto: Da ist ein Fressnapf, finde den besten Weg. Aber Achtung, der Fressnapf ist immer gleich voll und steht mitten in einem Labyrinth. Wenn mir (und vielen anderen) nun die Fortbildung den kürzesten Weg durch das Labyrinth zeigt, habe ich dann wirklich weniger Stress, als wenn ich mich um die ganzen Honorarverteilungsmaßstäbe nicht kümmere?

Der dritte Lösungsweg ist der Ausstieg aus dem Kassensystem. Viele Ärzte sind nur noch privatärztlich tätig, dort können sie direkt eine Rechnung an den Patienten stellen und mit ihm direkt auch vereinbaren, welche Leistungen er haben möchte. Der Patient muss dann selbst bei seiner Kasse schauen, dass er die bereits bezahlten Rechnungen erstattet bekommt. Die Rechnungsstellung ist eindeutig und verbindlich geregelt in der amtlichen Gebührenordnung für Ärzte, kurz GOÄ [3, 4].

Der größte Nachteil der privatärztlichen Tätigkeit ist, dass die meisten Menschen in Deutschland nicht privat versichert sind. Für eine normale hausärztliche Betreuung taugt es deshalb nicht, sich aus dem Kassensystem zu verabschieden.

Viele Ärzte nutzen einen vierten Weg: Sie haben gelernt, ihre Leistung direkt an Kassenpatienten zu verkaufen – als sogenannte individuelle Gesundheitsleistungen (abgekürzt IGeL).

Allerdings dürfen nur Leistungen IGeL sein, die nicht im Leistungskatalog der Kassen stehen oder die der Patient haben möchte, obwohl sie nicht aus Krankheitsgründen nötig sind. Beispiel: Ein EKG bei Herzbeschwerden muss im Rahmen der

Kassenpauschale angefertigt werden, ein EKG, welches der Patient „nur mal so, zur Sicherheit" haben möchte, ist IGeL.

Wunschleistungen selbst bezahlen zu müssen, finde ich in Ordnung. Bedenklich finde ich, wenn vom Arzt unwirksame oder zweifelhafte Therapien angeboten werden, weil sie gerade in Mode sind. Das Anbieten von Zusatzleistungen („IGeLn") kann nicht nur schädlich für das Ansehen des Arztes sein. Es fördert außerdem die Einkaufsmentalität beim Patienten einerseits und die Mentalität eines Verkäufers beim Arzt andererseits. Nicht nur meiner persönlichen Meinung nach ist das auf Dauer ungünstig.

„Im Geschäftsleben sind Bindungen meist flüchtig. Wir tauschen Waren oder Dienstleistungen gegen Geld … Und im Nachhinein wird klar: Das Lächeln, die Höflichkeit, die „Kundenorientierung" waren nur Werkzeug, um an unser Geld heranzukommen … „der Patient ist nicht mündig, sondern der Patient ist krank". Diese Aussage ist zwar nicht „p.c." (political correct), dafür aber wahr … Die Souveränität als Kunde ist beim Patienten eben nur eingeschränkt oder gar nicht vorhanden … Letztlich dient das Gerede um den „Kunden" im Gesundheitswesen zu nichts anderem, als ihn zum Objekt eines Geschäftsprozesses zu machen … dort … wird aus der ärztlichen Tätigkeit ein Gewerbe …".[5].

„Ärzte sind keine Kaufleute, sie verkaufen keine Ware – auch keine Ware Gesundheit. Sofern dies geschieht, ist das höchst bedenklich und schädlich für den Ruf des einzelnen Arztes wie der gesamten Profession …" [6].

Meine Schlussfolgerung:

Der Arzt *muss* primär an die Gesundheit der Patienten denken und nicht ans Geld. Deshalb sollte er sich einfach darauf verlassen können, dass sein Bemühen um den Patienten und dessen Gesundheit gut bezahlt wird – ohne Schnickschnack, IGeL, Labyrinth und Hamsterrad.

Literatur

1. https://de.wikipedia.org/wiki/Gesetzliche_Krankenversicherung,aufgerufen am 25.4.2020
2. siehe https://www.kvbawue.de/praxis/abrechnung-honorar/honorarverteilung/
3. https://www.pkv.de/service/rechtsquellen/gesetze-und-verordnungen/gebuehrenordnung-fuer-aerzte-goae.pdf
4. https://www.e-bis.de/goae/defaultFrame.htm, Stand 1–2020
5. Dr.med.Otmar Kloiber, Deutsches Ärzteblatt 97, Heft 5, 4.Februar 2000
6. Prof.Dr.med.J.-D.Hoppe, ehemaliger Präsident der Bundesärztekammer in der Zeitschrift Der Allgemeinarzt 11/2011

31 Ärztekammer, KV und HäVG/HzV

> **Zusammenfassung**
>
> Für den Start als Hausarzt muss der Niederlassungswillige die Funktionen der verschiedenen Organisationen wie Ärztekammer, Kassenärztliche Vereinigung und hausärztliche Vertragsgemeinschaft kennen.

In der Ärztekammer sind alle berufstätigen Ärzte Pflichtmitglied. Die Ärztekammer beaufsichtigt die Befolgung der ethischen Vorgaben und ist für Berufsordnung, Weiterbildung, Prüfungen und ärztliche Pflichten zuständig. Sie wirkt auch an der Gesetzgebung im öffentlichen Gesundheitswesen mit.

In der Kassenärztlichen Vereinigung (KV) sind alle Ärzte Pflichtmitglied, die Kassenpatienten behandeln. Die KV ist *keine* Interessenvertretung oder Gewerkschaft der niedergelassenen Ärzte, sondern eine sog. Körperschaft öffentlichen Rechts. Das bedeutet: Die KV muss vom Gesetzgeber beschlossene Vorgaben in die Praxis umsetzen, sie macht damit die Vorschriften konkret. Sie erarbeitet z. B. Vorschriften für die Verordnung von Medikamenten, für den Datenschutz in der Praxis u. v. a. Die KV führt die Verhandlungen zu Budgets und Gesamthonorar und verteilt die Honorare, prüft die Abrechnung (d. h. die Leistungen, die der Arzt einreicht und für die er Honoraranspruch stellt). Die KV muss die ambulante ärztliche Versorgung der Bevölkerung sichern, prüft daher die Qualifikation der Ärzte und regelt die Niederlassung. Sie berät die niedergelassenen Ärzte bei allen Fragen in Bezug auf eben diese Gesetzesvorschriften und in allen beruflichen Fragen, die nicht die Ärztekammer regelt. Die KV wird aus dem Honorar der Ärzte bezahlt und steht zwischen Gesetzgebung, Kassen und Ärzten. Inzwischen ist die KV auch Ansprechpartner für die Bevölkerung z. B. dient sie durch die Terminservicestellen der schnelleren Vermittlung von Arztterminen.

In der HäVG (hausärztliche Vertragsgemeinschaft) sind alle niedergelassenen Hausärzte Mitglied, die an der „hausarztzentrierten Versorgung" (HzV) teilnehmen. Die HäVG entstand als Abrechnungsalternative zur KV. Die Verträge der hausarztzentrierten Versorgung werden zwischen den Kassen und ärztlichen Verbänden (z. B. Hausärzteverband oder MEDI) geschlossen. Der Kassenarzt ist freiwilliges Mitglied. Die Abrechnung der Leistungen geschieht nicht über die KV, sondern über die HäVG. Die Idee hinter den sogenannten Hausarztverträgen ist, dass die Funktion des Hausarztes als zentralem Lotsen im Gesundheitswesen betont wird. Wenn ein Patient am Hausarztvertrag teilnimmt, verpflichtet er sich, bei allen gesundheitlichen Problemen zuerst seinen Hausarzt aufzusuchen (ausgenommen sind lebensbedrohliche Notfälle, Augenerkrankungen und gynäkologische Behandlung). Dadurch soll dem zunehmenden „Doctor Hopping" ein Riegel vorgeschoben werden – der Patient kann nicht zu jedem beliebigen niedergelassenen Arzt gehen, sondern wählt einen davon als Hausarzt. Der an der HäVG teilnehmende Arzt verpflichtet sich wiederum, als Primärarzt zur Verfügung zu stehen und Überweisungswünschen, die nicht medizinisch begründet sind, kritisch zu begegnen. Die Behandlung von Patienten mit und ohne Hausarztvertrag unterscheidet sich nicht, allerdings gibt es in manchen Hausarztverträgen zusätzliche Vorsorge-Leistungen (z. B. AOK-Vertrag: jährlicher Check-up statt alle drei Jahre).

Der teilnehmende Patient verpflichtet sich außerdem, bei den verordneten Medikamenten diejenigen zu akzeptieren, die von der HäVG vorgeschlagen werden. Die HäVG handelt mit verschiedenen Arzneimittelfirmen Rabatte aus, sodass die Medikamentenversorgung (die Kosten für die Kasse) für teilnehmende Patienten billiger ist. Teilweise wird dies den Patienten in der Form weitergegeben, dass diese Medikamente zuzahlungsfrei sind. Der teilnehmende Arzt wiederum verpflichtet sich, wenn irgend möglich ein Medikament aus dem „grünen" Bereich zu verordnen, d. h. eines, das im Rabattvertrag gelistet ist. Eine EDV, die diese Medikamentenbereiche entsprechend anzeigt, ist selbstverständlich die Grundlage. Eine Therapie mit Medikamenten aus dem „roten" Bereich, also mit teureren Medikamenten, muss extra begründet werden, wie bei der KV auch, da auch dort das Wirtschaftlichkeitsgebot gilt. Derartige Begründungen sind z. B. Allergien gegen bestimmte Medikamente oder deren Zusatzstoffe oder die Notwendigkeit für eine bestimmte Firma (z. B. weil nur deren Medikament Sonden-gängig ist, oder weil der Patient nur sehr kleine Tabletten schlucken kann und die Tabletten der anderen Firma zu groß sind o.ä.).

Die Einschreibung in den Hausarztvertrag erfolgt seitens des Arztes einmalig nach einer Schulung über die Besonderheit der Verträge.

Die Patienten müssen für die Einschreibung ein Formular unterzeichnen, welches die Vertragsbedingungen aufführt. Sie sind dann an den bezeichneten Hausarzt für mindestens ein Jahr gebunden, die Teilnahme verlängert sich automatisch. Bei Umzug oder Vertrauensbruch ist jederzeit eine Kündigung (von beiden Seiten aus) möglich.

Unserer Erfahrung nach lesen die Patienten das Formular nicht durch und müssen daher über die Bedingungen informiert bzw. daran erinnert werden.

32 Formalitäten der Niederlassung

> **Zusammenfassung**
>
> Die Niederlassung erfolgt auf Antrag bei der zuständigen Kassenärztlichen Vereinigung, die formellen Anforderungen müssen erfüllt sein.

32.1 Die Eintragung ins Arztregister

Um sich niederlassen zu können und damit ein sogenannter Vertragsarzt zu werden, muss eine Eintragung in das Arztregister einer Kassenärztlichen Vereinigung erfolgen. Die KV, die für den Wohnort zuständig ist, erledigt die Eintragung. Nötig sind Geburtsurkunde, Zeugnis des Staatsexamens, Approbationsurkunde, Facharztanerkennung und der Nachweis über die ärztliche Tätigkeit nach der bestandenen ärztlichen Prüfung (alles im Original oder als beglaubigte Kopie). Wenn die Niederlassung dann nicht im Gebiet dieser KV erfolgt, wird der Arztregisterauszug weitergeleitet, eine neue Eintragung ist also nicht erforderlich.

32.2 Abklärung der Zulassungsmöglichkeit

Wer einen bestimmten Niederlassungsplatz im Auge hat, muss erst mit der KV klären, ob die Bedarfsplanung der KV dort auch eine Kassenarztpraxis (einen „Arztsitz") erlaubt. Grundlage für die Einschränkungen ist die gesetzliche Vorgabe, dass die KV die Versorgung der Bevölkerung sicherstellen soll und sowohl eine Unterversorgung als auch eine Überversorgung zu vermeiden hat. Wenn ein Bereich bereits eine hohe Arztdichte aufweist, wird dieser Bereich für weitere Niederlassungen gesperrt. Es kann vorkommen, dass in einem Ort (ich nenne ihn Adorf) mehrere Ärzte praktizieren, in den zugehörigen

Nachbarorten Bedorf, Cedorf und Dedorf keiner. Selbst wenn nun in Dedorf dringend nach einem Hausarzt gerufen wird: wenn die Orte zu demselben Planungsbereich gehören und der Bereich gesperrt ist, dann ist eine Niederlassung in Dedorf erst möglich, wenn einer der Ärzte aus Adorf seinen Kassenarztsitz abgibt.

Die KVen führen eine Interessentenkartei, wo sich sowohl Praxis-Abgeber, als auch Interessenten für eine Übernahme eintragen lassen können. Wer sich in einem Gebiet niederlassen möchte und noch keine feste Praxisübernahme im Auge hat, sollte sich (kostenfrei) registrieren lassen.

32.3 Zulassung als Kassenarzt

Um für die vertragsärztliche Tätigkeit zugelassen zu werden, muss man beim Zulassungsausschuss einen Antrag stellen. Dieser Ausschuss tagt zwar am Sitz der KV, ist rechtlich aber ein gesondertes Gremium, welches paritätisch von Ärzten und Krankenkassenvertretern besetzt ist. Die Antragsformulare sind bei der KV erhältlich. Bedeutsam ist, dass in einem gesperrten Planungsbereich ein sog. Nachbesetzungsverfahren für einen frei werdenden Arztsitz vorgeschrieben ist. Der frei werdende Sitz muss ausgeschrieben werden, d. h. innerhalb einer Frist können sich beliebige qualifizierte Bewerber um diesen Sitz bewerben. Der Zulassungsausschuss entscheidet dann über den besten Bewerber. Alle KVen beraten bei gewünschter Praxisübernahme die Teilnehmer über rechtliche Möglichkeiten und Vertragsgestaltung – also vorher erkundigen!

Die Zulassungsausschüsse tagen regelmäßig und haben regelmäßig sehr viel zu tun. Es ist empfehlenswert, sechs Wochen vor der nächsten Sitzung alle Unterlagen zusammen mit dem Zulassungsantrag einzureichen. Bis die Beschlüsse der Sitzung zugestellt werden, vergehen wieder zwei bis vier Wochen – also bitte rechtzeitig vor der geplanten Arbeitsaufnahme an die Antragstellung denken.

Versicherungen und Businessplan

33

Zusammenfassung

Der Schritt vom Angestellten zum Selbstständigen erfordert ein Umdenken bei Versicherungen, Lohnberechnung und der steuerlichen Planung.

Wer immer angestellt gearbeitet hat, erschrickt vor Begriffen wie Netto-und Bruttolohnberechnung, Sozialversicherung o.ä. In Wirklichkeit ist es nicht so kompliziert.

Beim Angestellten werden die sog. Sozialversicherungen (Arbeitnehmeranteil zur Rentenversicherung, zur Krankenversicherung plus Pflegeversicherung und zur Arbeitslosenversicherung) direkt vom Bruttolohn abgezogen, zusätzlich die Lohn- bzw. Einkommensteuer, evtl. auch noch vermögenswirksame Leistungen. Das Ergebnis nennt sich Nettolohn oder Nettoeinkommen NACH Steuer, das ist das verfügbare Einkommen. Davon werden die Miete, private Versicherungen (z. B. Lebensversicherung, Unfallversicherung, Privathaftpflichtversicherung) und die allgemeinen Lebenshaltungskosten (Nahrungsmittel, Kleidung, ggf. Auto, Hobbies etc.) bezahlt.

Beim selbstständigen Arzt entfallen die gesetzlichen Versicherungen. Die Rechnung beginnt nicht beim Arbeitenden, dem Arzt, sondern bei der Firma, in diesem Fall Praxis genannt. Die Einnahmen, also das Geld aus der ärztlichen Tätigkeit, sind der Praxisumsatz. Davon sind zunächst Praxiskosten zu bezahlen: Praxismitarbeiter, Praxismiete, Einrichtung, Anschaffungen (z. B. Geräte), Mitgliedschaften bei Labor und Ärztekammer sowie Praxisversicherungen. Unbedingt nötige Praxisversicherungen sind: Ärztliche Berufshaftpflichtversicherung, Betriebsunterbrechungsversicherung, Praxisrechtsschutzversicherung, Elektronikversicherung und Cyberversicherung. Fakultative Praxisversicherungen sind Praxisinventarversicherung und Leitungswasserschäden-, Elementarschäden-Versicherung (letztere sind meist in der Gebäudeversicherung des Vermieters enthalten, wobei mit dieser Versicherungsgesellschaft zu klären ist, welche Schäden innerhalb der Praxis konkret versichert sind).

Nach Abzug der Praxiskosten von den Einnahmen bleibt der Praxisgewinn übrig. Dieser ist nicht identisch mit dem Bruttolohn bei Angestellten, weil der Arbeitgeberanteil an den Sozialversicherungen entfällt (zur Erinnerung: Als Selbstständiger ist man sein eigener Arbeitgeber). Rentenversicherung (Ärzte haben hier ein eigenes Versorgungswerk, z. B. die „Versorgungsanstalt") und Krankenversicherung mit Pflegeversicherung sind also teurer für den Arzt. Zusätzlich sind Krankentagegeldversicherung (es gibt ja keinen Arbeitgeber, der 6 Wochen lang im Krankheitsfall weiterbezahlt und die private Krankenkasse zahlt auch nicht automatisch nach 6 Wochen) und Berufsunfähigkeitsversicherung sinnvoll. Diese Versicherungen sind berufsbedingt. Nun ist der Nettolohn vor Steuern übrig. Wie beim Angestellten auch sind hiervon die privaten Versicherungen (Privathaftpflicht, Lebens-und Unfallversicherung) zu bezahlen. Wieviel für die Lebenshaltung (Miete etc.) übrig bleibt, hängt nun von den Steuern ab. Zum Teil sind die privaten Versicherungen als Vorsorgeleistungen steuerlich geltend zu machen, im Sprachgebrauch „absetzen" genannt. Auch wenn es banal klingt: Absetzen bedeutet nicht, dass die Steuern sich um diese Kosten vermindern, sondern nur, dass für dieses Geld keine Steuern zu zahlen sind. Bei einem Steuersatz von 30 % sind also 70 % der Ausgaben immer noch selbst zu tragen. Die Steuern vermindern sich außerdem durch Abschreibungen auf Investitionen. Wenn beispielsweise zu Praxisbeginn ein Gerät für 50000,-€ angeschafft wurde (Investition), welches über 10 Jahre abzuschreiben ist, dann bedeutet das im Klartext: 50000€ müssen im Jahr 1 aufgebracht werden, aber die Kosten werden fiktiv auf 10 Jahre aufgeteilt und es wird so betrachtet, als habe der Arzt 10 Jahre lang je 5000,-€ bezahlt. In jedem der 10 Jahre darf er sein Einkommen bei der Steuerberechnung um 5000,-€ mindern, muss also für 5000,-€ seines Verdienstes keine Steuern bezahlen. Da die Steuern nicht automatisch abgezogen werden, wie beim Angestellten, müssen sie in den ersten zwei Jahren unbedingt selbst bedacht werden, um nicht die unliebsame Überraschung zu bekommen, dass man vermeintlich einen tollen Überschuss hatte, den man bei einem Karibikurlaub zur persönlichen Feier der Praxisgründung „verbraten" hat, und dann kommt der Steuerbescheid. Nach zwei bis drei Jahren kann der Umsatz schon so stabil sein, dass die dann fälligen Steuervorauszahlungen (die vom Finanzamt automatisch berechnet werden), der tatsächlichen Steuerschuld entsprechen und plötzliche Schocks diesbezüglich ausbleiben.

Die kontinuierliche Beratung durch einen Steuerberater ist unbedingt hilfreich, und es ist sinnvoll, einen Steuerberater zu wählen, der weitere Ärzte als Kunden hat, denn die Besonderheiten der verzögerten Bezahlung (durch die Abrechnungsmodalitäten) u. ä. müssen dem Steuerberater vertraut sein. Andererseits ist es unnötig, einen auf Ärzte spezialisierten Steuerberater zu bemühen. Ich empfehle, alle Praxisbuchungen und auch die Lohnbuchhaltung von ein und derselben Steuerkanzlei erledigen zu lassen. Dann ist die Gewinnermittlung und die Steuererklärung nur noch mit geringem Aufwand verbunden. Eine einfache Einnahmen-Ausgaben-Erstellung genügt. Die Buchungsbegriffe wie „Personalkosten", „Raumkosten", „Fahrzeugkosten", „Instandhaltung" u. ä. sollten direkt verständlich sein, „Wareneingang" gehört z. B. nicht dazu. Dem ärztlichen Berufsanfänger ist nicht klar, dass er nicht Bittsteller, sondern ein durchaus attraktiver Kunde für ein Steuerbüro ist, denn der Arztberuf *ist* ein sicherer Beruf, der bei normalem Arbeiten eine jahrelange regelmäßige Einnahmequelle darstellt und damit auch dem Steuerberater ein regelmäßiges Einkommen generiert. Selbst wenn der Steuerberater dem jungen Arzt evtl. erst erklären muss, was eine Abschreibung ist, und wenn er ihm beibringen muss (wie bei mir), dass er am besten ein separates Geschäftskonto führt und die Belege zu den Kontobuchungen direkt hinter den Kontoauszug sortiert, bevor er den Auszug im Büro abgibt, sollte auf partnerschaftlicher Augenhöhe gesprochen werden. Anfangs ist ein monatliches, mindestens quartalsweises Treffen von Arzt und Steuerberater sinnvoll, später genügt im Routinefall zweimal jährlich.

Wer eine Praxis übernimmt, sollte sich die Buchhaltung dieser Praxis in den letzten drei Jahren anschauen. Auch hier helfen die KV und evtl. der Steuerberater. Wenn die Praxis gesunde Zahlen aufweist, dann braucht es keinen eigenen Businessplan, denn der Übernehmer wird wenig Änderungen haben. Bei Neugründung ist für das eigene Wohl eine Schätzung von Investitionskosten, laufenden Kosten und Einnahmen für die ersten drei Berufsjahre sinnvoll, und diese Schätzung wird auch hier am besten (kostenfrei) zusammen mit dem Berater der KV erstellt. Zur Erinnerung: Die Mitarbeiter der KV werden aus den ärztlichen Honoraren bezahlt, sind also sozusagen Angestellte der Ärzteschaft. Die Ärzteschaft ist interessiert daran, Berufsanfängern den Weg zu ebnen, also gibt es nichts Ehrenrühriges dabei, die KV in Anspruch zu nehmen.

34 Formulare in der Praxis und Sprechstundenbedarf

Zusammenfassung

Die wichtigsten Formulare sind dem Niederlassungswilligen meist von der Ansicht her vertraut. Beim Ausstellen ist jedoch einiges zu beachten. Auch die Funktion des sog. Sprechstundenbedarfs wird besprochen.

Ich verzichte bewusst darauf, die üblichen Formulare abzubilden. Erstens dürften sie bereits vertraut sein aus Praxisassistenzen oder der Weiterbildungszeit, zweitens ändern sich Kleinigkeiten innerhalb der Formulare immer wieder. Ich möchte nur beschreiben, worauf der Berufsanfänger zu achten hat.

34.1 Rezept (Rp)

Es gibt Rezepte in vier Farben:

1. Das rote Rezept ist vorgesehen für
   a) Medikamentenverordnungen bei Kassenpatienten: Auf ihm dürfen nur Medikamente vermerkt werden, die Leistung der Krankenkassen sind. Das einzige Kästchen, das vom Arzt zu beachten ist, ist das „aut-idem-Feld" (derzeit links unteres Mittelfeld). Dieses ist anzukreuzen, wenn der Patient genau dieses Medikament erhalten soll und kein wirkgleiches von einer anderen Firma. Das ist vom Begriff her widersinnig und nennt sich „aut-idem-Umkehr".
   b) Verordnung von Sprechstundenbedarf: Alles, was an Notfallmedikamenten und Verbandmitteln für die Erstversorgung von Kassenpatienten in der Praxis vorrätig ist, nennt sich Sprechstundenbedarf. Es wird (derzeit) von der AOK stellvertretend für die gesetzlichen Kassen bezahlt und daher auf einem roten Rezept verordnet.

Wenn man unsicher ist, ob das geplante Medikament dem Sprechstundenbedarf zuzuordnen ist, schaut man am besten auf die KV-Homepage oder lässt sich von der Hotline der KV Auskunft geben. Das Prüfen von Sprechstundenbedarfsvorrat mit Vorbereiten der Rezepte samt Auskunft holen lässt sich sehr gut an eine MFA delegieren.

c) Hilfsmittel (s. u.): Bei Verordnung von Hilfsmitteln ist das Feld 7 (oberste Leiste) anzukreuzen.

Rote Rezepte gelten vier Wochen lang.

2. Das grüne Rezept ist ein Rezept, welches eine Empfehlung des Arztes ausdrückt. Hier „verordnet" man Medikamente oder Hilfsmittel (z. B. einfache Bandagen) für Kassenpatienten, die nicht im Leistungskatalog der Kasse sind. Auch Osteopathie oder eine Ernährungsberatung, eine Hautcreme oder ein homöopathisches Mittel können auf diesem Rezept verschrieben werden. Manche Patienten haben Zusatzversicherungen, die das grüne Rezept akzeptieren und den Patienten das empfohlene Mittel erstatten.

Für grüne Rezepte gilt kein Verfallsdatum.

3. Das blaue Rezept ist für alles, was privat verordnet wird, d. h. nicht zulasten der gesetzlichen Krankenkassen. Auf das blaue Rezept gehören Verordnungen für Privatversicherte, Beamte, Polizisten und alle Wunschverordnungen. Auch wenn kein Versicherungsnachweis vorliegt, ist das blaue Rezept zu benützen, am besten gleich mit dem Hinweis „privat mangels Versicherungsnachweis"- dann kann der Patient das Rezept bei seiner Kasse zur Erstattung einreichen. Wunschverordnungen sind beispielsweise rezeptpflichtige Medikamente, die der Patient wünscht, die vertretbar sind, aber nicht vom Arzt empfohlen sind.

Blaue Rezepte sind drei Monate lang gültig.

4. Das gelbe Rezept ist ein Betäubungsmittelrezept (Btm-Rp). Hier gelten strenge Vorschriften, weil damit alle Medikamente, die dem Betäubungsmittelgesetz unterliegen (z. B. Morphin, Opioide, Methadon) und die entsprechend Missbrauchspotenzial haben, verordnet werden. Auf dem Btm-Rp muss die genaue Menge samt der Dosierungsanweisung angegeben sein, ersatzweise für die Dosierungsanweisung genügt der Satz „gemäß schriftlicher Anweisung". Das Formular besteht aus drei Teilen, je ein Teil für die Einlösung in der Apotheke, ein Teil zum Verbleib in der Arztpraxis und ein Teil zum Verbleib in der Apotheke. Es muss eindeutig sein, welcher Arzt das Rezept unterschrieben hat, bei BAG z. B. durch Unterstreichen des Arztnamens im Stempel. Die Btm-Rezepte in der Praxis müssen im Safe aufbewahrt werden, die Durchschläge der gebrauchten Rezepte müssen ebenfalls kontrollierbar

aufbewahrt werden. Btm-Rezepte müssen extra bei der Bundesopiumstelle in Berlin (mit Unterschriftsprobe) beantragt werden, sie enthalten eine fortlaufende Nummer. Damit wird genau nachvollziehbar, welches Btm-Rp zu welchem Arzt gehört, und nur dieser kann und darf das Btm-Rp ausstellen.

Gelbe Rezepte sind nur eine Woche lang gültig, danach darf die Apotheke sie nicht mehr annehmen.

34.2 Überweisung (ÜW)

Auf der Überweisung ist die Fachrichtung und der Überweisungsgrund anzugeben. Oft holen sich Patienten eine Überweisung, weil sie bereits einen Termin beim Facharzt haben. Das kann in Ordnung sein – evtl. ist der Patient regelmäßig beim Rheumatologen oder Hautarzt und hier reicht das Kreuz im Feld „Mitbehandlung" und die Information „Patient bekannt". Wenn eine neue Überweisung gewünscht wird, weil sie schon „zu alt" ist, also der Patient einen Termin beim Facharzt erst viel später erhalten hat als gewünscht, dann empfiehlt es sich, die ursprüngliche Überweisung mit dem gesamten Informationstext neu auszudrucken. Überweisungen gelten übrigens inzwischen nicht mehr nur für das laufende Quartal, sondern darüber hinaus, bis der Auftrag des Hausarztes „abgearbeitet" ist. Überweisungen zu Augenarzt und Gynäkologie sind oft nicht nötig, aber sinnvoll, damit die Fachkollegen wissen, an wen sie ihren Befundbericht schicken können. Bei Diabetikern und Hypertonikern ist die Überweisung an den Augenarzt einmal jährlich mit der Frage Retinopathie zu versehen, bei Teilnahme an DMP zusätzlich mit der Information „DMP Diabetes" und dem aktuellen HbA1-Wert. Bei Überweisungen an Orthopäden, Urologen und andere Fachärzte, die selbst Therapien initiieren, sollte man sich der Hausarztfunktion bewusst sein: Vorbefund, Anlass/Grund für die Überweisung und aktueller Medikamentenplan gehören auf die Überweisung oder als Anhang dazu. Radiologen oder Nuklearmediziner therapieren im Allgemeinen nicht. Die Überweisung an diese Fachgruppen sind nicht „zur Mitbehandlung" sondern mit Auftrag oder konsiliarisch, und hier muss auch die gewünschte Untersuchung dezidiert auf der Überweisung vermerkt sein.

34.3 Krankenhauseinweisung

Eine geplante Einweisung nach Absprache, z. B. für eine Operation X, ist schnell bearbeitet mit Angabe des Krankenhauses und der Diagnose „zur X-Operation s. Vorbefunde". Eine Einweisung aus der Sprechstunde heraus als Notfall ermöglicht das Ankreuzen des Feldes „Notfall", was es dem Krankenhaus schwerer macht, einen Patienten abzulehnen. Eine telefonische Anmeldung im Krankenhaus ist kollegial, außerdem sollten relevante Befunde und der aktuelle Medikamentenplan mitgegeben werden (ausdrucken, während der Krankentransport anrollt oder bei Zeitnot baldigst ins Krankenhaus faxen). Eine elektive also vorgeplante Einweisung, ermöglicht es, die Unterlagen in Ruhe vorzubereiten. Im Prinzip ist eine Verordnung von Krankenhausbehandlung (wenn sie nicht notfallmäßig erfolgt) der Krankenkasse zur Genehmigung vorzulegen – ich habe nie erlebt, dass eine Kasse diese verweigert hat, und ich habe selten erlebt, dass dieser Weg eingehalten wurde.

34.4 Transportschein

Das Formular für den Transportschein, von den Patienten auch gern „Taxischein" genannt, ist selbsterklärend, aber unübersichtlich. Gefragt wird, ob die Leistung A) im Krankenhaus stationär oder in Zusammenhang mit stationärem Aufenthalt B) eine ambulante Operation oder C) eine ambulante Behandlung ist. Nur *eines* davon ist anzukreuzen. Die Fahrt zu einer ambulanten Behandlung ist nur genehmigungsfähig, wenn der Patient eine dauernde Mobilitätseinschränkung oder vergleichbaren Grund (Beschreibung oder ICD erforderlich) hat – deshalb steht diese Frage auch bei C. Hat der Patient keinen Pflegegrad von mindestens Grad 3 oder Mobilitätseinschränkung, dann bekommt er keinen Transport auf Kassenkosten, auch wenn er sich zu schwach zum Laufen fühlt, keinen Angehörigen oder Nachbarn hat zum Fahren, das Auto gerade in der Reparatur ist usw.

34.5 Arbeitsunfähigkeitsbescheinigung (AU)

Dieses wichtige Dokument ist ein Dokument. „Ich lass mich mal krankschreiben" ist eine bei Patienten beliebte Formulierung. Wir schreiben nicht krank, sondern wir beurteilen, ob der Patient krankheitsbedingt nicht in der Lage ist, seine derzeitige berufliche Tätigkeit auszuüben. Das bedeutet im allgemeinen, dass wir seine derzeitige Tätigkeit kennen müssen bzw. die Einschätzung des Patienten über seine Leistungsfähigkeit am Arbeitsplatz erfragen müssen. Auch die Dauer der „Krankmeldung" ist abhängig nicht nur vom Befund, sondern auch von den Arbeitsplatzfaktoren. Der Beginn der AU ist der Tag der Konsultation, in begründeten Fällen bis drei Werktage rückwirkend (Beispiel: Der Patient ruft montags an und bittet um einen Termin. Die Praxis ist übervoll und die Beschwerden rechtfertigen einen Termin erst dienstags. Dienstags stellt sich heraus, dass er seit Samstag krank ist. Hier kann eine AU ab Samstag ausgestellt werden). Die Erstausstellung der AU verlangt zwingend einen persönlichen Kontakt zwischen Arzt und Patient, eine Verlängerung der AU kann auch mit kurzem telefonischen Kontakt erfolgen („Frau Doktor, es ist so, wie Sie schon prophezeit haben – ich brauch' doch noch die restliche Woche"). Bei Arbeitnehmern endet die Gehaltszahlung des Arbeitgebers nach sechs Wochen, und der Arbeitnehmer erhält bei fortbestehender Arbeitsunfähigkeit eine Ersatzzahlung seitens der Krankenkasse, das sog. Krankengeld, maximal für 72 Wochen innerhalb von drei Jahren bei derselben

Erkrankung. Im Krankengeldfall ist zusätzlich das vorgesehene Feld anzukreuzen, bei Ende der AU auch das Feld „Endbescheinigung". Wer mehr als sechs Wochen arbeitsunfähig ist aufgrund verschiedener Erkrankungen (beispielsweise ist der Patient bis Samstag arbeitsunfähig wegen protrahierter Bronchitis und am Sonntag bricht er sich den Oberschenkelhals), der erhält erst dann Krankengeld, wenn die AU der zweiten Erkrankung die Sechs-Wochen-Grenze erreicht hat.

Für Berufsunfälle darf vom Hausarzt *keine* AU ausgestellt werden. Berufsunfälle, wozu auch die Unfälle auf dem Weg zu und von der Arbeit gehören, müssen zwingend einen sog. D-Arzt konsultieren, wenn eine AU benötigt wird.

34.6 Überweisung zum Durchgangsarzt

„D-Ärzte" oder Durchgangsärzte sind Ärzte, die speziell von der Berufsgenossenschaft ermächtigt wurden und eine besondere Zulassung vom Verband der Deutschen Gesetzlichen Unfallversicherung erworben haben (meist Chirurgen oder Unfallchirurgen).

Es besteht eine gesetzliche Verpflichtung für alle Arbeitgeber, eine Versicherung bei einer Berufsgenossenschaft (BG) für berufsbezogene Unfallschäden abzuschließen. Mitarbeiter einer Arztpraxis sind beispielsweise bei der BGW, der Berufsgenossenschaft für Gesundheit und Wohlfahrtspflege, zu versichern. Die Leistungen, die in einem BG-Fall erbracht werden, werden nicht über die KV, sondern gesondert bei der BG abgerechnet, das nennt sich „besondere Heilverfahren". Auch Schulunfälle sind gesondert versichert und über die GUV, die gesetzliche Unfallversicherung, abzurechnen.

Nur sog. Bagatellfälle, das sind Arbeitsunfälle, die nicht zur AU führen, dürfen vom Hausarzt behandelt werden. In diesem Fall ist eine Unfallmeldung der BG auszufüllen (gesondertes Formular) und die Behandlung ist auf BG-Kosten abzurechnen. Wenn es sich wirklich nur um ein „Kratzerchen" oder eine eindeutig leicht behandelbare Erkrankung handelt, dann kann die MFA den Patienten annehmen und der Hausarzt ihn behandeln. Bei allen Zweifelsfällen empfehle ich, den Patienten direkt (ohne Überweisung) oder mit D-Arzt-Überweisung (gesondertes Formular) zum D-Arzt zu schicken: Schon manches Mal ist jemand auf dem Weg zur Arbeit „nur umgeknickt" oder „nur hingefallen", wir haben behandelt ohne AU, und tags darauf kam dieser Mensch dann doch mit AU-Wunsch, was nachträglich zwingend die Einschaltung des D-Arztes erforderte und nur Umstände verursachte. Wenn für die Weiterbehandlung vom D-Arzt oft das Feld „allgemeine Heilbehandlung" angekreuzt wurde, wird der Patient wieder zurück an den Hausarzt verwiesen, womit der Patient zu einem „normalen" Patienten wird.

34.7 Hilfsmittel- und Heilmittelrezept

Die Bezeichnungen Hilfsmittel und Heilmittel sind für den Berufsanfänger verwirrend, denn alles hilft und heilt doch irgendwie.

Hilfsmittel sind Gegenstände, die eine Heilung unterstützen oder direkt eine Behandlung darstellen. Dazu gehören orthopädische Schuheinlagen, Kompressionsstrümpfe, Hör- und Sehhilfen, Gehhilfen (Stock, Rollator, Rollstuhl), Bandagen, Elektrostimulationsgeräte (TENS), Stomaversorgung u. v. a. Im Zweifelsfall ist im Hilfsmittelkatalog der Krankenkassen zu sehen, ob das gewünschte Hilfsmittel von der Kasse bezahlt wird. Eine mehrstellige Hilfsmittelnummer zeigt die Verordnungsfähigkeit, die Diagnose *muss* auf das Rezept.

Pflegehilfsmittel sind Gegenstände, die der Pflegeerleichterung dienen. Sie werden von der Pflegekasse und nicht von der Krankenkasse bezahlt bzw. sind mit dem Pflegegeld abgegolten. Das bedeutet, dass sie nicht auf dem roten Rezept verordnet werden dürfen. Zu den Pflegehilfsmitteln gehören Krankenunterlagen, „Urin-Enten", „Bett-Galgen" u. ä.

Schwierig ist es, bei Inkontinenzhilfen (Windelhosen), Krankenbett und Anti-Dekubitus-Matratze zwischen Behandlung und reiner Pflege zu unterscheiden. Wenn man Windeln auf einem roten Rezept verordnet, dann muss eine Inkontinenz vorliegen (Diagnose aufs Rezept und in die Dauerdiagnosen beim Patienten eintragen). Wenn Windeln nur vorsichtshalber (ohne Diagnose) getragen werden, dann sind sie nicht auf Kassenkosten verordnungsfähig. Wenn ein Dekubitus vorliegt (Rötung, Dekubitus ersten Grades genügt), dann ist die Anti-Dekubitus-Matratze rezeptfähig. Wenn sie vorsichtshalber angeschafft wird, ist ein rotes Rezept nicht verwendbar.

Heilmittel sind Leistungen durch medizinisches Personal, keine Gegenstände. Dazu gehören Physiotherapie (Krankengymnastik, manuelle Therapie, Traktionsbehandlung, Thermotherapie, Massage), Podologie (medizinische Fuß- bzw. Nagelpflege) und Ergotherapie (Stimm-, Sprech- und Sprachbehandlung). Die Verordnung erfolgt auf einem gesonderten Formular (derzeit DIN A5, blau) und nur bei entsprechender Erkrankung. Eine normale Fußpflege ist nicht verordnungsfähig, und auch der Diabetiker ohne Folgeerkrankung erhält kein Rezept für Podologie. Sobald Nagelverdickung oder Hyperkeratosen bei Angiopathie oder Polyneuropathie auftreten, ist die Verordnung von Podologie beim Diabetiker (und nur da!) gerechtfertigt. Wer zu dick ist, um seine Nägel selbst zu schneiden, und keine diabetischen Schäden hat, bekommt kein Rezept.

Zu meiner Anfangszeit war die Verordnung noch einfach- ich schrieb auf ein normales rotes Rezept die Anordnung „6 × KG wg. Lumbalgie", und der Patient konnte sechsmal zur Krankengymnastik gehen. Heute gibt es vordringliche und ergänzende Heilmittel, die ICD ist zwingend erforderlich, ebenso wie die Angabe, wie häufig pro Woche das Heilmittel angewendet werden soll. Und es gibt eine maximale Zahl, die im Regelfall nicht überschritten werden darf, zusammen mit einem großen Katalog an Ausnahmen, wann die Anzahl doch überschritten werden kann. Hier hilft m. E. nur eine pfiffige Software, die regelmäßig den sich ändernden Vorgaben angepasst wird und Verordnungs-Ausschlüsse zu beachten hilft. Es ist angedacht, die Verantwortung für Physiotherapie wieder direkt den Physiotherapeuten zuzuordnen in dem Sinn, dass der

Arzt wieder nur die Diagnose und „6 × Physio" notiert und dann der Physiotherapeut selbst mit dem Patienten entscheidet, welche Art Physiotherapie in welcher Frequenz angewandt wird. Ich würde diese Regelung begrüßen.

34.8 Sonstige Formulare

Formulare für einen Kurantrag heißen Rehabilitationsvorschlag, Formulare für eine Diätberatung oder eine Rückenschule findet man unter dem Stichwort Präventionsempfehlung. Formulare für Todesbescheinigung und Leichenschau sind dreiteilig, je nach Bundesland unterschiedlich und müssen separat bestellt werden. Für verschiedene Anfragen von Ämtern und Kassen gibt es Formulare, die entweder mitgeschickt oder mit einer Mustemummer (z. B. „Muster 52") versehen sind, unter der man sie finden kann. Die üblichen Formulare wie rote Rezepte, Überweisung etc. werden der Arztpraxis kostenlos zur Verfügung gestellt. Die Formulare zu checken und zu bestellen, ist eine typische Aufgabe der MFA. Viele Praxen sind dazu übergegangen, möglichst alle Formulare selbst auszudrucken- was dazu führt, dass fast alle Formulare auf rosa Grund gedruckt werden und der Patient bei dem Stapel, den er in der Hand hält, nicht mehr zwischen Überweisung und Physiotherapierezept unterscheiden kann. Die Rezepte sind davon ausgenommen, sie bleiben seit langem DIN A6 und verschiedenfarbig.

Die Formulare bei der Beratung direkt im Sprechzimmer auszudrucken bedeutet mehr Sicherheit im Ablauf und Arbeitserleichterung für die MFA, zulasten der Sprechsituation (Störung durch den lauten Drucker) und des Arztes (der die Druckaufträge selbst erteilen muss). Wenn der Arzt die Formulare immer nochmals mit dem Patienten durchgehen möchte (was natürlich die Information festigt, aber Zeit braucht), dann ist die Fertigstellung der Formulare im Sprechzimmer vorzuziehen gegenüber einer Delegation an die MFA oder Rezeption.

35 Arzt als Case Manager

Die moderne Beschreibung eines alten Berufs

Zusammenfassung

Die moderne Beschreibung des Berufs als Case Management zeigt die vielfältigen Funktionen des Hausarztes.

Ein heutiger Hausarzt soll sich nicht nur fachlich fortbilden, sondern auch mit modernen betriebswirtschaftlichen und organisatorischen Begriffen beschäftigen. Wenn er seine Tätigkeit nicht mit diesen aus der Industrie übernommenen Begriffen benennen kann, gilt er als altmodisch oder zurückgeblieben. Heutzutage hat der Arzt nicht einfach Sprechstunde zu halten, sondern er soll sein Unternehmen Arztpraxis managen und die Patienten einem strukturierten Ablauf unterwerfen. Auch aus dem Krankenhaus werden die Patienten nicht mehr einfach nur entlassen, sie werden dem „Case Management" anheimgestellt. Deshalb eine kurze Übersicht, was ein Case Manager zu tun hat:

Case Manager nehmen im Prozess ihrer Unterstützungs- und Vernetzungsaufgabe eine Vielzahl von Rollen ein:

- „Implementer", der eine Sache in die Hand nimmt und sachwaltend den Klienten aus seiner Krise oder Not herausgleitet
- „Instructor" oder Lehrmeister, der etwas vormacht und hilft, Fähigkeiten zu entwickeln
- „Guide" als beratender Begleiter bei der Erschließung von Ressourcen und der Nutzung diverser Dienste im Verlauf der Hilfe
- „Processor", der eine Art technische Assistenz leistet und dem Klienten hilft, geeignete Hilfen auszuwählen und in der Problemlösung voranzukommen
- Spezialist für Informationen über das Sozialleistungssystem
- „Supporter", der den Klienten dazu anhält, sich selber fähiger zur Situationsbewältigung und Problemlösung zu machen

- Weiter ist der Case Manager indirekt für den Klienten tätig, indem er Dienste und andere Ressourcen vermittelt
- „Brokering", er überweist den Klienten an Dienste und Einrichtungen
- „Referral", er handelt anwaltlich für den Klienten beim Korrigieren mangelhafter oder unpassender Dienstleistungen
- „Advocating", er knüpft soziale Netze, von denen Unterstützung verantwortlich übernommen werden kann und stellt technischen Beistand und Rat bereit

Für die Tätigkeit als Case Manager nennt Löcherbach folgende Schlüsselqualifikationen: berufliches Selbstverständnis, Sach- und Systemkompetenz, Methoden- und Verfahrenskompetenz, Sozialkompetenz, Selbstkompetenz [1].

Meine Güte – da kann ich nur staunen, wie ich als Hausärztin unbewusst alle möglichen Rollen ausgeübt habe, ohne sie jemals in dieser Form bezeichnet zu haben!

In Zukunft werde ich in meiner Health Base (früher Praxis genannt) nur noch supporten, processen, referren, und brokern.

Literatur

1. nach Moxley DP. Case Management by Design. New York: Nelson-Hall; 2nd ed. 1997, zitiert in Porz F/Erhardt H Case-Management in der Kinder- und Jugendmedizin, Georg Thieme Verlag Stuttgart 2003.

Neue Rolle als Chef

Der Arzt als Führungskraft

36

> **Zusammenfassung**
>
> Nach der Niederlassung in eigener Praxis Chef von einem Team zu sein erfordert innere Vorbereitung und verschiedene Eigenschaften, damit das Team auch funktioniert. Es ist sinnvoll, den Umgang und die Führung von Mitarbeitern zu überdenken.

Die „Praxisperle" wurde schon beschrieben. Wie findet man sie? Mit Glück und Geduld, vielleicht auch nie, denn sie ist eine Idealvorstellung. Wichtiger ist es, eine gute Mitarbeiterin zu halten.

Grundsätzlich ist ein Arzt, der sich niederlassen will, Zusammenarbeit gewöhnt, er hat jahrelang mit Kollegen, nicht ärztlichem Pflegepersonal und Chefs zu tun gehabt. Nun ist er plötzlich selbst Chef, und die Helferinnen sind oft gar nicht glücklich, wenn er sich nicht so fühlt und entsprechend verhält. Ich habe einige Jahre versucht, in der Praxis ohne Hierarchie auszukommen. Das hat sich nicht bewährt, denn als Inhaber der Praxis ist der Arzt zur Leitung bzw. zur Führung des Teams verpflichtet.

Leitung bedeutet nicht befehlen, sondern: Aufgaben zuordnen, Ziele vereinbaren, Regeln aushandeln, Vorgaben machen (und begründen und ausdiskutieren). In den Teambesprechungen wird auf Augenhöhe und mit gegenseitiger Wertschätzung diskutiert, im Zweifelsfall wird aber die Entscheidungskraft des Chefs verlangt.

Die medizinische Fachangestellte hat eine Ausbildung, die sie befähigt, ihre Arbeit selbstverantwortlich auszuführen. Entsprechend muss sie nicht dauernd kontrolliert werden, sie kann Verantwortung übernehmen – für ihren Bereich. In die zugeteilten Aufgaben sollte der Chef möglichst wenig „reinpfuschen", für die Terminvergabe ist er z. B. normalerweise nicht zuständig. Er gibt zwar vor, wann ungefähr er den Patienten zu welchem Zweck wieder einbestellt haben möchte, aber er sollte nicht Details vereinbaren. Wenn er „hinter der MFA steht", dann nicht örtlich, sondern im übertragenen Sinn: Dass sie sich darauf verlassen kann, dass er im Konfliktfall zu ihr hält.

Jede und jeder (auch die MFA) freut sich, wenn die erbrachte Leistung anerkannt wird, nicht schematisch und übertrieben, nicht jovial, sondern authentisch und direkt nach der Leistung.

Die Formulierung: „Sie sind super wie immer" kann nett sein, kann aber die andere MFA zurücksetzen. Besser ist es, die Leistung an sich zu loben: „Das Problem dieser Patientin haben Sie toll gemanagt". Die Ich-Form relativiert, deshalb sollte es nicht heißen: „Ich finde Ihren Vorschlag gut", sondern: „Seit wir das so machen, wie Sie in der letzten Besprechung vorgeschlagen haben, läuft es besser".

Respektvoller Umgang ist eine allgemeinmenschliche Grundhaltung, die eigentlich keiner Betonung bedürfen sollte.

▶ Jeder will nette Kollegen – auch deine Kollegen.

Die Geduld, Freundlichkeit und Gelassenheit, die man sich von anderen wünscht, sollte man selbst auszustrahlen trachten, auch wenn es großer Geduld bedarf, selbige zu lernen.

„Danke" und „bitte" untergraben nicht die Autorität, sondern verbessern das Miteinander.

Klare Aufgabenzuordnungen und Arbeitsplatzbeschreibungen (Kap. 40) helfen zu strukturieren und die Effizienz zu steigern: Eine Aufgabe, die präzise definiert ist, wird schneller erledigt.

Rotieren der Arbeitsplätze und Aufgaben hat die Vorteile, dass jede MFA jeden Platz beherrscht, und dass die anstrengendsten Arbeitsplätze (z. B. an der Anmeldung) nicht so lange durchgehalten werden müssen. Rotation ist von Nachteil für den Informationsfluss, beim Wechsel des Aufgabenbereichs müssen deshalb die MFA gut kommunizieren. Hauptsächlich der Anmeldebereich ist hier betroffen: „Frau A. kommt am Montag und holt die Papiere für ihren Mann. Herr B. ist schon dreimal da gewesen letzte Woche und hat immer Stress gemacht wegen …"

Kritik an der Helferin ist immer unter vier Augen zu äußern, möglichst nicht vor den anderen MFA, und *nie* vor den Patienten. Wer seine Pinzette oder seine Einmalhandschuhe nach seiner Helferin wirft aus Zorn, oder sie vor dem Patienten als unfähig beschimpft, richtet nicht wieder gut zu machenden Schaden an: Er wird voraussichtlich die Helferin und den Patienten verlieren. Dauernde Nachsicht gegenüber einer MFA bei eindeutigem Fehlverhalten oder Schlamperei ist andererseits wirklich schädlich für die Praxis, ihren organisatorischen Ablauf und ihren Ruf.

Das Urteil eines Patienten über eine Praxis wird maßgeblich vom Verhalten der MFA beeinflusst, nicht vom Arzt an sich. Bis ein Baum gewachsen ist, braucht es 20 Jahre, und er ist in fünf Minuten gefällt. Bis ein guter Praxisruf aufgebaut ist, dauert es zehn Jahre, und er ist durch ein paar falsche Bemerkungen an der Anmeldung oder einen „Drachen" am Empfang in wenigen Tagen bis Wochen ruiniert. Nur wenige Patienten haben den Mut zur offenen Kritik, viele „stimmen mit den Füßen ab", sie kommen einfach nicht mehr. Wenn ein Patient sagt, die Helferin sei ein Drache, dann denk, sie hatte einen schlechten Tag. Wenn der zweite es sagt, dann führe ein Vier-Augen-Gespräch mit ihr. Wenn der dritte und vierte es sagen, dann trenne dich möglichst von dieser Mitarbeiterin und suche eine neue MFA. Ich habe das lange nicht beachtet, und dann nach teurer, langwieriger Trennung von der Mitarbeiterin plötzlich von vielen Patienten (die vorher nichts gesagt hatten) gehört: „Das ist aber gut, dass *die* nicht mehr da ist". Und einige kamen wieder mit der Bemerkung: „So lange *die* an der Anmeldung war, habe ich mich gar nicht rein getraut, die war ja immer sooooo …".

Teambesprechungen sind m. E. Pflicht und dienen dem sozialen Miteinander ebenso wie dem Qualitätsmanagement. Werden Entscheidungen gemeinsam getroffen, dann werden sie eher von allen umgesetzt. Ideen zu Änderungen im Praxisablauf müssen kommuniziert werden. Wer weiß, was er warum tut, arbeitet sinnvoller und zielstrebiger (s. Teambesprechungen Abschn. 40.4).

Wir-Gefühl und Harmonie lassen sich nicht verordnen. Dass alle an einem Strang ziehen, die Arbeit mit einer ähnlichen inneren Einstellung machen (Leitbild), ergibt sich daraus, dass alle dieselben Regeln haben und beachten, dass sich niemand übervorteilt oder ungerecht behandelt fühlt. Ein leider erlebtes Beispiel: Eine Kollegin wurde von den anderen als langsamer, sich vor der Arbeit drückend erlebt. Sie machte unnötig Überstunden, die sie dann auf Kosten der anderen abfeierte und bestellte abends (trotz offizieller Sprechstunde) niemand mehr ein, damit sie ja früh nach Hause kommt. Diese „Selbstbedienungsmentalität" missfiel zu Recht den Kolleginnen, und das Gefühl der Ungerechtigkeit erzeugte eine unangenehme Stimmung. Die viel zu spät von mir ausgesprochene Kündigung rechtfertigte ich vor mir selbst mit Gedanken wie „jetzt kennen wir uns doch schon so lange … sie hat doch ihre guten Seiten …sie hat so viele Probleme, da kann ich sie nicht mit einer Entlassung aus der Bahn werfen …" In Wirklichkeit zeigte ich Führungsschwäche. Die MFA selbst hatte sofort woanders einen neuen Job, und die Wohlfühlatmosphäre in der Praxis war wiederhergestellt.

Auszubildende sind jung, Ihnen fehlt naturgegeben Selbstsicherheit und Lebenserfahrung. Sie sind zu fordern und zu fördern, viel zu loben und nur sanft zu korrigieren.

Auszubildende müssen bei uns Berichte schreiben. Sie erhalten jede Woche ein Berichtsthema und bearbeiten dieses bis zur nächsten Woche. Die Themen ergeben sich durchaus durch die direkten Arbeiten in der Praxis und die zunehmenden Aufgaben (zu Beginn zum Beispiel: „Wie bearbeite ich die Post?" über „Wie mache ich einen einfachen Wundverband am Finger?" bis zu „Der Impfpass: Welche Impfungen sind in welchen Abständen zu machen und was ist dabei zu beachten?" Der Chef hat die Berichte zu korrigieren und „Nachhilfegespräche" zu führen. Die Berichte werden in einem Berichtsheft abgelegt und die Auszubildende kann bei Bedarf immer darauf zugreifen, falls sie einen Ablauf einmal vergessen haben sollte. Mit einer Kopie der wichtigsten technischen Berichte in das „Kochbuch" (Abschn. 40.2) entsteht nebenbei eine Beschreibung der Tätigkeit der Helferinnen und ein Baustein des Qualitätsmanagements (Abschn. 40.4).

Ein Ausbildungsplan ist hilfreich – welche Aufgaben sollen und dürfen dieser jungen Schulabgängerin in welcher Reihenfolge zugemutet werden? Viel ist „learning by doing" und eines ist klar: Die Terminvergabe ist eine der spätesten Aufgaben, die einer Auszubildenden zugemutet werden, denn mit der Terminvergabe steht und fällt der Stress in der Praxis.

Wenn es Probleme im Team-Miteinander gibt, ist es sinnvoll, die einzelnen Persönlichkeiten (auch sich selbst!) nach einer „Persönlichkeitstypologie" bzw. nach ihrer Rolle im Team zu betrachten.

Ein mögliches Modell ist das in den 1970er-Jahren entwickelte Modell von Meredith Belbin. Nach Belbin arbeiten Teams effektiv, wenn die Teammitglieder verschiedenartig sind, also nicht ähnlich in der Persönlichkeitsstruktur sind und damit unterschiedliche Rollen ausfüllen. Für die Arztpraxis bedeutet dieses Modell, dass am besten mindestens je eine MFA aus jeder der drei Gruppen der folgenden Einteilung kommt [1]:

- 3 Rollen sind handlungsorientiert: Macher, Umsetzer und Perfektionist (Gruppe 1)
- 3 Rollen sind kommunikationsorientiert: Koordinator, Teamworker, Weichensteller (Gruppe 2)
- 3 Rollen sind wissens-/erforschungsorientiert: Neuerer, Beobachter, Spezialist (Gruppe 3)

1. Der Macher hat Mut, Hindernisse zu überwinden. Er ist dynamisch und arbeitet gut unter Druck. Nachteil: er ist ungeduldig und neigt zu Provokation.
2. Der Umsetzer setzt Pläne in die Tat um, er ist diszipliniert, verlässlich, effektiv. Nachteil: Er ist unflexibel.
3. Der Perfektionist vermeidet Fehler und stellt optimale Ergebnisse sicher. Er ist gewissenhaft und pünktlich, aber evtl. überängstlich, und er delegiert ungern.
4. Der Koordinator/Integrator fördert Entscheidungsprozesse, wirkt selbstsicher und vertrauensvoll. Nachteil: Er kann als manipulierend empfunden werden.
5. Der Teamarbeiter/Mitspieler verbessert die Kommunikation und baut Reibungsverluste ab, er ist kooperativ und diplomatisch, aber unentschlossen in kritischen Situationen.
6. Der Wegbereiter/Weichensteller entwickelt Kontakte, ist kommunikativ und eher extrovertiert, allerdings oft zu optimistisch.
7. Der Neuerer/Erfinder bringt neue Ideen ein, denkt kreativ, ist aber oft gedankenverloren.
8. Der Beobachter untersucht Vorschläge auf Machbarkeit, handelt nüchtern, strategisch, kritisch. Ihm fehlt allerdings die Inspiration.
9. Der Spezialist liefert Fachwissen und Information, ist engagiert, aber eher selbstbezogen und verliert sich oft in technischen Details.

Wie jedes „Einordnen in Schubladen" hilft diese Klassifizierung nur teilweise beim alltäglichen Handeln, aber sie erklärt, warum mancher Konflikt entstanden ist, und wie er sich evtl. vermeiden oder lösen lässt. Beispielsweise rasseln zwei „Macher" schnell aneinander, mindestens ein „Teamworker" sollte dann im Team sein, um Reibungen zu minimieren. Bei zwei Perfektionisten plus einem Spezialisten wird alles höchst genau, aber furchtbar langsam bearbeitet. Wenn viele „Mitspieler" da sind, aber keiner eine Richtung vorgibt, dann wird ständig über die Arbeit (und evtl. privat) gesprochen, aber es geht nicht vorwärts. Das Problem zu verstehen ist schon der erste Schritt zur Besserung: Das Persönlichkeitsinventar lässt sich zwar nicht ändern, aber es lässt sich besser damit umgehen.

Falls es überhaupt eine Auswahl unter Bewerbern gibt, dann ist es sinnvoll zu schauen, welche Rollen im Team bereits „besetzt" sind, und welche Rolle noch fehlt. Dann kann unter den Bewerbern derjenige ausgewählt werden, die diesen leeren Platz am ehesten füllt.

Literatur

1. https://de.wikipedia.org/wiki/Teamrolle, aufgerufen 4.1.2020

Praxisräume 37

> **Zusammenfassung**
>
> Praxisräume nach der nötigen Funktion zu gestalten ist mit eine Aufgabe des Praxisinhabers. Es lohnt, sich mit der Planung selbst zu beschäftigen und sie nicht allein Praxisfremden zu überlassen.

Praxisräume werden meistens vorgegeben, selten kann ein niederlassungswilliger Arzt selbst planen. Dennoch lassen sich vorhandene Räume umgestalten, und das lohnt sich: Der Arzt verbringt einen Großteil seines Lebens in diesen Räumen, sie sollen ihm gefallen. Mir ist bewusst, dass es bei Männern und Frauen diesbezüglich große Unterschiede gibt in dem Sinn, dass viele Männer denken, dass die Arbeitsumgebung völlig egal ist (ob z. B. ein Bild an der Wand hängt bzw. welches). Nichts für ungut – solchen Männern kann ich nur raten, die Praxisgestaltung ihrer Frau oder Freundin zu überlassen oder ihren MFA ein Mitspracherecht einzuräumen. Mehr als 50 % der Menschen in der Praxis sind Frauen, denn Männer gehen seltener zum Arzt, und über 99 % der MFA sind Frauen und zumindest für diese ist die Umgebung für ihr Wohlbefinden wichtig.

Es muss nicht Feng-Shui sein, manche Prinzipien sind unmittelbar einsichtig: Räume sollen hell, sauber, zweckmäßig, freundlich und aufgeräumt sein. Eine Wohlfühlatmosphäre ist für jeden etwas anderes, insofern lässt die Raumgestaltung Rückschlüsse auf die Person des Arztes zu. Unternehmensberater raten dazu, die Räume als Aushängeschild bzw. Visitenkarte zu betrachten und entsprechend zu gestalten.

Die Möbel sind eine Frage von Geschmack und Geld. Sie bestimmen mit, welches Klientel angezogen wird. Wer sich wie zu Hause fühlt, wird eher wiederkommen. Der schwäbische Landwirt fühlt sich in Designermöbeln eher nicht so behaglich wie der Konzernrechtsanwalt. Dennoch ist das für die Treue des Patienten nicht entscheidend. Möglicherweise heißt es: „Dort sieht es ja furchtbar altmodisch aus, und *eng* ist das da! Aber der Doktor ist prima, der hat mir geholfen". Oder es kann heißen: „Die Einrichtung hat sicher einen Haufen Geld gekostet. Deshalb will der Doktor mir jetzt die teuren Spritzen verkaufen".

Zweckmäßig sind die Räume dann, wenn die Wege für die Arbeitenden kurz sind, es ausreichend Zimmer für alle Aufgaben gibt, und der Rezeptionsbereich genug Platz für einen größeren Patientenandrang bietet. Diskretion zu gewährleisten ist immer schwierig. Viele Architekten sehen für Arztpraxen offene Wartezonen vor, was mir völlig unverständlich ist – bei solchen Zonen hört jeder Wartende alles, was an der Rezeption besprochen wird. Ein einzelner Stuhl im Bereich der Rezeption als Kurzwartemöglichkeit ist ein sinnvolles Zugeständnis an Menschen, die nicht lange stehen können, aber ein abgetrenntes Wartezimmer (gerne mit Glastüren/wänden, damit sich die Wartenden nicht ausgesperrt fühlen) finde ich unabdingbar. Es ist illusorisch, dass Termine so pünktlich klappen, dass es kein Warten gibt. Und begleitende Angehörige müssen sich auch irgendwo aufhalten können, falls sie nicht mit ins Sprechzimmer kommen.

Es sollte von allen Patientenplätzen aus unmöglich sein, in ein anderes Zimmer so hineinzuschauen, dass dort (teil)entkleidete Menschen zu sehen sind. Die Räume müssen deutlich gekennzeichnet sein. Einmalhandtücher, Desinfektionsspender, Einmalpapierrollen für die Untersuchungsliegen sind Standard. Ob Grünpflanzen erlaubt sind oder nicht, wird diskutiert. Wegen der möglichen Tetanussporen in Gartenerde sind sie im operativen Bereich verboten, aber im Wartezimmer gibt es ja keine offenen Wunden. Gute Lüftung und angenehme Wärme ohne Überhitzung sind gut für das Klima (in jeder seiner Bedeutungen). Man muss ja nicht so weit gehen, aus Hygienegründen die Räume rund zu bauen mit zentralem Lüftungsschacht, wie das 1884 im New York Cancer Hospital verwirklicht wurde. Seinerzeit ging man davon aus, dass sich Bakterien in den Raumecken vermehren, also wurden die Ecken abgeschafft [1].

Die Idee erscheint gar nicht so aus der Welt, wenn man manche Reinigungskräfte im Krankenhaus beobachtet, die die Ecken mit ihren Putzgeräten nur mangelhaft erreichen und daher nicht ausreichend gründlich reinigen.

In Zeiten der EDV liegen nicht mehr stapelweise Patientenakten herum. Manche Sprechzimmer wirken dennoch unordentlich, weil Fortbildungszeitschriften, unnötige Papiere oder Medikamentenschächtelchen im Blickfeld liegen. Alles, was am falschen Platz oder überflüssig herumliegt, stört die Konzentration auf die Arbeit und ist nicht ergonomisch.

Andererseits wiederum erstaunt, dass in manchen Praxen die Formulare, Spritzen, Nadeln etc. nicht griffbereit sind, dass es also zu „aufgeräumt" ist. Alles, was man für die Tätigkeit extra herbeiholen muss, kostet Zeit und ist damit ebenfalls unergonomisch. Dass die notwendigen Dinge wie Stethoskop, Ohrenspiegel, Kugelschreiber, Notizblock etc. nicht kreuz und quer über den Schreibtisch verteilt sein sollen, ist selbstverständlich.

Im Sprechzimmer stehen die Stühle von Patient und Arzt vorzugsweise so, dass der Arzt an der breiteren Seite und der Patient an der schmaleren Seite des Tisches sitzt (über Eck). Der Winkel der Plätze solle optimal 110 Grad betragen (Empfehlung

Evidenzklasse 4). Wenn sich Arzt und Patient direkt gegenüber sitzen (mit dem Schreibtisch dazwischen), so wirkt das konfrontativer, unangenehmer und es verschlechtert die Untersuchungsmöglichkeiten.

Funktionsräume sind weniger nach dem persönlichen Geschmack und mehr nach dem jeweiligen Arbeitsablauf, der Funktion zu gestalten, d. h. am besten zusammen mit den Menschen zu planen, welche die Tätigkeit in diesem Raum regelmäßig durchführen. Eine Sonografie-Liege kann z. B. an der Wand stehen, weil man üblicherweise von der rechten Seite des Patienten aus schallt. Eine Notfallliege sollte von beiden Seiten aus zugänglich sein (u. a. zum Zugang legen und damit mehrere Helfer gleichzeitig arbeiten können), ebenso die Liege für chirurgische Eingriffe.

Die Böden einer Praxis sind erstaunlich wichtig für das Wohlbefinden. Die Oberfläche muss hoher Beanspruchung gewachsen und gut zu reinigen sein (wobei auch Desinfektionsmittel manchmal nötig sind). Stein verbietet sich wegen des Trittschalls. Holzdielen oder Parkett müssen auch gedämmt werden, sind aber warm und angenehm in der Optik. Nachteilig ist, dass die Oberfläche gut versiegelt werden muss, was sich durch die Beanspruchung und Reinigung abreibt und alle paar Jahre abgeschliffen und neu lackiert werden muss. Geölter Boden ist sehr angenehm in der Atmosphäre, aber pflegeaufwändig. Linoleum ist beliebt, da es oberflächenhart und ein natürliches Material ist. Dank seiner häufigen Verwendung in den Krankenhäusern erinnert dann allerdings auch die Hausarztpraxis ans Krankenhaus. Auch grenzen sich nach einigen Jahren die begangenen Flächen von den unbegangenen Rändern ab. Kork ist fußwarm, elastisch und gut beanspruchbar, muss aber unbedingt wegen der häufigen Feuchtreinigung mit Vinyl versiegelt werden. PVC und Vinyl haben sich gemausert. War die Optik früher eher schmuddelig, so gibt es heute viel ansprechende Designs, z. B. Holzoptik. In Bezug auf Pflege und Haltbarkeit sind sie m. E. unschlagbar.

Literatur

1. https://en.wikipedia.org/wiki/New_York_Cancer_Hospital#Medical_innovation, aufgerufen am 20.2.2020

Empfang

38

> **Zusammenfassung**
>
> Der Empfang des Patienten ist nicht nur eine räumliche Frage, sondern v. a. eine kommunikative Aufgabe der MFA.

Die Behandlung eines Patienten beginnt schon bei seinem Eintreten in die Praxisräume, denn er kann sich willkommen geheißen oder abgelehnt fühlen. Er sollte sich wohlfühlen und das ist eine Frage der Atmosphäre und der Begrüßung.

Die Atmosphäre wird beeinflusst durch die folgenden zwei Faktoren:

1. Die Praxisräume: Sind sie hell und freundlich, ist der Empfangsbereich groß genug, ist der Eindruck von Sauberkeit und Ordnung vorhanden, hat es Platz an der Garderobe?
2. Die Ruhe oder Hektik im Empfangsbereich: Laute Gespräche und Telefonate im Rezeptionsbereich, „Hin-und-her-Wuseln" der MFA vermitteln Stress. Eine absolute Stille vermittelt den Eindruck, hier sei nichts los (das ist primär verdächtig). Anzustreben ist eine arbeitsame, aber ausgeglichen-ruhige Stimmung. Holz-Clogs und Hartledersohlen sind furchtbar.

Extrem bedeutsam für den Hereinkommenden ist die Ansprache durch die MFA im Anmeldebereich: Der Eintretende möchte wahrgenommen werden. Selbst ein Kopfnicken und kurzer Augenkontakt genügen schon, um sich wahrgenommen zu fühlen. Besser ist es, wenn die Arzthelferin den Patienten liebenswürdig mit seinem Namen begrüßt und ihn anlächelt: „Guten Morgen Frau Maier, bitte nehmen Sie Platz im Wartezimmer, Sie werden dann aufgerufen". Oder: „Hallo Herr Müller, kommen Sie bitte erst einmal zu mir, ich muss Ihre Versichertenkarte einlesen". Formulierungen der MFA wie „Sie müssen aber warten" oder „Sie dürfen schon einmal reingehen" sind negativ. Die erste Formulierung wirkt zurechtweisend, die zweite drückt aus, dass die MFA so gnädig ist, dem Patienten etwas zu erlauben. Beide drücken ein Machtgefälle zuungunsten des Patienten aus, auch wenn das nicht so gemeint sein mag. Es ist mühsam, doch es lohnt sich, derartige Redewendungen zu ersetzen durch „bitte gedulden Sie sich noch einen Moment" oder „bitte nehmen Sie inzwischen Platz".

Zehn freundliche Bemerkungen dem Patienten gegenüber bleiben weniger haften als eine unfreundliche (das ist das gleiche Phänomen, als wenn wir uns über die vielen roten Ampeln ärgern – dabei haben wir die größere Zahl der grünen Ampeln gar nicht registriert). Kranke Menschen sind gelegentlich überempfindlich, andererseits sind chronisch kranke Menschen besonders dankbar für Aufmerksamkeit, Anteilnahme, Taktgefühl. Für manchen Patienten ist der Besuch beim Arzt das Highlight des Monats. Wenn er dann von der MFA nicht als momentane Hauptperson (Leitbild) wahrgenommen wird, fühlt er sich zurückgesetzt. Er ist nicht Irgendeiner, ein Teil der Menge, der namenlose Nächste (bitte), einer, der uns heute gerade noch gefehlt hat, ein Fall, ein Krankenschein.

Wenn ich als Ärztin in den Anmeldebereich komme, gebe auch ich mit flüchtigem Nicken zu erkennen, dass ich Notiz vom wartenden Patienten genommen habe – aber ich gehe nur in Ausnahmefällen auf diesen zu, denn damit würde ich den Praxisablauf durcheinanderbringen. Auch die nonverbale Ermunterung, mich zwischendurch anzusprechen, sollte ich vermeiden. (Abschn. 40.1).

Warten und Wartezimmer 39

> **Zusammenfassung**
>
> Warten im Wartezimmer ist eine Zeit, die erlebt wird und Auswirkungen auf die Sprechstunde hat.

Warten ist nicht nur eine Frage des Zeitvergehens. Es ist ein qualitatives Problem.

Objektiv betrug die Wartezeit in deutschen Arztpraxen 2019 überwiegend weniger als eine halbe Stunde: 33 % der Wartenden kamen innerhalb von 15 min dran, 9 % hatten gar keine Wartezeit. 29 % warteten weniger als eine halbe Stunde. 27 % warteten mehr als 30 min [1].

Subjektiv ist die Dauer des Wartens sehr unterschiedlich. Wer innerlich im Stress ist, für den dehnen sich wenige Minuten zu gefühlten Stunden. Der Stress kann durch eine körperliche Not kommen (Schmerzen, Übelkeit, das Gefühl umzukippen) oder durch äußere Umstände bedingt sein (z. B. das Auto steht im Halteverbot, die Kinder sollen vom Kindergarten abgeholt werden, ich habe gleich einen anderen Termin).

Es gibt geduldigere und ungeduldigere Menschen, klar. Doch wie ruhig bleibt der geduldige Mensch, wenn er denkt, man habe ihn vergessen? Oder wenn sich jemand vordrängelt? Wenn jemand vor ihm aufgerufen wird, der nach ihm gekommen ist? Wenn er eine halbe Stunde gewartet hat und dann auf einen anderen Termin vertröstet wird?

▶ Warten deprimiert, macht unsicher, es ermüdet, macht reizbar und streitlustig.

Warten müssen immer die Untergebenen. Wer warten lässt, zeigt seine Macht: Chefs lassen warten, Verhandlungspartner machen mürbe, indem sie warten lassen.

Je länger ein Patient im Wartezimmer sitzt, desto mehr Beschwerden fallen ihm ein. Wollte er beispielsweise ursprünglich nur seinen Hautausschlag zeigen, dann ist ihm beim Sitzen vielleicht eingefallen, dass er schon länger keine Vorsorge hatte, dass das Knie beim Aufstehen immer mal schmerzt, und dass bei längerem Sitzen auch ein Unwohlgefühl im Kreuzbereich auftritt. Alle diese Beschwerden will er nun äußern und geklärt haben. Wer lange gewartet hat, möchte keinesfalls mit wenigen Minuten Sprechzeit „abgespeist" werden. Er möchte sozusagen als Entgelt eine ausführliche Beratung. Ich habe nie erlebt, dass ein Patient mitfühlend sagte: „Oh Frau Doktor, der Mensch gerade eben hat Sie aber viel Zeit gekostet, dafür mache ich es jetzt besonders kurz" – nein, er vergrößert meinen Zeitverzug dadurch, dass er mindestens ebenso viel Zuwendung verlangt wie sein Sprechstunden-Vorgänger. Wenn der Patient ängstlich ist und noch nicht oft beim Arzt war, vermehrt das Warten die Unsicherheit, und es braucht noch mehr Zuwendung, eine Beruhigung zu erreichen.

Nicht pünktlich zu sein ist unhöflich. Denjenigen, der pünktlich war, warten zu lassen, ist genauso unhöflich.

Das sind insgesamt viele Gründe, Patienten nicht warten zu lassen. Je besser die Sprechstunde und die MFA-Tätigkeiten organisiert sind, desto geringer sind die Wartezeiten (Abschn. 26.1).

▶ Ein volles Wartezimmer ist oft kein Zeichen der Beliebtheit der Praxis, sondern meist ein Zeichen mangelnder Organisation.

Wenn schon warten, dann möglichst unbelastet und in freundlicher Umgebung: Idealerweise ist das Wartezimmer ist ein gut belüfteter, sauberer und angenehm gestalteter Raum. Es ist nicht überheizt und nicht zu kalt, es sind genügend und bequeme Stühle da (die einen mit Armlehne und besonders für die breiten Übergewichtigen die anderen Stühle ohne Armlehnen). Eventuell gibt es einen Wasserspender. Die Zeitschriften sind nicht zerfleddert, sondern verschiedenartig und neu. (Ich empfehle ein „Lesezirkel-Abonnement", bei dem monatlich ausgewählte neue Zeitschriften geliefert werden. Trotz des Begriffs „Zirkel" werden diese nicht weitergereicht, sondern nach einem weiteren Monat, den sie im Wartezimmer verbleiben, vernichtet oder verschenkt. Die Auswahl sollten die MFA mit treffen, denn sie wissen oft besser, was die Patienten interessiert. Unbedingt abzuraten ist von Gesundheitsratgeber-Zeitschriften oder Kochratgebern, sonst hat man in der Sprechstunde eine ausführliche Diskussion über das, was der Patient soeben darin gelesen hat. Kostenloses WLAN im Wartezimmer ist heutzutage Standard. Handy-Verbot ist nicht mehr üblich, die Menschen sollen wie gewohnt erreichbar sein, und sie sollen ruhig „daddeln", um sich die Wartezeit subjektiv zu verkürzen. Ein Hinweisschild kann zum Stummstellen auffordern, um Klingeln und ggf. rücksichtslos laut geführte Gespräche zu vermeiden.

Wenn sich die Sprechstunde verzögert oder ein Notfall dazwischen kommt, dann informiert die MFA die wartenden Patienten darüber und bietet an, dass ein neuer Termin vereinbart werden kann. Bei einem dringenden Hausbesuch aus der Sprechstunde heraus verschwinde ich nicht heimlich, sondern gebe selbst im Wartezimmer Bescheid, dass ich leider zu einem Notfall muss, und dass die Patienten sich einen neuen Termin geben lassen können, wenn sie nicht warten mögen. Die Reaktion ist im Allgemeinen nicht Verärgerung, sondern Verständnis bis Hochachtung.

Zusammengefasst: Die objektive Dauer der Wartezeit können wir durch gute Organisation steuern, und die subjektive Dauer, also ob die Wartezeit für die Patienten problemlos, furchtbar oder angenehm ist, können wir durch die Wartezimmergestaltung beeinflussen.

Machen Sie den Wartezimmer-Selbst-Versuch: Setzen Sie sich einmal samstags für 30 min in das Wartezimmer ihrer eigenen Praxis. Bleiben Sie die ganze Zeit darin, und beschäftigen Sie sich nur mit der Umgebung und den Zeitschriften, die Sie vorfinden. Vielleicht kommt Ihnen dann die eine oder andere Idee zur Verschönerung Ihrer Praxis. Wenn Sie die Zeit als angenehm ruhig empfinden und keinen Verbesserungsvorschlag haben: umso besser.

Literatur

1. KBV-Versichertenbefragung 2019, aus der Zeitschrift Der Hausarzt 18/2019, S.

Organisation des Praxisablaufs, Corporate Identity und Qualitätsmanagement

40

> **Zusammenfassung**
>
> Eine Praxis zu organisieren lässt sich lernen. Einige Grundsätze werden aufgeführt. Insgesamt gehört eine gute Organisation der Arbeitsabläufe zum Qualitätsmanagement.

40.1 Grundsätzliches zur Organisation

Organisieren bedeutet, dass etwas planmäßig gestaltet wird, dass etwas Ungeordnetes in regelmäßige Bahnen gebracht wird.

Es gibt Organisations-Talente, die einen Plan aufstellen, die Umsetzung überlegen und sie mit Selbstdisziplin bis zur Verwirklichung „durchziehen". Andere entscheiden meist spontan, lassen alles auf sich zukommen und mögen sich nicht strukturieren lassen. Eine Praxis braucht nur ein bisschen vom Zweiten und viel vom Ersten. Aber: Organisieren kann man lernen und eine gut organisierte Praxis verträgt auch zwischendurch eine chaotische Person oder Situation.

1. Um die Organisation möglichst reibungslos zu gestalten, braucht es klare Aufgabenzuordnungen und Arbeitsplatzbeschreibungen. Festgelegt wird beispielsweise: Eine MFA ist für die Anmeldung zuständig, die zweite für das Telefon im Büro, die dritte MFA macht Labor- und Springertätigkeiten. Wenn nur zwei MFA im Team vorhanden sind, muss klar sein, dass eine davon nicht gleichzeitig telefonieren und impfen kann. Schriftlich festgelegte Arbeitsplatzbeschreibungen sind grundsätzlich sinnvoll, doch viel wichtiger ist, dass jeder weiß, wer für welche Arbeit heute zuständig ist. Zusätzlich zu den Arbeitsplätzen sind „Ämter" bzw. Aufgaben zu verteilen: Wer macht

die Bestellungen, wer die Schubladen-Checks, wer ist für den Sprechstundenbedarf zuständig? Für wie lange? Ist Aufgabenrotation sinnvoll oder nicht? Wenn ja, in welchem Rotationszyklus?
2. Eine Teambesprechung muss regelmäßig stattfinden und rechtzeitig eingeplant werden. Zur Teambesprechung gehören Tagesordnungspunkte (Stichwortzettel von MFA und Arzt, auf dem die Probleme und Ideen gesammelt wurden), eine ruhige Stunde, z. B. ab 12.30 Uhr. Dabei ist die Praxistür geschlossen, das Notfallhandy an und es gibt etwas zu essen. Ein Protokoll wird geführt: Inhalt der Tagesordnungspunkte, Ergebnis der gemeinsamen Besprechung, und die Aufgabenzuteilung: Wer hat was bis wann zu erledigen? Bei der nächsten Teambesprechung gehen wir durch, ob diese Aufgaben erledigt sind (wenn nein, warum nicht). Das verhindert, dass manches zwar besprochen, aber vergessen oder beiseite geschoben wurde (weil es unangenehm war oder weil andere Aufgaben dringlicher erschienen). Informationen über alle wichtigen Vorgänge und neuen Vorschriften gehören ebenso in die Besprechung. Teambesprechungen können alle gemeinsam, nur für MFA oder nur für die ärztlichen Kollegen anberaumt werden – je nach Problemen, die sich aktuell ergeben haben oder nach neuen Informationen z. B. seitens der KV.
3. Das Terminmanagement: Die Organisation der Termine entscheidet über Wohl und Wehe aller Beteiligten, über Stress oder Nicht-Stress, über Ärger oder erfolgreiches Arbeiten. Eine Bestellpraxis ist ideal für ruhigen Ablauf, wenn die Zeiten für jeden Patienten realistisch eingeschätzt und auch eingehalten werden. Das erfordert Fingerspitzengefühl der MFA und Disziplin bei Arzt und Patient (Zeitmanagement, Kap. 26). Um Zeit für unvorhergesehene Notfälle zu haben, müssen Pufferzeiten eingeplant werden. Bei uns hat sich bewährt, folgende Bereiche zu unterscheiden: in der Arztterminspalte des Kalenders Blöcke mit lange vorher zu belegenden Terminen, und Blöcke für die Akutsprechstunde sowie für Telefonrückrufe. Montags ist z. B. bis 9 Uhr Langzeitterminblock und danach Akutsprechstunde, in die jene Patienten, die bis 9 Uhr angerufen haben, eingetaktet werden. Der Bedarf für die Akutsprechstunde ist montags besonders hoch, weil einerseits viele Patienten, die am Wochenende krank werden, mit der Konsultation auf ihren Hausarzt warten. Andererseits sind Arbeitsunfähigkeitsbescheinigungen bei Arbeitern typischerweise montags zu verlängern, da die Schichteinteilung üblicherweise die Werktage betrifft (und die Beurteilung einer weiteren „Krankschreibung" bedarf eines persönlichen Arzt-Patienten-Kontaktes). An den anderen Tagen ist der Akutbedarf geringer, da sind Langzeittermine bis 11 Uhr einplanbar. Die Blöcke werden nach diesbezüglichen Besprechungen angepasst, je nachdem, ob sich die Taktung bewährt hat oder nicht. Die Kalender-Spalte(n) für die MFA wird je nach Funktion gefüllt und so gehandhabt, dass die MFA und die Zimmer gleichmäßig ausgelastet sind. Z.B. werden nicht drei Patienten für ein EKG direkt nacheinander einbestellt, sondern dazwischen soll eine Impfung, eine Spirometrie oder ein Verbandwechsel in einem anderen Zimmer stattfinden, sodass die MFA ebenso wie der Arzt die Zimmer wechseln können.

Eine offene Sprechstunde, in der Patienten ohne Anmeldung kommen können, ist nur für Praxen geeignet, die schnell und flexibel arbeiten. Sie birgt die Gefahr eines vollen Wartezimmers mit Ärger und Druck.

Offene Grippe-Impf-Tage sind angekündigte (Halb)Tage, an denen die Patienten ohne vorherige Anmeldung zur Grippeschutzimpfung – und nur genau zu dieser – kommen können. Das führt zu effizienter Impfung, ist allerdings wie Fließbandarbeit für die MFA.

40.2 Organisationshilfen

40.2.1 Checklisten und Laufzettel

Welche Checklisten für die Praxis sinnvoll sind, wer sie erstellt und wie sie zu handhaben sind, muss bei der Teambesprechung im Konsens festgelegt werden – sonst liegen sie im Schrank (oder heutzutage im PC) und werden nicht beachtet.

Wir haben Checklisten für alle Schubladen, die Hausbesuchskoffer, den Sprechstundenbedarf.

Ein Laufzettel ist z. B. ein Zettel, den der Arzt dem Patienten in die Hand gibt. Dieser „läuft" damit zur MFA, die die notierten Aufgaben abarbeitet. Entsprechend sollte der Zettel die häufigsten/üblichsten Aufträge für die MFA aufführen (Abb. 40.1). Laufzettel sparen Zeit und sorgen dafür, dass nichts vergessen wird. Ob der Laufzettel ein Papierformular oder ein To-do-Eintrag im PC ist, ist im Grunde genommen egal, er kann mit dem Terminzettel für den Patienten kombiniert werden.

40.2.2 Arbeitsanleitungen, das „Kochbuch"

Möglichst viele Arbeiten sollten stichwortartig so beschrieben sein, dass sie durch die Anleitung auch von jemandem ausgeführt werden können, der diese Arbeit sonst nicht durchführt. Die Anleitungen sind wie Kochrezepte zu verstehen, deshalb heißt bei uns der Ordner mit diesen Anleitungen „Kochbuch". Es enthält Dinge wie: Wie liest man eine Versichertenkarte ein? Wie ist der Anrufbeantworter zu programmieren? Usw.

40.2.3 Aushänge, Flyer

Wir haben ein gesondertes Regal zum Auslegen von Informationsbroschüren. Dort finden sich Adressen/Flyer von örtlichen Partnern im Gesundheitswesen (Physiotherapie, Beratung zu Patientenverfügung, Suchtberatungsstelle etc.), ggf. ein eigener Flyer mit Informationen über Sprechzeiten/Terminvergabe/Homepage/IGeleistungen etc., Rezeptbestellformulare und Ähnliches. Falls ein schriftlicher Aushang (über Urlaubszeiten, Rezeptbegrenzung für den Urlaub o. Ä.) als Information für die Patienten nötig ist, dann

ausdrucken	Rezept		rot	grün		privat
			KG/MT	Ergoth.		Podologie
	ÜW		Medplan	Einweis.		Taxi
			PF	AU		Labor
kopieren	Berichte					
bestellen						
mitgeben	Urinbecher		f.Ustatus	f.Micral		Sputumb.
	Stuhlröhrch.		ifobt	SU-Pott		mit Stab.
						ohne "
	Adresse					
anbieten	HzV		Impfung	IgEL		
messen	RR		Gewicht			

	Termin	gleich	Zusatzinfo
Sprechstunde			
TÜV-U.			
Labor			
DMP - Fußunters.			
Spritze			
Impfung			
Spiro			
EKG			
Ergo			
LZ-EKG			
Verband			

Bericht bestellen von:

Sonstiges:

Abb. 40.1 Vordruck Laufzettel

sollte er sauber, ordentlich und aktuell sein. „do hosch sowas von müasse uff 's Schildle gucka" (das war so klein geschrieben, dass du genau auf das Schild schauen musstest) beklagte sich ein Patient über einen Hinweis – so sollte es nicht sein!

40.2.4 Informationsbroschüren

Therapieunterstützende Broschüren sind am besten entweder im Sprechzimmer selbst oder zentral zugriffsbereit zu lagern, z. B. an der Seite der Rezeption, zu der hin sich die Sprechzimmer öffnen. Damit sind sie leicht greifbar für den Arzt, der aus dem Zimmer kommt, und von der MFA, welche vom Patienten darauf angesprochen wird (Kap. 8, dort Abb. 8.1–8.5).

40.2.5 Praxiseigene Vordrucke

Diese sollen die Arbeit vereinfachen. Attestvorlagen und Informationsblätter/ Verhaltensanleitungen sowie Protokollvorlagen (z. B. Blutdruck- oder Blutzucker-Tabellen) werden am besten im PC gespeichert und bei Bedarf für den einzelnen Patienten bearbeitet und ausgedruckt. Rezeptbestellformulare und Terminzettel sollen groß geschrieben (für ältere Patienten gut lesbar!), kurz gefasst und zugriffsbereit an der Rezeption liegen (Abb. 40.2 und 40.3).

40.3 Corporate Identity

Je größer die Praxis desto schwieriger ist es für die Patienten zu unterscheiden, wer zum Personal gehört und wer nicht. Einheitliche Kleidung ist sinnvoll, Namensschilder sowieso Pflicht, ein Aushang mit Fotos der Beschäftigten im Wartezimmer nett. In einer kleinen Praxis mit einem Chef und zwei MFA wirkt Letzteres jedoch lächerlich.

40.4 Qualitätsmanagement

Optimierung von Abläufen und Verbesserung sollte ein ständiges Ziel jedweder Praxis sein, unabhängig von irgendeiner Zertifizierung. Gern verbleibt jeder Mensch aber in Routinen, selbst wenn sie nicht mehr zweckmäßig sind. Organisationsänderung braucht Zeit, Energie und das Zulassen der Änderung von Verhaltensmustern, unzweckmäßige Routine muss gesprengt und eine bessere Routine etabliert werden. Deshalb ist das Etablieren irgendeiner Art von Qualitätsmanagement (abgekürzt QM) sinnvoll. Ich betrachte jede Teambesprechung als QM, jede nichtmedizinische Fortbildung ebenfalls. Es ist wichtig, Arbeitsabläufe immer wieder aus der Distanz anzuschauen. Dann kann

Vordruck Blutzuckerkontrolltermin

Praxis.... (Stempel)

Name: _____

Ihr nächster Blutzuckertermin ist am

………………………………..

Bitte kommen Sie

1 1/2 Stunden nach dem Frühstück

nüchtern

bringen Sie Ihr Diabetesbüchlein mit

bringen Sie eine Urinprobe mit

Dieser Vordruck lässt sich bei richtiger Zentrierung 4x auf einem DIN A4 -Blatt unterbringen, sodass beim Kopieren und schneiden 4 Vordruck A6 entstehen

Abb. 40.2 Vordruck Blutzuckerkontrolltermin

eine schlechte, aber eingefahrene Routine bewusst verändert werden. Das gleicht einem Ausbruch aus einem Käfig, bei dem die Gewohnheiten die Stäbe des Käfigs sind – evtl. werden dabei die alten Gewohnheiten und eine gewisse Sicherheit zerstört, aber man gewinnt neue Freiheit.

Qualitätsmanagement ist ein Begriff aus der Wirtschaft, der alle Maßnahmen umfasst, die Effektivität und Effizienz einer Arbeit verbessern (zur Erinnerung: Effektivität bedeutet, das gesetzte Ziel wird erreicht, Effizienz bedeutet, das Ziel wird mit möglichst geringem Aufwand erreicht).

QM in der Arztpraxis betrifft sowohl die Arbeitsabläufe von Helferinnen und Arzt als auch die medizinische Qualität sowie die Zufriedenheit von Patienten, MFA und Arzt.

Die medizinische Qualität wird durch Fortbildungen verbessert, dies ist sinnvoll und gesetzlich (über die Ärztekammer) vorgeschrieben. Vorschriften zur Hygiene, zur Berufsausübung, zur Sicherheit in der Praxis (Begehung durch einen Sicherheitsingenieur

40.4 Qualitätsmanagement

Vordruck Rezeptbestellung

Praxis.... (Stempel)

_____
Name

_____
Vorname und Geburtstag

Medikamentenname + Packungsgröße

_____

_____

_____

Bitte beachten: Die Krankenversichertenkarte muss vor dem Bestellen in jedem
Quartal neu eingelesen sein.

Dieser Vordruck lässt sich bei richtiger Zentrierung 4x auf einem DIN A4 -Blatt unterbringen, sodass beim Kopieren und schneiden 4 Vordruck A6 entstehen

Abb. 40.3 Vordruck Rezeptbestellung

mindestens alle fünf Jahre), zur elektrischen Sicherheit (E-Check jährlich) und zur Gesundheit der MFA (betriebsärztliche Untersuchung mindestens alle drei Jahre) sind von außen vorgegeben.

Wie die einzelne Praxis aber innerhalb ihrer Räumlichkeiten und im Team organisiert ist, ist eine Frage genau dieses Teams, vor allem des Praxisinhabers. Es gibt Praxen, in denen die MFA zwar viel durcheinanderrennen, aber dennoch nichts vorwärts geht (fehlende Arbeitsplatzzuweisung). In manchen Praxen arbeitet der Arzt immer von 7 Uhr bis 22 Uhr mit einer Mittagspause irgendwann zwischendurch (fehlendes Zeitmanagement, mangelhafte Selbstfürsorge). Gelegentlich sieht man haufenweise Akten im Sprechzimmer, ein paar Stapel von Fachzeitschriften und Büchern, dazwischen zwei halbleere Kaffeetassen, einen angebissenen Keks und den Arzt. Wenn sich alle dabei wohl fühlen, warum nicht? Wenn sich aber nicht alle wohl fühlen, wird es Zeit, die Zustände zu verbessern, statt darüber zu klagen.

Die Arbeitsabläufe in der Praxis werden durch Teambesprechungen und ständige kritische Betrachtung optimiert. Dieses Streben nach Verbesserung ist sinnvolles QM vor Ort. Es bedeutet, immer aufmerksam zu sein und wahrzunehmen, dass etwas nicht optimal ist. Die Wahrnehmung soll zur Idee und einem Vorschlag für eine schnell realisierbare (ggf. nur kleine) Verbesserung führen. Dann ist der Mut nötig, den Vorschlag auszuprobieren und zu kontrollieren, ob die vermutete Verbesserung eingetreten ist. Das ist eine tägliche Aufgabe!

Grundsätzlich muss jeder sich manchmal (äußerlich oder innerlich) ein bisschen abseits stellen, beobachten, was da läuft – und dann nicht einen Schuldigen suchen, sondern das Problem analysieren. Auch hier gilt die Salutogenese: Wir wollen das Problem lösen, Reibungen vermindern, Unnötiges vermeiden, Umständliches vermindern und mit einem minimalen Aufwand maximalen Nutzen erreichen.

Qualitätsmanagement für die Praxisorganisation und die Strukturierung des Arbeitsalltags befürworte ich uneingeschränkt. M. E. sind aber viele vorgegebene Qualitätsmanagementprogramme Monster aus Papier, die in einem Verwaltungs- oder Soziologendeutsch Aufgaben verlangen, die für den Praxisalltag gar nicht relevant sind. Beispielsweise wurde für eine Zertifizierung Tätigkeitsbeschreibungen von allem und jedem verlangt, u. a. auch ein ausführlicher Bericht für den QM-Ordner mit dem Titel: „Wie untersuche ich einen Patienten" – Himmel, wenn ich das nicht wüsste, dürfte ich gar nicht arbeiten! Noch unpassender sind im ärztlichen Bereich die aus der Wirtschaft übernommenen Begriffe für Qualitätsmanagement. Meines Erachtens ist das hervorragendste Qualitätsmerkmal der Hausarztpraxis die individuelle Betreuung, das ganzheitliche also personenorientierte Gespräch. Dieses ist ein interaktiver, komplexer Prozess, bei dem Wissenschaftlichkeit und subjektives Patientenbefinden, Vorerfahrungen von Arzt und Patient, Notwendigkeiten auf biologischer, persönlicher, sozialer und ökonomischer Ebene zusammengeführt werden. Es geht gerade nicht um ein in Zahlen messbares Produkt, ein standardisiertes Verfahren, einen zwingenden Ablauf. Auf eine Beschwerde gibt es viele Handlungsoptionen, es ist eben nicht wie am Fließband. Messbar und in Tabellen erfassbar sind Daten: wie gut ein Diabetes eingestellt ist, lässt sich messen. Wie gut der Blutdruck kontrolliert ist, lässt sich messen. Wie viel unnötiges Leid verhindert wurde, wie viel Zuwendung ein Mensch bekommen hat, der dies brauchte, wie viel Geld eingespart wurde durch ein ausführliches Gespräch, das lässt sich nicht in Tabellen eintragen und messen, insofern auch nicht für ein Zertifikat in Verwaltungsdeutsch oder in Zahlen fassen.

Telefon

41

> **Zusammenfassung**
>
> Das Telefon ist in einer Hausarztpraxis von zentraler Bedeutung. MFA sollten hierfür geschult sein, um die unterschiedlichsten Arten von Telefonat angemessen bearbeiten zu können.

Die Bedeutung des Telefons für die Praxis kann gar nicht überschätzt werden. Über das Telefonat werden Termine vergeben, die Notwendigkeit von Hausbesuchen eingeschätzt, Formulare bestellt und Beratungen durchgeführt. Zusätzlich sind neben organisatorischen Telefonaten der schnelle Informationsaustausch mit Kollegen und Krankenhäusern zu nennen.

Ich möchte die Telefonate von ihrem Inhalt her einteilen:

„Ich-bin-krank-und-möchte-einen-Arzt-sehen-Telefonat"
Dieses ist das häufigste Telefonat. Zur Einschätzung, wie dringend es ist und wie viel Zeit der Patient in der Sprechstunde benötigen wird, sind Rückfragen fast immer nötig. Wie lange haben Sie die Beschwerden schon? Brauchen Sie eine Krankmeldung? Haben Sie Fieber? Die Helferin muss bereits am Telefon hören, ob ein Notfall vorliegt (Luftnot/Keuchen, Stöhnen) bzw. ob es sich um ein psychisches Problem handelt. Sie muss wissen, ob der Patient chronisch und/oder schwer krank ist und ob er mit Angehörigen kommt. Eine Fehleinschätzung führt zu Ärger: Entweder wird ein Notfall nicht rechtzeitig behandelt, oder die Sprechstunde wird „gesprengt" indem der Zeitrahmen nicht eingehalten werden kann. Dann sind alle folgenden Patienten verärgert, weil sie warten müssen wegen des Zeitverzugs.

▶ Deshalb gehört die erfahrenste MFA an das Telefon.

Die Terminvergabe organisiert den Sprechstundenablauf und damit den Stress des ganzen Behandlungsteams. Sinnvoll ist ggf. eine Schulung der MFA. Neben Freundlichkeit muss sie ja das Gespräch *führen,* d. h. sich nicht die ganze Kranken- und Familiengeschichte am Telefon erzählen lassen, sondern zu einem Ergebnis kommen. Andererseits soll sie nicht abweisend klingen.

> **Beispiel**
>
> Unsere Auszubildende nahm einmal ein Telefonat entgegen. Wir hörten Sie sagen: „Kopfschmerzen? Das hab ich auch schon gehabt. Das ist doch kein Grund zum Arzt zu gehen. Jetzt nehmen Sie erst mal ein Aspirin" ◄

> **Auch wenn sie recht hatte, das war nicht empathisch**
>
> Bei der Terminvergabe sollte die MFA aktiv einen Termin anbieten, also nicht fragen „Wann ist es Ihnen denn recht?", sondern „Passt es Ihnen übermorgen um 11 Uhr?". ◄

Wegen der erforderlichen Rückfragen ist der Telefonplatz für die Terminvergabe am besten nicht an der Rezeption, wo alle Patienten mithören können. Ein durch die Tür abgetrennter Büroplatz ist geeigneter. Sonst wissen alle, dass Herr Schmid Probleme mit der Prostata hat und Frau Meier dringend kommen muss, weil sie wegen Schmerzen beim Wasserlassen nicht zur Arbeit kann. Die Namensnennung macht das Gespräch persönlicher und herzlicher, aber in Hinblick auf den Datenschutz ist sie problematisch, insbesondere wenn sich die MFA vergewissern muss, dass sie den richtigen Patienten in den Kalender einträgt, und Geburtsdatum oder Adresse wiederholt. In vielen Orten gibt es angestammte Großfamilien, bei denen durchaus mehrere Menschen denselben Vor- und Nachnamen haben. Es ist ein Unding, wenn der Patient an der Anmeldung mithört, dass sein Onkel durch Hämorrhoiden geplagt wird.

„Ich-möchte-etwas-von-der-Helferin-Telefonat"
Außer einem Sprechstunden-Termin-Wunsch rufen viele Patienten wegen ihrer Rezepte, Überweisungen oder diverser Fragen an: „Ist es mal wieder Zeit für einen Checkup?", „Ich kann heute nicht in die Schule, wann kann ich mein Attest abholen?" (das muss einen Termin nach sich ziehen), „Ist mein Befund schon da?", „Für meine Untersuchung bei …brauche ich Blutwerte!", „Ist meine Mutter noch bei Ihnen?", „Sagen Sie der Frau Doktor, dass mein Mann in letzter Zeit so arg vergesslich ist. Er hat nachher einen Termin.", „Zu welchem Internist soll ich nochmal gehen?", „Für das CT morgen brauche ich eine Überweisung", „Faxen Sie das Rezept doch bitte in die Apotheke, ich kann unmöglich vorbeikommen zum Abholen". Aufwändig sind Telefonate wie „Ich brauche mal wieder meine Tabletten, wissen Sie, die kleinen weißen …".

Das Telefon in einer Praxis steht kaum still. Reduzieren lässt sich die Telefoniererei, indem klare Regeln vermittelt werden, wie Rezepte anders zu bestellen sind: Über ein schriftliches Bestellformular, über E-Mail, über ein separates Rezepttelefon, oder indem der Patient das Seitenteil der Medikamentenschachtel bringt, auf dem der Name des Medikaments steht. Außerdem ist es hilfreich, wenn er den schriftlichen Medikamentenplan vorlegt mit einer Markierung des gewünschten Medikaments.

Ruhiger in der Praxis wird es, wenn ein Headset verwendet wird. Die MFA an der Rezeption sollte eher kein Headset benützen, nicht nur aus Datenschutzgründen, sondern auch, weil von der Umgebung meist nicht erkennbar ist, ob sie jemanden in der Leitung hat oder nicht. Wenn sie dann zusätzlich zum Telefonkontakt von einem Patienten an der Anmeldung oder vom Arzt wegen eines Auftrags angesprochen wird, kommt es zum Konflikt bzw. Stress.

Sprechstundenersatz-Telefonat
Schon vor Einführung einer offiziellen Videosprechstunde ließen sich manche medizinischen Fragen telefonisch klären: „Ich musste heute Morgen so spucken (erbrechen), was darf ich da nehmen?" oder „Mir ist es wieder total ins Kreuz gefahren, ich kann aber nicht kommen, ich kann ja nicht Auto fahren in dem Zustand. Was soll ich tun?" oder „Meine (demenzkranke) Mutter war letzte Nacht wieder arg unruhig, könnte ich ihr heute Abend bei Bedarf eine halbe Tablette mehr geben?" Solche Fragen brauchen zunächst keine ausführliche Untersuchung, es genügt eine telefonische Beratung.

Besprechungen von Laborergebnissen und Befunden lassen sich als kurzer Rückruf nach der Sprechstunde erledigen. Die letzte halbe Stunde des Halbtages wird bei uns dafür extra frei gehalten. Die pro Telefonat veranschlagten fünf Minuten reichen meist aus, wenn man sich nicht auf alle Nachfragen und Diskussionen einlässt. „Ja, wenn die Blutergebnisse so gut sind, warum habe ich dann so Haarausfall?" Das sollte nicht zur ausführlichen Schilderung der Differenzialdiagnostik des Haarausfalls führen, sondern zu einem konkreten Vorschlag, z. B. für diese Frage einen neuen Termin in der Sprechstunde auszumachen oder zum Hautarzt zu gehen. Die Falle „Wenn ich Sie schon dran habe – ich wollte schon immer mal mit Ihnen besprechen, dass …" sollte die Ohren spitzen lassen: Vorsicht, Zeitkiller! Betont höflich und sachlich unterbrechen, dass wir das gern ein andermal besprechen und nicht jetzt am Telefon.

Organisatorisches Telefonat
Hierbei geht es darum, Krankenberichte beim Kollegen oder im Krankenhaus zu bestellen, Diensttausch zu organisieren, einen schnellen Termin für einen Patienten auszumachen, mit der ambulanten Pflege eine Änderung in der Wundversorgung zu besprechen oder Ähnliches. Die meisten dieser Telefonate führt die MFA zwischendurch, wenn sie Zeit hat und sie sind unproblematisch. Nur ist Vorsicht angebracht, wenn der Patient diesbezüglich alles auf uns schieben will: Wir sind nicht das Sekretariat des Kranken! Wir müssen selbst entscheiden, wie fürsorglich wir uns kümmern (müssen) und wann es sinnvoll ist, für den Kranken oder seine Angehörigen zu handeln.

Um den Patienten leichter und schneller Termine beim Facharzt zu verschaffen, wurde gesetzlich vorgeschrieben, dass Terminservicestellen durch die KV eingerichtet wurden. Diese halte ich für so unnötig wie einen Kropf – sie kosten viel Geld und bringen wenig Erfolg. Mit der allgemein guten Vernetzung einer Arztpraxis (für einen absolut dringenden Termin) und der Internetfähigkeit der Patienten (um sich einen normalen Termin zu holen) sind die meisten Menschen ausreichend bedient. Wo kein Termin ist, kann auch eine Terminservicestelle keinen schaffen.

Telefonat mit Kollegen
Es ist bei uns Sitte, dass Kollegen ohne Wenn und Aber sofort zu mir durchgestellt werden. Der Kollege ist ebenso bei der Arbeit wie ich, es muss sich um wichtige Informationen von ihm oder an ihn handeln, die er zum Weiterarbeiten braucht, sonst würde er nicht anrufen. Nur wenn ich in einer Handlung bin, bei der ich unmöglich telefonieren kann (z. B. eine Infusion legen), dann bitte ich um Rückrufmöglichkeit und halte meinen versprochenen Rückruf gewissenhaft ein.

Wenn ich einen Patienten notfallmäßig einweise, rufe ich den Kollegen im Krankenhaus an, um den Patienten anzumelden. Telefonisch lässt sich mehr Information in kürzerer Zeit vermitteln, als auf den Einweisungsschein passt, außerdem kann ich wichtige Begleitumstände mitteilen.

Im Gegensatz dazu sind Patiententelefonate nur im absoluten Notfall durchzustellen. Jede Unterbrechung der Sprechstunde ist eine Störung der Kommunikation (Abschn. 7.1.2). Deshalb werden die Anliegen der anrufenden Patienten als „Rückruf" aufgenommen und nach der normalen Sprechstunde erledigt.

Beschwerde-Telefonat
Äußerst selten musste ich in meinem Berufsleben einen Rückruf tätigen mit der Ankündigung seitens der MFA: Der Herr … möchte sich beschweren (wirklich selten und dann deutlich mehr Männer als Frauen).

Das bedeutet innere Vorbereitung: Durchatmen und ein freundliches Gesicht machen (ja, der Gesichtsausdruck beeinflusst die Stimmung!). Beim Anruf muss ich erst einmal offen fragen: Was ist passiert? Denn ich möchte verstehen: Warum regt sich das Gegenüber auf?

Auf keinen Fall darf ich mich von der negativen Stimmungslage des Beschwerdeführers anstecken lassen, mich mit Rechtfertigungen zu verteidigen suchen oder aggressiv gegenhalten. Andererseits muss ich mir *nicht* alles bieten lassen, innerlich bleibe ich aufrecht und gelassen.

Nach meiner Erfahrung ist den meisten Menschen schon damit geholfen, dass sie ihre Beschwerde überhaupt losgeworden sind. Ein Wort des Verständnisses wie „ich kann nachfühlen, dass Sie das geärgert hat" ist viel wert. Je nachdem was passiert ist, ist ein Wort des Bedauerns oder eine Entschuldigung angebracht („es tut mir arg leid, dass Sie da keinen Termin mehr bekommen haben", „ich bitte um Entschuldigung, dass beim Labor der Schilddrüsenwert vergessen wurde", „bitte verzeihen Sie, dass der Brief für die

Operation nicht wie versprochen bereitlag und sie so lange darauf warten mussten") oder die Beschwerde ist berechtigt, dann ist das auch zuzugeben („Danke für Ihre Kritik, das ist ein Punkt, der im Ablauf der Praxis noch zu ändern ist."). Bei ungerecht empfundenen Anklagen wehre ich mich höflich, aber eindeutig („Ich kann leider keine weiteren Patienten in diesem Pflegeheim betreuen, deshalb musste ich ihre Mutter abweisen. Wissen Sie, ich möchte mich richtig um meine Patienten kümmern und habe nur begrenzt Zeit. Wenn ich noch mehr Patienten nehmen würde, könnte ich das nicht mehr verantwortungsvoll leisten."). Nie musste ich einen Hörer auf die Gabel knallen – nicht, weil es bei den heutigen Telefonapparaten keine Gabel mehr gibt, sondern weil es mit dieser Deeskalationsstrategie immer gelang, zu einem friedlichen Gesprächsende zu kommen.

Anrufbeantworter
Vernuschelte und abgedroschene Texte sind schrecklich. Die Ansage muss langsam und deutlich sein, die Information klar und nicht mit Denkpausen durchsetzt. Angesagte Telefonnummern z. B. von Vertretungsärzten sollten unbedingt wiederholt werden. Wenn der Anrufbeantworter fröhlich begrüßt mit „hallo, hier Praxis Dr …", dann meint der Anrufende, er hätte die MFA in der Leitung und beginnt, sein Anliegen zu schildern. Kreative, lustige gemeinte Ideen wie „Hi, wenn sie halb tot sind, dann rufen Sie doch den Notarzt, und wenn was anderes ist, rufen Sie Montag früh ab 8 an, da sind wir wieder da" finde ich unangemessen und einen sachlich-nüchternen Text angebracht.

> **Beispiel**
>
> Ein positives Beispiel: „Sie hören den Anrufbeantworter der Praxis Dr. Müller. Wir sind in Urlaub bis 6. Januar. Die Sprechstunde beginnt wieder am Mittwoch den 7. Januar um 8 Uhr. Bis dahin erreichen Sie in medizinischen Notfällen, nachts und am Wochenende den ärztlichen Notdienst unter der Rufnummer 116 117, ich wiederhole, 116 117. Ansonsten wenden Sie sich bitte an unsere Urlaubsvertretung Praxis Dr. Schulze mit der Rufnummer … Ich wiederhole …… Wir wünschen Ihnen einen guten Start ins neue Jahr." ◄

Anrufbeantworter können viele Texte speichern, deshalb ist es sinnvoll, dies zu nutzen: Beispielsweise Text 1 für die Mittagspause, Text 2 für den Abenddienst, Text 3 für das Wochenende, Text 4 für den Fall, dass kurzfristig keiner ans Telefon kann (Überlastung oder Ausfall einer MFA, Notfall in der Praxis o.ä.) usw.

Unsere Erfahrungen mit Texten, die von den Patienten auf dem Anrufbeantworter gesprochen werden, waren überwiegend schlecht.

> **Beispiel**
>
> „Frau Doktor, meinem Mann geht es wieder nicht so gut. Könnten Sie bitte heute oder morgen mal vorbei kommen?" – ohne Angabe von Namen, Adresse oder Telefonnummer.

„Frau S." (MFA), „ich habe heute Nachmittag kurzfristig einen Termin beim Orthopäden bekommen. Ich muss dann die Überweisung pünktlich um 15 Uhr abholen" – auf das Band gesprochen um 13.30 Uhr in der Mittagspause, die bis 15 Uhr geht. Dann um 15 Uhr der Ärger: „Warum ist meine Überweisung nicht fertig? Ich habe es Ihnen doch auf den Anrufbeantworter gesprochen!".

„Ich muss heute Nachmittag dringend kommen, weil ich noch die Hepatitis-Impfung brauche. Morgen fliege ich schon, ich habe das gerade beim Packen festgestellt. Ich komme dann mal um 16 Uhr". ◄

Deshalb haben wir die Möglichkeit blockiert, dass von Patientenseite auf den Anrufbeantworter gesprochen wird. Der Mailzugang für Bestellungen und Wünsche ist dagegen jederzeit offen, die Mails werden von den Helferinnen zwischendurch, spätestens abends nach der Sprechstunde bearbeitet.

Homepage 42

Zusammenfassung

Die Homepage informiert über die Praxis. Ihre Gestaltung ist individuell und zeigt den Stil der Praxis, also auch die Einstellung der Praxisinhaber.

Die Homepage informiert über die Praxis. Ihre Gestaltung ist individuell und zeigt den Stil der Praxis, also auch die Einstellung der Praxisinhaber. Durch Darstellung des eigenen Leistungsspektrums kann sie Werbecharakter haben, wird aber nicht als Werbung (die einem Arzt grundsätzlich seitens der Ärztekammer verboten ist) angesehen.

Es gibt viele fertige Baukastensysteme, mit denen man selbst eine Homepage erstellen kann, wenn man Lust und Zeit hat und evtl. sogar „digital native" ist. Wem das nicht so liegt, sucht sich einen Berater/Profi.

Folgende Bausteine sollte eine Homepage m. E. auf jeden Fall haben:

- Eine ansprechende Startseite mit Adresse und Motto der Praxis
- Eine Navigationsleiste, um zu den einzelnen Kapiteln zu kommen

Beim Praxisteam und der Darstellung der Praxisräume sind Fotos sinnvoll, auch Zertifikate können durchaus abgebildet werden. Welche Informationen auf der Homepage stehen, ist jedem Einzelnen überlassen, nur Impressum und Datenschutzhinweis sind ein absolutes Muss. Die folgenden Beispiele sind unserer ehemaligen Praxishomepage entnommen.

> **Beispiel**

Beispiel Navigationsleiste der Homepage
- Startseite
  - Notruf
  - Praxisöffnungszeiten
  - Lage- und Anfahrtsplan
- Unser Bestellsystem
  - Mitbringen/mitnehmen
  - Rezepte, Termine, Kontakt
  - Bestellung per E-Mail

- Leitbild
- Praxisteam
- Fortbildung
- Unsere Praxis
- Was ist Allgemeinmedizin?
- Zusatzleistungen
  - Wie ist Ihr BMI?
  - Cholesterin & Co.
  - Reiseimpfungen
- Impressum
- Datenschutz ◄

> **Beispiel**

Beispiel Sprechstundenzeiten
   Praxisöffnungszeiten: Die Praxis ist geöffnet

- Montag 7.45–13.00, 15.00–18.30 Uhr
- Dienstag 7.45–13.00, 15.00–18.30 Uhr
- Mittwoch 7.30–13.00 Uhr
- Donnerstag 7.30–13.00, 15.00–19.30 Uhr
- Freitag 7.45–13.30 Uhr

und nach Absprache. Öffnungszeiten sind nicht Sprechstundenzeiten – Telefonische Terminvereinbarung erbeten. ◄

> **Beispiel**

Beispiel unser Bestellsystem:
   Bitte sprechen Sie Ihren Termin mit uns mündlich oder telefonisch ab.

Bei uns gibt es zwei Arten von Terminen, die planbaren und die akuten. Bei den planbaren Terminen geht es eher um Grundsatzgespräche oder Vorsorgen. Da wir uns hierfür ausreichend Zeit nehmen wollen, können wir an einem Tag nur eine begrenzte Anzahl solcher Gespräche oder Untersuchungen einplanen. Es kann deshalb immer wieder mehrere Wochen dauern, bis unser Kalender einen solchen Termin gestattet.

Da es aber freilich plötzliche, nicht vorhersehbare Erkrankungen gibt, halten wir am Ende der Vormittagssprechstunde und am Ende der Nachmittagssprechstunde jeweils Zeiten frei, um uns diesen Problemen noch am selben Tag widmen zu können.

Wenn es blutet, wenn Sie Fieber oder neu aufgetretene starke Schmerzen haben, sagen Sie dies bitte deutlich, damit wir die Dringlichkeit erkennen können: Naturgemäß werden wir uns bei den „Akutterminen" kürzer fassen müssen und uns nur diesem einen Problem zuwenden können. Weiter führende Gespräche werden wir dann auf einen späteren Zeitpunkt verschieben.

Um uns die Planung bei all dem zu erleichtern, rufen Sie bitte so bald wie möglich bei uns an und warten Sie nicht „bis zur letzten Minute".

Und auf der anderen Seite: Bitte sagen Sie einen Termin, den Sie nicht einhalten können oder der sich erübrigt hat, mit einem kurzen Telefonat ab. Es ist immer wieder schade, wenn wir Sprechstundenzeiten, auf die andere dringlich warten, vergeblich freihalten. ◄

Beispiel

Beispiel Mitbringen/mitnehmen

- Bitte bringen Sie Ihre Krankenversicherungskarte zur Behandlung mit.
- Bitte den Impfausweis zu allen Impfungen und zu den Vorsorgen mitbringen.
- Bitte gehen Sie zu Fachärzten mit einer Überweisung von uns. Nur dadurch können wir von den Fachkollegen einen Bericht bekommen, den wir für Ihre Weiterbehandlung brauchen. ◄

Beispiel

Beispiel unser Leitbild:

- Ein Patient/eine Patientin ist die wichtigste Person in unserer Praxis.
- Ein Patient/eine Patientin ist keine Unterbrechung unserer Arbeit, sondern ihr Sinn und Zweck.
- Ein Patient/eine Patientin ist ein lebendiger Teil unserer Praxis. Er ist ein Mensch, der genauso wie wir mit einem eigenen Geschmack, eigenen Vorstellungen, eigenen Persönlichkeitseigenschaften, aber ebenso auch mit Vorurteilen und Irrtümern und Ängsten behaftet ist.

- Wir versuchen, uns in die Patienten/Patientinnen hineinzuversetzen und individuell auf sie einzugehen, ihre Wünsche und Bedürfnisse zu erkennen und ihnen nach medizinischen Grundsätzen und unseren Möglichkeiten gerecht zu werden. Das heißt auch, den Einschränkungen durch die Gesetzgebung und Kassen, wo nötig, zu widerstehen und das medizinisch Notwendige zu tun – selbst dann, wenn uns das Mehrarbeit und Ärger verursacht.
- Wir versuchen, den Patienten immer geduldig und freundlich zu begegnen.
- Wir verstehen uns als Team, das für die Patienten arbeitet. Die Organisation der Praxis dient in erster Linie den Patienten, erst nachgeordnet den gesetzlichen Vorschriften und Kassengesetzen, sowie unserem eigenen Wohlbefinden.
- Von den Patienten erwarten wir den gleichen Respekt, den wir ihnen entgegenbringen.
- Im Team sind wir menschlich gleichgestellt und behandeln uns gegenseitig mit Respekt, freundlich und höflich. ◄

Zum Thema Datenschutz empfehle ich, eine von einer Kanzlei vorgefertigte Homepage-Datenschutzerklärung zu verwenden. Diese gibt es kostenlos von verschiedenen Anbietern. Es ist bei der Homepagegestaltung wie bei anderen Artikeln: Es gibt einen großen Anbietermarkt und die Preise können moderat bis gigantisch sein. Es ist wirklich ähnlich wie bei dem Kauf von Socken: ein Paar weiße Socken kosten drei Euro, ein Paar „Arztsocken" zwölf Euro.

Eine Kassenpraxis eines zugewandten und kompetenten Arztes ist auch ohne Homepage überfüllt von Patienten, allerdings lockt eine moderne Homepage ein jüngeres (und gesünderes) Klientel an. Es lohnt sich, die Homepages von anderen Ärzten anzuschauen und eine eigene Vorstellung zu entwickeln, wie man sich darstellen möchte.

Teil III
Hausarzt im deutschen Gesundheitswesen

Kosteneinsparung im Gesundheitswesen

43

Wie sehen derzeit die Modelle zur Kosteneinsparung im hausärztlichen Bereich aus?f

> **Zusammenfassung**
>
> Da der finanzielle Aufwand für Gesundheitsmaßnahmen absolut gesehen ständig steigt, sind die Krankenkassen bestrebt, Grenzen zu setzen. Auch für die hausärztliche Tätigkeit sind Einschränkungen deutlich spürbar; der Budgetdruck ist ein ständiges Ärgernis.

Die Ausgaben im Gesundheitswesen explodieren:

Medikamente sind in Deutschland teilweise wesentlich teurer als im Ausland, die Krankenhaustagessätze steigen rapide, aufwändige Röntgenuntersuchungen wie Computertomografie und Kernspintomografie nehmen zu, und es werden neue teure Therapien entwickelt (Krebsmedikamente, Operationen).

Daher ist es kein Wunder, dass Krankenkassen und Gesetzgeber Sparmaßnahmen entwickelt haben, auf die ich im Folgenden zu sprechen komme: Im Arztpraxisbereich die Budgetierung, im Apotheken bzw. Medikamentenbereich die Rabattverträge und Arzneimittelsubstitution, im Krankenhausbereich die Fallpauschalen, „DRG" (Diagnosis Related Groups – diagnosebezogene Fallgruppen) u.v. a.

Maßnahmen werden nur als wirksam angesehen, wenn sie kontrolliert werden können. Dazu wurde die Dokumentationspflicht verschärft, die elektronische Datenerfassung als Pflicht vorgeschrieben, und es wurden zentrale Erfassungsstellen geschaffen, die die erfassten Daten auswerten (beispielsweise wird jedes Kassenrezept elektronisch erfasst und zentral gespeichert als Basis für Regresse bei Apothekern oder Ärzten).

Wer sich niederlassen möchte, sollte die Sparmaßnahmen kennen, und es dient dem besseren Verständnis, wenn sich auch die Patienten mit den Begriffen und deren Inhalt befassen. Zur Veranschaulichung, zu welchen konkreten Auswirkungen im Alltag die Maßnahmen führen, dienen die folgenden praktischen Beispiele.

1. Die Budgetierung in der Arztpraxis betrifft sowohl die Verschreibungen von Therapie als auch die Leistungen am Patienten.

    a) Budgetierung der Therapie: Pro Patient wird durchschnittlich eine vorbestimmte Menge Geld für Medikamente und Heilmittel (das ist ein Sammelbegriff für nichtmedikamentöse Mittel zur Gesundung wie Krankengymnastik, manuelle Therapie, Massagen, Logopädie, Ergotherapie, Podologie) von der Krankenkasse zur Verfügung gestellt. Ein fiktives Rechenbeispiel: Für 100 Patienten darf der Arzt Therapien für 2000 € verschreiben. Wenn er 50 Patienten Medikamente für insgesamt 1500 € verschreibt, dann bleiben für die anderen 50 Patienten nur 500 € übrig. Falls nun der Arzt es für nötig hält, diese 50 Patienten ebenso gut und richtig und teuer zu behandeln und ihnen ebenfalls Medikamente im Gesamtwert von 1500 € verschreibt, dann muss *er* 1000 € dieser Kosten bezahlen. Das nennt sich „Regress". Wie bitte? Nein danke! Aber es ist so! Das ist vergleichbar einer Vorschrift, die einer Feuerlöschbrigade genau 2000 L Wasser zum Löschen zugesteht. Wenn das Feuer weiter brennt, obwohl die 2000 L verbraucht sind, müssen die Feuerwehrleute das Wasser auf eigene Kosten kaufen.
    Wenn über Regresse bei Ärzten berichtet wurde, dann war der Tenor in den Zeitungen „der Arzt hat zu viel verschrieben". Das bedient das Vorurteil, dass Ärzte sowieso zu viel verschreiben und es dem Arzt recht geschieht, dafür zu büßen. Aber für wen hat er verschrieben? Wer hat den Nutzen? Hat der Arzt am Rezept verdient? Nein. Hat er etwas von der Krankengymnastik seines Patienten selbst gehabt? Nein.
    Die Budgetregelung führte dazu, dass manche Praxen keine schwerkranken Patienten mehr annahmen (schwerkrank – viele Kosten – Überschreitung des Budgets), woraufhin zahlreiche Ausnahmeregelungen und diagnosebezogenen Budgets eingeführt wurden. Das mildert zwar die Regressdrohung ab, aber ändert nichts am verrückten Grundprinzip und führt in der Praxis zu erhöhtem Verwaltungsaufwand: Die Verordnungen müssen z. T. einzeln begründet werden, und der Arzt muss dem Patienten auseinandersetzen, warum er nicht ein zweites Mal seine geliebte manuelle Therapie o. ä. bekommt.

> **Beispiel**
>
> Eine Kollegin hat aktuell eine Regressforderung der Krankenkasse in Höhe von über 20.000 € erhalten. Sie hat vor drei Jahren den Patienten zu viele Verbandmittel aus dem Sprechstundenbedarf (dem von der Krankenkasse bezahlten Wundversorgungsvorrat in der Praxis) direkt mitgegeben für die Verbandswechsel zu Hause bis zur nächsten Wundkontrolle. Das hätte sie nicht tun dürfen: Sie hätte jedem Patienten die für ihn nötigen Verbandmittel auf Rezept verordnen müssen. Das hätte die Kasse zwar genauso zahlen müssen, aber damit hätte es den Vorschriften entsprochen. ◄

Die Kasse hat drei Jahre für die Prüfung gebraucht, deshalb kommt die Forderung erst jetzt. Was sollte die Kollegin nun tun? Sollte sie anhand der Akten herausfinden, wem sie vor drei Jahren welche Binden mitgegeben hat, und die Patienten dann um Geld bitten? Das dürfte sie nicht einmal, denn meistens hätte ja der Patient selbst in der Apotheke nichts bezahlt und er würde zu Recht sagen: „Dann hätten Sie mir eben ein Rezept ausstellen müssen". Soll sie klagen? Das hat keine Aussicht auf Erfolg, denn die Kasse hat ja gründlich geprüft. Weil ein Regress in dieser Höhe existenzgefährdend ist, hat man ihr das Geld nicht, wie üblich, direkt vom Honorar abgezogen, sondern ihr zugestanden, in Raten zu bezahlen.

Wie Regresse zu vermeiden sind, lässt sich von Kollegen, auf Fortbildungen und bei der KV lernen – es ist m. E. bedauerlich, dass man als Arzt seine kostbare Zeit hierfür aufwenden muss.

b) Budgetierung der Leistung: Die Krankenkassen stellen ein Gesamthonorar zur Verfügung, welches über die Kassenärztlichen Vereinigungen verteilt wird. Es gibt zwei Honorartöpfe, einen innerhalb der MGV (morbiditätsbedingte Gesamtvergütung) und einen außerhalb der MGV. Innerhalb der MGV bedeutet budgetiert. In diesen Bereich fällt die hausärztliche Versorgung der kranken Menschen. Das Marktprinzip von Angebot und Nachfrage ist damit nicht nur ausgeschaltet (sonst würde der Arzt in der Grippezeit bei hoher Nachfrage für seine Leistung mehr Geld bekommen), sondern ins Gegenteil verkehrt. Außerhalb der MGV ist gleichbedeutend mit nicht budgetiert: Darunter fallen ambulante Operationen, Vorsorgemaßnahmen, Psychotherapie u. a.

Konkret werden durch diese Regelung ambulantes Operieren und Vorsorge finanziell gefördert, die hausärztliche Behandlung von Kranken wird im Gegenteil dazu begrenzt. Am Beispiel: Wenn ich versuche, einem Patienten mit Physiotherapie und ausführlicher Beratung zur Lebensweise eine Knieoperation zu ersparen, dann kostet mich das Zeit und bringt mir kein Geld. Wenn ich ihn zu einem operierenden Orthopäden überweise, dann spart mir das Zeit, die Verantwortung für die weitere Behandlung liegt beim Facharzt und falls dieser ambulant operiert, ist das für ihn lukrativ. Wieso wundert man sich dann und klagt, dass in Deutschland zu viel Operationen durchgeführt werden? Vorsorge ist den Kassen besonders lieb, Behandlung weniger (vielleicht nennt sich deshalb manche Krankenkasse „Gesundheitskasse"?).

2. Die Senkung der Arzneimittelkosten mittels Rabattverträgen und „Substitutionspflicht": Arzneimittel müssen entwickelt und produziert werden. Forschung für neue und bessere Medikamente kostet Geld, Produktion und Vermarktung kosten ebenfalls Geld. Deshalb gilt für neu entwickelte Medikamente zunächst ein Kopierschutz, damit für einige Jahre die Medikamente teuer verkauft werden können, um die Entwicklungskosten wieder herein zu holen. Im Allgemeinen läuft der Schutz nach zehn Jahren aus, und andere Firmen können das Medikament ebenfalls produzieren. Es ist dann meist unter dem chemischen Namen („Generikum") und dem Firmenzusatznamen erhältlich und billiger (aus „Delix" wurde z. B. „Ramipril ratiopharm", „Ramipril ABZ", „Ramipril Hexal" u. a.). Da es denselben Wirkstoff enthält, ist es ebenso wirksam wie das Original. Diese Verbilligung hat den Kassen

immer noch nicht genügt und sie haben Zusatzverträge auf Zeit mit einzelnen Firmen abgeschlossen, um besondere Preisvergünstigungen, also Rabatte, zu bekommen. Wie viel Rabatt die jeweilige Firma auf die einzelnen Medikamente zusichert, ist geheim. Weil die Ärzte die aktuellen Rabattverträge normalerweise nicht kennen, wurden sie verpflichtet, ihre EDV mit einer Software auszustatten, die die Namen der rabattierten Medikamente z. B. in grüner Farbe anzeigt. Die Softwarehäuser sind wiederum verpflichtet, die jeweiligen Verträge in ihren Programmierungen umzusetzen, und selbstverständlich tragen die Ärzte die Kosten für die Updates. Die Apotheken wurden ihrerseits gesetzlich (!) verpflichtet, immer das billigste Medikament desselben Wirkstoffs abzugeben. Um zu ermitteln, welches gerade das billigste ist, mussten sie auf eigene Kosten entsprechende Software installieren. Das Ersetzen eines rezeptierten Medikaments durch ein wirkstoffgleiches billigeres nennt sich Substitution, das entsprechende Gesetz heißt Substitutionsgesetz. Wenn die Apotheken ein teureres Medikament abgeben, müssen sie die Mehrkosten selbst tragen (s. Feuerwehrbeispiel!). Dieses Vorgehen hat schnell zu Lieferengpässen geführt: Kaum war ein Medikament im Rabattvertrag, durfte es ja praktisch nur noch von dieser Firma ausgegeben werden, und die Firma kam mit der Produktion nicht nach. Deshalb wurde das Gesetzt nachgebessert: Die Apotheken dürfen jetzt aus den drei billigsten Medikamenten wählen.

Die Folgen sind:
c) für die Arztpraxis ein erhöhter Aufwand (Preisvergleiche während der Verschreibung), Auseinandersetzungen mit dem Patienten („warum bekomme ich meine gewohnte Tablette nicht mehr?") und zusätzliche Arbeit, falls der Patient doch unbedingt Tabletten von *dieser* seiner gewohnten Herstellerfirma bekommen muss, z. B. weil die Tabletten von der anderen Firma nicht teilbar sind, weil sie ihm zu groß zum Schlucken sind, weil er die Zusatzstoffe in der Tablette nicht vertragen hat oder anderes. In diesem Fall ist ein Feld auf dem Rezept anzukreuzen, welches „aut-idem-Feld" heißt. Aut idem ist lateinisch und bedeutet „oder ein Gleiches". Mit dem Ankreuzen bringt der Arzt zum Ausdruck, dass der Patient genau dieses, und eben *nicht* „ein Gleiches" bekommen soll. Hier zeigt sich die Widersinnigkeit und Absurdität buchstäblich.
d) für die Apotheken eine Kostenlawine (neue EDV und Mitarbeiterschulungen), erhöhter Verwaltungsaufwand und auch hier Auseinandersetzungen mit den Patienten, ggf. das Zurückschicken zum Arzt, um das „aut-idem-Kreuz" zu bekommen.
e) für die Kassen einen erhöhten Kontrollaufwand, der wohl beabsichtigt ist. Mir ist nicht bekannt, ob die Einsparungen schon einmal mit dem Kostenaufwand für die Kontrolle verglichen wurden.
f) für die Pharmaindustrie verminderte Gewinne. Das hat bereits zu Produktionsauslagerungen nach Asien geführt, teilweise mit den Folgen Lieferschwierigkeiten, Rückzug mancher Chargen wegen Verunreinigung u. a. Erst seit der

Coronavirus-Pandemie ist die extreme Abhängigkeit von ausländischen Arzneilieferungen in die öffentliche Kritik geraten.

g) für den Patienten Verdruss und die Notwendigkeit, sich immer wieder auf ein neues Aussehen seiner Tabletten umzustellen. Dies ist für jüngere Menschen kein Problem, kann aber im Alter und bei Sehbehinderung regelrecht gefährlich sein.

> **Beispiel**
>
> Ein erlebtes Beispiel hierzu: Herr E.B. ist über 80 Jahre alt, hat seit langem Diabetes, zusätzlich ist er herzkrank und sehbehindert. Er hat Blutdruck- und andere Tabletten, u. a. Marcumar. Er ist äußerst zuverlässig bei seinen Terminen, Rezepten und der Medikamenteneinnahme. Der INR-Wert liegt bei ihm stabil im therapeutischen Bereich. Eines Tages kommt er mit einer massiven Harnröhrenblutung notfallmäßig ins Krankenhaus. Bei der Aufnahme dort ist der INR-Wert völlig entgleist und der Blutdruck ebenso. Das Krankenhaus rettet ihn und er kommt nach der Entlassung in die Sprechstunde. Wir forschen zusammen nach der Ursache der INR-Entgleisung, finden aber nichts. Einen Tag später ruft er an: „Frau Doktor, ich hab's. Ich war ja so dumm, ich habe Marcumar mit den Blutdrucktabletten verwechselt". Ich wundere mich: „Herr B., das erstaunt mich. Sie kennen doch ihre Tabletten seit so langer Zeit". Herr B.: „Ja, schon. Aber ich habe doch beim letzten Rezept in der Apotheke die Tabletten von der andern Firma bekommen, und da habe ich die Packungen verwechselt". Bei Herrn B. waren die Blutdrucktabletten ursprünglich in einer dunkelblauen Packung und die Marcumar-Tabletten in einer weißen Packung mit Streifen. Von der Apotheke hat er aufgrund des Substitutionsgesetzes die (wirkstoffgleichen) Blutdrucktabletten von einem anderen Hersteller, nämlich dem mit der weißen Packung mit Streifen bekommen, und die Marcumar-Tabletten wurden ebenfalls ersetzt, durch eine wirkstoffgleiche Tablette in einer dunkelblauen Packung.
>
> Dunkelblau bedeutete für den Patienten bisher Blutdruckmittel, von denen er zwei täglich einzunehmen hatte, weiß mit Streifen bedeutete für ihn Blutverdünnung mit ½ Tablette täglich – er hat nun „brav" viel zu viel Marcumar und zu wenig Blutdruckmittel genommen, weil er die Aufschrift auf der Packung nicht gelesen hat, sondern nur nach dem äußeren Erscheinungsbild der Schachtel gegangen ist. Die Apotheke hat alles korrekt gemacht, die Rezepte waren in Ordnung und der Patient hat im Prinzip auch alles richtig gemacht, aber das hätte tödlich enden können! ◄

Mir ist keine Untersuchung dazu bekannt, wie viele Patienten aufgrund solcher gesetzbedingter Substitution ihrer Medikamente falsch einnehmen; wie hoch die Kosten der daraus resultierenden Notdiensteinsätze und Krankenhausaufenthalte ist, und welche Schäden Patienten deshalb davon getragen haben.

Der Einspardruck mit Fallpauschalen hat in den Krankenhäusern einerseits zu mehr Ambulanzbetrieb geführt (möglichst viel Diagnostik wird in der Notfallambulanz gemacht und ein Oberarzt entscheidet, ob der Patient überhaupt stationär aufgenommen wird, weil mit der Aufnahme ins Krankenhaus die ganze Struktur bezahlt wird (Personal, Apparate, Betten, Essen etc.) und sie damit teuer ist.

Andererseits sind die Liegezeiten für die Patienten kürzer geworden: Die Untersuchungen müssen möglichst schnell durchgeführt werden, jede Untersuchung steht auf dem Prüfstand, ob sie nicht vielleicht auch ambulant erfolgen könnte, und der Patient wird möglichst schnell wieder entlassen. Wir Hausärzte merken, dass die Diagnostik nicht vollständig ist, im Entlassbericht lautet die Formulierung immer häufiger, diese oder jene Untersuchung müsse ambulant nachgeholt bzw. ergänzt werden. Manche Kollegen sprechen von „blutiger Entlassung", weil Operationswunden noch nicht verheilt sind und die Nachbehandlung auf die niedergelassenen Ärzte verlagert wird.

Die Krankenhausärzte erledigen durch den Druck nur die dringlichen medizinischen Aufgaben. Die Patienten berichten, dass alle rennen, keiner Zeit hat, dass sie „wie ein Stück" (manche ergänzen hier noch „Dreck" oder „Vieh") behandelt wurden, dass sie nicht verstanden haben, was mit ihnen passiert ist oder passieren sollte.

Ein Gesundheitspartner fehlt in der Aufstellung der Einsparungs-Adressaten: Der Patient mit seinen Ansprüchen. Zu beobachten ist, dass die Ansprüche der Patienten von Jahr zu Jahr steigen nach dem Motto: „Ich will alles, was mir gut tut, jetzt sofort, auf Kassenkosten (cschließlich zahle ich ja"), nur vom besten Arzt bzw. Krankenhaus und egal, was es (die Kasse) kostet."

Die Arztpraxen, Notfallambulanzen und Krankenhäuser quellen über, nicht nur von kranken Menschen, sondern auch von Menschen, die andere Leistungen fordern.

Beispiel

„Nächste Woche fliege ich für drei Wochen nach Indien, Rundtour und alles – können wir diese Woche die nötigen Impfungen durchziehen? Und welche Medikamente soll ich da mitnehmen? Können Sie mir nicht schnell noch Blut abnehmen, ob alles in Ordnung ist?" – Hier wird eine Bestellung aufgegeben, nicht eine Krankheit besprochen. Einerseits ist es ja recht, wenn sich jemand um seine Impfungen kümmert. Einerseits!

„Am Samstag war ich im Notfalldienst. Ich habe schon drei Wochen so Kopfschmerzen, aber ich hatte keine Zeit, zum Arzt zu gehen. Da musste ich doch tatsächlich (empörter Tonfall) drei Stunden warten, und dann hat mir der Doktor nur Ibuprofen aufgeschrieben!" ◄

Bei den Wünschen der Patienten werden fast keine gesetzlichen Grenzen gesetzt. Ich habe den Eindruck, niemand in Politik oder bei den Kassen möchte Verantwortung übernehmen, den oft deutlich überzogenen Ansprüchen ein *„Nein"* entgegenzusetzen. Der Arzt soll diese Verantwortung tragen. Er soll im Einzelfall zu entscheiden, ob die Forderungen des Patienten berechtigt sind oder nicht. Das empfinden viele Ärzte (m. E. zu Recht) als Verlagerung von Aufgaben, die ursprünglich nicht ärztlich sind, in die Praxis.

Deutschland ist extrem sozial: Unabhängig von Einkommen, Alter oder sozialem Stand werden komplizierte Operationen, langdauernde psychiatrische Behandlungen, Rettungsflüge, Krebsbehandlungen und vieles andere von den Kassen übernommen. Wenn ein Patient mit 85 Jahren noch ein künstliches Gelenk braucht, wird es in Deutschland (im Gegensatz zu anderen Ländern) von der Krankenkasse bezahlt. Auch neuartige und damit extrem teure Behandlungen sind für Arme wie für Reiche da. Es ist daher zu kurz gedacht, wenn Patienten schimpfen, wenn „die Kasse das wieder einmal nicht bezahlt". Es ist richtig, irgendwo eine Grenze zu setzen, was die Solidargemeinschaft der Beitragzahler (das sind die, die in die Krankenkasse ihre Beiträge entrichten) zu zahlen hat und was nicht. Die Frage ist, ob die Grenzen gut überlegt sind. Eine Grenze ist in Deutschland durch das Wort „Befinden" im Gegensatz zu „Krankheit" gesetzt. Medikamente gegen Krankheit sind auf Kassenkosten verordnungsfähig, Medikamente gegen Befindensstörungen sind es nicht. Diese Definition ist problematisch: Es gibt genug Beispiele, wo das Befinden nur leicht gestört ist (Zuckerkrankheit, Bluthochdruck) und die Menschen erhalten zu Recht ihre Medikamente auf Kassenkosten. Im Gegensatz dazu müssen die Patienten mit grippalem Infekt ihre Medikamente gegen Schnupfen, Husten und Kopfschmerzen selbst bezahlen. Diese Beschwerden sind als Befindensstörungen klassifiziert, obwohl die Menschen so krank sind, dass sie nicht arbeiten können. Es ist erlaubt, sie „krank zu schreiben" (ihnen „Arbeitsunfähigkeit zu attestieren"), damit sie Lohnfortzahlung bekommen – also wird doch anerkannt, dass sie nicht nur „im Befinden gestört sind"?

In der Satzung der WHO (World Health Organisation – Weltgesundheitsorganisation) wird Gesundheit definiert als: „ein Zustand vollständigen körperlichen, seelischen und sozialen Wohlbefindens und nicht nur das Freisein von Krankheit oder Gebrechen." [1].

Kann sich bei einer solchen Definition noch irgendjemand ganz gesund fühlen? Und ab wann ist der Arzt für die so definierte Gesundheit zuständig, wann der Patient selbst, wann die Gesellschaft, der Arbeitgeber, usw.?

Ich persönlich fände es besser, von „leichten Erkrankungen" zu sprechen im Gegensatz zu „Dauererkrankungen" oder „schweren Erkrankungen". Ich finde es gut, dass es inzwischen Listen von Medikamenten gibt, die aus dem Leistungskatalog der Kassen herausgenommen wurden. Dadurch gibt es klare Vorgaben und weniger Diskussion in der Sprechstunde; es genügt der Satz „Dieses von Ihnen gewünschte Mittel bezahlt die Krankenkasse nicht". Ob nicht ganz andere Grenzen bzw. andere Überlegungen zu mehr und sinnvoller Kosteneinsparung führen könnten, ist in Kap. 46 und 48 zu lesen.

Literatur

1. https://www.euro.who.int/de/home, aufgerufen am 20.2.2020.

Kassenärztliche Vereinigung

44

Was bedeutet die Kassenärztliche Vereinigung für den Hausarzt?

Zusammenfassung

Die Kassenärztliche Vereinigung steht zwischen Gesetzgeber und niedergelassenem Arzt. Ihre Tätigkeit führt zu vielen Vorschriften, die im Alltag beachtet werden müssen und für den Hausarzt oft unüberschaubar und ärgerlich sind.

Dass die Kassenärztliche Vereinigung (KV) eine gesetzlich definierte „Körperschaft öffentlichen Rechts" ist, wurde bereits beschrieben. Kurz gesagt, muss die KV neue Gesetze für den kassenärztlichen Bereich konkretisieren, die Honorare verteilen und die gesundheitliche Versorgung der Kassenpatienten sicherstellen (dazu gehören die Überwachung der Niederlassung, die Bedarfsplanung und die Organisation des ärztlichen Bereitschaftsdienstes). Die genannten Aufgaben sind vielfältig und zugegebenermaßen schwierig.

Erlebt wird die KV von uns Hausärzten einerseits als Institution, die uns maßregelt und immer neue Vorschriften ausdenkt. Das ist ungerecht, denn es sind ja Gesetzesvorgaben, die die KV zwingen, die Vorschriften zu erarbeiten. Andererseits kann sich ein Allgemeinarzt trotz tollen Abiturdurchschnitts, Menschenkenntnis und Lebenserfahrung nur sehr schwer eindenken in die Verwaltungsvorgaben, die er regelmäßig erhält (früher per Post, jetzt auf elektronischem Weg). Kurzum: Er versteht die Aussendungen der KV und die Erklärungen, die ihm dazu schriftlich geliefert werden, gar nicht oder nur mühsam. Dann lässt er sich wiederum von der KV beraten und findet dort sehr freundliche und nette Mitarbeiter, die ihm erklären, wie er dieses oder jenes machen soll, auch wenn es unlogisch klingt. Die Komplexität und Unüberschaubarkeit möchte ich an Beispielen darstellen.

44.1 Honorarverteilung (Abb. 44.1)

Aus dem Schaubild ist ersichtlich, dass erst einmal eine ganze Menge Geld in die Spezialtöpfe fließt und die persönlichen Leistungen des Hausarztes am Patienten nur ein kleiner Teil des Gesamttopfes sind. Den Hauptteil des Hausarzt-Einkommens findet man in der „Auszahlungsübersicht" unter RLV/QZV, ein bisschen was kommt auch aus „Prävention" und „DMP" und „FL" (Abkürzungen: Abb. 44.1, Legende). Zur Erläuterung ist das nicht wichtig, denn ein unabhängiger Betrachter sieht, dass mit diesen Abkürzungen und Zahlen noch keiner weiß, was er persönlich verdient, weil ja das Gesamthonorar aller Ärzte dargestellt wird. Um der Frage nach dem persönlichen Verdienst näherzukommen erhält der Arzt noch einen Ausdruck über sein Regelleistungsvolumen (RLV): Das ist das, was ihm zusteht, pro Quartal verdienen bzw. erarbeiten zu dürfen.

44.2 Sogenanntes praxisindividuelles Regelleistungsvolumen

„Das arzt- bzw. praxisbezogene Regelleistungsvolumen (RLV) ist ein Instrument zur Mengensteuerung in der vertragsärztlichen Versorgung. Es definiert die Obergrenze der Leistungsmenge, die ein Vertragsarzt an Leistungen erbringen und abrechnen kann. [...]. Im Prinzip handelt es sich beim RLV um ein festes Praxisbudget, bei dessen medizinisch nicht indizierter Überschreitung alle Leistungen abgewertet bzw. ab einer bestimmten Grenze gar nicht mehr vergütet werden. Ohne derartige vertraglich oder gesetzlich festgelegte Limits kommt es im Gesundheitswesen als einem von den Angebotsstrukturen dominierten Wirtschaftszweig zu übermäßig steigenden Ausgaben[...] Die Zuweisung der Regelleistungsvolumina an den einzelnen Vertragsarzt erfolgt durch die Kassenärztlichen Vereinigungen (KVen) jeweils spätestens vier Wochen vor Beginn der Geltungsdauer des Regelleistungsvolumens." § 87 b SGB V [1].

Wie die Budgets errechnet werden, kann der Hausarzt aus einer über 50-seitigen KV-Broschüre entnehmen. Was „medizinisch indiziert" bedeutet, muss er ggf. belegen, jede Überschreitung gilt zunächst als nicht indiziert. Wie es ihm gelingen soll, die Budgets einzuhalten, muss er selbst herausfinden. In Baden-Württemberg hat im Jahr 2020 hat die starke Abrechnung über die Hausarztverträge dazu geführt, dass weniger über die KV abgerechnet wurde. De facto werden derzeit alle Leistungen der Hausärzte, die abrechenbar sind, auch bezahlt.

44.3 Heilmittelverordnungen

Auch hier gibt es Budgets und viele Hefte betreffend die Vorschriften. Welche Krankengymnastik gibt es wie oft bei welcher Erkrankung? Das ist der sogenannte Regelfall. Und dann gibt es viele Ausnahmen: Welche ICD rechtfertigt eine Überschreitung? Von wie viel für wie lang? Das ist derartig unübersichtlich, dass die Rezeptbearbeitung selbst

44.3 Heilmittelverordnungen

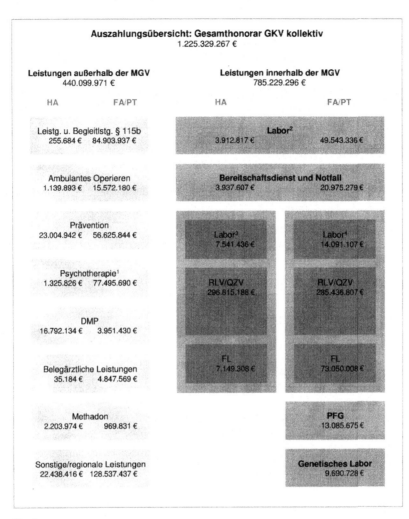

Abb. 44.1 Honorarsystematik. (Mit freundlicher Genehmigung der KV BW)

mit gutem EDV-Programm so viel Zeit kostet, dass sie lieber gesondert nach der Sprechstunde erledigt wird (was noch mehr nacharbeiten bedeutet). Mein Lösungsvorschlag: Zurück zum Einfachen! Vor über 30 Jahren schrieben wir (damals noch von Hand) auf ein Rezept: „8 × KG wg. subakutem Supraspinatussehnensyndrom." (KG – Krankengymnastik). Da wusste der Physiotherapeut, was er mit dem Patienten machen muss. Heutzutage steht die Diagnose auch auf dem Rezept, aber diese kann nur noch am PC erstellt werden: Es muss eine ICD in ein spezielles Feld; es muss abgeglichen werden, ob die Verordnung dem „Heilmittelkatalog" entspricht (achtmal wäre z. B. heute nicht möglich, beim ersten Rezept sind nur sechsmal erlaubt); es muss abgeglichen werden, ob der Patient in einem bestimmten Zeitraum schon Vorrezepte hatte, wenn ja, wie viele, und ob dies noch der im Budget befindlichen Obergrenze entspricht, es muss geprüft werden, ob es sich noch um einen „Regelfall" oder einen speziell zu begründenden Ausnahmefall handelt und „natürlich" müssen wir vorschreiben, ob die Krankengymnastik ein- oder zwei- oder dreimal pro Woche, und wann sie das erste Mal stattfinden soll. Wenn der Physiotherapeut dann keine Termine hat, wird das Rezept wieder geändert: von Hand mit extra Stempel und extra Unterschrift. Warum nicht zurück zum „6xKG"?

44.4 Hilfsmittel

Als Hilfsmittel verordnungsfähig ist alles, was eine Hilfsmittelnummer hat. Manche Schuheinlagen haben eine Hilfsmittelnummer, andere nicht. Manche sind bei der einen Diagnose verordnungsfähig und andere bei dieser Diagnose nicht. Krankenunterlagen bei Inkontinenz sind Pflegebedarf und müssen vom Patienten selbst bezahlt werden (bzw. aus dem Pflegegeld bestritten werden), Windeln wegen der Inkontinenz sind dagegen Hilfsmittel und werden von der Kasse bis zu einer maximalen Pauschale übernommen. Logik und Unlogik betrifft also nicht nur die Sprechstunde. Es ist im Sprechstundenalltag zeitaufwändig, in den immer wieder neuen Katalogen herauszufinden, was nun auf das Rezept darf (s. auch Abschn. 34.7) und die meisten Ärzte gehen dazu über, einen Vorschlag auf ein weißes Blatt zu notieren, mit dem der Patient zum Hilfsmittelversorger (Sanitätshaus, orthopädischer Schuhmacher) geht und mit einem konkreten Rezeptvorschlag zurück kommt. Das verschiebt den schwarzen Peter ...

Was will ich insgesamt damit sagen?

- Der Ansatz der KV ist m. E. falsch. Wir Hausärzte bekommen (versuchsweise) erklärt, wie die Vorschriften zu verstehen sind, anstatt dass die Vorschriften infrage gestellt oder auf Tauglichkeit überprüft werden.
- Die Budgets (Honorar, Arzneimittel, Heilmittel, Hilfsmittel) müssen abgeschafft werden und damit würden alle Erklärungsbüchlein unnötig. Ein Vorschlag: Wenn Dinge nicht von den Kassen bezahlt werden, dann gehören sie auf eine „rote Liste" und alles was bezahlt

wird, gehört auf eine „grüne Liste". Oder man setzt die jetzt verschwendete Intelligenz der KV-Mitarbeiter dazu ein, eine andere Lösung als diesen Vorschlag zu suchen.
- Das Lesen der (oft unverständlichen) Erklärung bindet Arbeitszeit, die besser den Patienten zugutekommen sollte oder der Erholung des Arztes. Die Angst vor Regress und das „Richtig-machen-wollen" treibt den Arzt dazu, sich mit nicht-ärztlichen frustrierenden Dingen zu beschäftigen. Das verdirbt die Lust am Beruf. Und da es sich beim Nachwuchs herumgesprochen hat, hält es viele von der Niederlassung ab.

Literatur

1. https://www.aok-bv.de/lexikon/r/index_00130.html, aufgerufen 30.07.2020

Ökonomisierung im Gesundheitswesen

45

Die Folgen der Übertragung eines betriebswirtschaftlichen Begriffs in die Medizin

Zusammenfassung

Im Gesundheitsbereich wird der betriebswirtschaftliche Begriff der Ökonomisierung zunehmend angewandt. Dies reduziert Kosten, führt aber zu Problemen bei der optimalen Behandlung der Patienten.

Insbesondere im Krankenhausbereich, aber auch in Praxen und Pflegeheimen, wurde in den letzten Jahrzehnten zunehmend die Arbeit unter das Ökonomisierungsgebot gestellt.

Ökonomisierung meint nicht primär Einsparung von Kosten, sondern inhaltliche Ausrichtung auf wirtschaftliche Interessen. Der Begriff bezeichnet eine Änderung des Denkens. Marktwirtschaftliches bzw. gewinnorientiertes Denken wird propagiert und auf den sozialen Bereich übertragen.

In den Krankenhäusern haben die Geschäftsführer das Sagen, nicht mehr die Chefärzte. Ärzten und Pflegern wird vorgeschrieben, sie sollen die Kosten (und zwar nur die finanziellen!) und den Nutzen (auch hier nur den finanziellen) im Blick haben, sie sollen wie Unternehmer der freien Wirtschaft denken lernen. Marketing und Ranking wurden längst eingeführt.

Ich finde, eine Klinik kann stolz sein, wenn sie eine extrem niedrige Infektionsrate nach Hüftoperationen hat. Ich finde aber nicht, sie kann stolz sein, wenn sie möglichst viele Operationen in möglichst kurzer Zeit durchführt und damit „schwarze Zahlen" schreibt.

Hier denke ich: Warum müssen die Krankenhäuser eigentlich Gewinn machen? Sind sie nicht in erster Linie dazu da, Schwerkranke wieder gesund zu machen? Müssen Schulen in Zukunft auch Gewinn machen? Haben nicht beide soziale Aufgaben, die eben auch Zuschüsse erfordern können?

Herzkatheter-Plätze und bestimmte Operationen rentieren sich, andere Diagnostik, Fürsorge und medikamentöse Behandlung rentieren sich nicht. Ein Patient mit unklarem

Bauchschmerz und Blutarmut wird wegen gesetzlicher Vorgaben nicht stationär aufgenommen, sondern es wird nur in der Notfallambulanz ausgeschlossen, dass er in akuter Lebensgefahr ist. Dann wird er wieder zurück zum Hausarzt geschickt. Soll ich dem Patienten, der vermutlich aus dem Darmpolyp blutet, sagen, leider bekomme ich für ihn keinen Krankenhausplatz – anders wäre es, wenn er einen Herzkatheter bräuchte? Das wäre sarkastisch, aber es enthält den wahren Kern: Die Vorgaben von Nichtmedizinern führen zu medizinisch fragwürdigen Entscheidungen.

Gefördert werden klar umrissene und messbare Leistungen z. B. bestimmte Operationen. Nur was in vorgegebenen Schablonen quantifizierbar ist, zählt. Was nicht nach einem Schema abzuhaken ist, was nicht messbar ist oder nicht in vorgegebener Form dokumentierbar ist, wird nicht bezahlt. Dazu gehört leider alles, was sich in zwischenmenschlicher Qualität ausdrückt: Diagnostik, die auf die persönliche und soziale Situation des Patienten Rücksicht nimmt (z. B. eine Untersuchung, die ambulant zu schwierig für ihn ist), Zuwendung bei der Pflege, Gespräche mit den Patienten. Gefördert wird, was dem Klinikum nützt. Nebenbei wird der Patient gesund gemacht, aber im Mittelpunkt des Denkens steht nicht der kranke Mensch mit seinem persönlichen Problem, sondern das Geld, was sich mit seiner Krankheit verdienen lässt.

Technik ist standardisierbar und messbar und wird bezahlt. Sie wirkt rational und effizient. Das verleitet dazu, dass die Technik dem Denken nicht untergeordnet wird, sondern nach dem Prinzip „Schrotschuss" eingesetzt wird: Erst mal Daten erheben und dann schauen, was man daraus sehen kann. Wer Technik hat, setzt sie auch ein, und wenn Geräte da sind, müssen sie sich auch amortisieren. Das führt zu Fehldeutungen, beispielsweise hat der in der MRT (Magnetresonanztomografie – Kernspintomografie) gezeigte Bandscheibenvorfall keinerlei Bedeutung als Ursache der Rückenschmerzen. Oder es führt zu Befunden ohne Therapierelevanz, beispielsweise wird nebenbei ein Leberhämangiom (harmlose Blutgeschwulst) entdeckt, von dem der Patient dann so beunruhigt ist, dass er dauernd Ultraschallkontrollen fordert. Oder es führt zu anderen Nebenbefunden, die weitere Abklärungen und Kontrollen nach sich ziehen, beispielsweise ein Prostatakrebs bei einem sehr alten Mann, welchen dieser besser unentdeckt mit ins Grab genommen hätte. Alle diese Technik hat ohne Sinn gekostet und führt zu weiteren Untersuchungen, die wiederum nur kosten, sodass das ganze Vorgehen ineffizient ist. Nichts gegen den Segen von Technik! Aber sie sollte dem Denken untergeordnet sein und gezielt eingesetzt werden. Das Denken (welches ggf. Technik einspart) sollte bezahlt werden, nicht die Technik.

In der Praxis werden vorwiegend Vorsorgeuntersuchungen gefördert und extrabudgetär bezahlt. Finanziell lohnt es sich dagegen nicht, abwägend und in Diskussion mit dem Patienten eine langfristige Behandlungsstrategie festzulegen. Es werden Handlungsschablonen und Zeitvorgaben empfohlen (so etwas kennt man aus der Industrie), Leitlinien werden zu Schemata und das Individuum hat das Nachsehen.

Das pervertiert den ärztlichen Auftrag. Wenn nicht mehr das Wohl des Patienten das primäre und zentrale Anliegen ist, verliert dieser (zu Recht) das Vertrauen. Es gilt nicht, Zeit einzusparen (die moderne Maxime), sondern dem Patienten die Zeit zu geben, die er in dieser seiner Erkrankungssituation braucht. Wer rennt und schnell entscheidet, neigt zu Flüchtigkeitsfehlern. Sorgfalt und Zuwendung lassen sich nicht messen, sind aber entscheidend für eine patientenorientierte Lösung. Wer die Kontaktzeit am Patienten v. a. in der Pflege minimieren will, der geht völlig an den Bedürfnissen des Kranken vorbei. Menschliches Verhalten und Nähe lässt sich nicht zertifizieren! Wer die Kontaktzeit in der Praxis minimieren will, geht nicht nur an den Bedürfnissen vorbei, sondern senkt auch die Effizienz der Behandlung, denn er verschlechtert die Beziehung, das Vertrauen und damit die Therapie-Erfolgschancen.

Weit verbreitet ist inzwischen auch das „IGeln", das Verkaufen von „individuellen Gesundheitsleistungen". Damit werden Therapieangebote bezeichnet, die nicht von den Kassen bezahlt werden, d. h. der Patient muss sie selbst bezahlen. Wenn es um Angebote geht, die der Patient haben will, obwohl sie eigentlich nicht nötig sind, ist das m. E. in Ordnung (z. B. Laboruntersuchungen „zur eigenen Beruhigung").

Den Patienten aber primär als Kunden zu betrachten entspricht nicht dem fürsorglichen Aspekt für einen erkrankten Menschen, den seine Erkrankung aus der Bahn geworfen hat. Ganz fürchterlich finde ich das Verkaufsargument „das muss Ihnen Ihre Gesundheit wert sein" – wenn der Patient ein Leistungsangebot nicht annimmt, bekommt er damit ein schlechtes Gewissen eingeredet und seine Notsituation wird ausgenützt (Gesundheit ist nicht alles, aber ohne Gesundheit ist alles nichts!). Auch einem mündigen und selbstbestimmenden Kranken gegenüber besteht eine „fürsorgliche Asymmetrie", nur ein Gesunder kann primär Kunde sein.

Anders als bei Online-Bestellungen gibt es keine „Premiumkunden", außer man pflegt ein „Zwei-Klassen-System" mit unterschiedlicher Behandlung von Privatpatienten und gesetzlich Versicherten.

Den ökonomischen Aspekt in den Vordergrund der Arbeit zu stellen, führt nicht nur zur Verschiebung von Leistungen in Krankenhaus und Praxis (weg von den Leistungen, die primär der Gesundung dienen hin zu Leistungen, die sekundär der Gesundheit und primär dem Geldbeutel dienen), sondern im Grunde genommen zur Entwertung der Heilkunst an sich und zur Degradierung von Kranken zu „Fällen". Es degradiert den Arzt zum medizinischen „Fließbandarbeiter" und den Patienten zur medizinischen „Ware".

Nicht zuletzt führt das Aufpfropfen von nichtärztlichen Denkstrukturen auch zur Frustration bei den Ärzten. Wer so intelligent ist und erfolgreich lernen kann und *nicht* soziale Werte in den Mittelpunkt stellt, wird nicht Arzt, sondern geht zwecks Erfolgs in die freie Wirtschaft, zu einer Bank oder zwecks guter Work-Life-Balance in einen weniger stressigen Job. Wer Arzt wird, hat (mindestens zunächst) ein ausgesprochenes Verantwortungsgefühl, Hilfsbereitschaft und einen hohen ethischen Anspruch. Wenn er dies alles täglich verteidigen muss gegen Vorgaben, die ihm vorwerfen, er sei Kostenverursacher, man müsse ihn kontrollieren, er müsse alles dokumentierbar, messbar, überprüfbar, kostengünstig machen, dann wird er irgendwann erschöpft aufgeben und eben nur noch tun, was politisch und ökonomisch verlangt ist.

Eine Resolution der Ärztekammervollversammlung Saarland (vom 19.12.2019) ist so gut formuliert, dass ich zitieren möchte:

„Das Gesundheitswesen muss sich endlich wieder an den Bedürfnissen der Patienten orientieren[…]. Das medizinische Personal in Kliniken und Praxen muss jeden Tag mehr als drei Stunden für medizinisch nicht notwendige Dokumentationstätigkeiten aufwenden. Diese Zeit fehlt für die Patientinnen und Patienten[…]. Das Gesundheitswesen darf […]nicht für Gewinnmaximierung missbraucht werden[…]. Grundleistungen wie ärztliche Gespräche und Beratungen, klinische Untersuchungen und interdisziplinärer Austausch müssen […]adäquat finanziert werden. Dazu bedarf es einer Reformierung des bestehenden Vergütungssystems. […]. Die Versorgung kranker Menschen ist Aufgabe des Staates und darf nicht Gegenstand eines rein marktwirtschaftlichen Denkens sein" [1].

Literatur

1. www.aerztekammer-saarland.de, Zugegriffen 2.1.2020.

Priorisieren und „Choosing wisely"

Zukünftige Chancen zur Kosteneinsparung

46

> **Zusammenfassung**
>
> Andere Länder gehen andere Wege zu Kosteneinsparungen im Gesundheitswesen. Auch in Deutschland wächst das Bedürfnis, die Ökonomisierungstendenz durch „Choosing wisely" zu ersetzen.

Die Kosten im Gesundheitswesen steigen: Der medizinische Fortschritt führt dazu, dass heutzutage Krankheiten behandelt werden können, die früher als unheilbar galten. Es gibt neue Operationsmethoden und neue Medikamente. Die Menschen werden älter, damit verlängert sich auch die Spanne, die sie chronisch krank und behandlungsbedürftig sind. Das Leben ist durchschnittlich nicht mit 65 Jahren zu Ende wie noch zu Bismarcks Zeiten, sondern mit 85 Jahren. Und: Medizin und Medikamente sollen Probleme lösen, deren Ursache in anderen Bereichen liegen, das Gesundheitswesen wird mit Problemen aus dem persönlichen Bereich, dem Arbeitsbereich, dem gesellschaftlichen Bereich beladen.

Relativ zum immensen medizinischen Fortschritt gesehen steigen die Kosten nicht entsprechend.

> **Beispiel**
>
> Beispiel 1: Für eine Gallenblasenentfernung war früher ein großer Bauchschnitt üblich, mit 7–10 Tagen Krankenhausaufenthalt. Heutzutage wird mit Bauchspiegelung operiert, nach 3–5 Tagen wird entlassen.
>
> Beispiel 2: Die Antibiotika gegen Pest würden heutzutage nur ca. 15 €/Behandlung kosten. ◄

Ansprüche und Kosten steigen trotzdem, deshalb werden Regeln für die Leistungen im Gesundheitswesen aufgestellt (Kap. 44 und 45). Diese Rationierung geschieht relativ heimlich (welcher Patient kümmert sich schon um Budgets?) und unsystematisch. Einerseits bezahlen die Krankenkassen Gymnastikkurse, andererseits nicht die Hustenmedikamente. Brillen müssen fast völlig selbst bezahlt werden, Hörgeräte nicht.

In anderen Ländern geht man andere Wege:

In Schweden wird nach den Kriterien Behandlungsnotwendigkeit, Ethik und Kosteneffizienz abgewogen, d. h. es wird bezahlt, was nötig und sinnvoll und kosteneffizient ist.

„Gebe es an einer deutschen Klinik die Kapazität für 3000 Herzkatheter-Untersuchungen im Jahr, dann sei man angehalten, diese auszuschöpfen – manchmal auch unnötigerweise. Darum finde man hierzulande in jedem zweiten Fall gesunde Herzkranzgefäße vor. In Schweden wird die Untersuchung gezielter eingesetzt – und nur jeder vierte Untersuchte entpuppt sich als gesund [...]. In Deutschland hingegen tun Ärzte und Politiker so, als sei noch immer jede notwendige Therapie oder Diagnostik jederzeit für alle Patienten verfügbar" [1].

Großbritannien hat eine staatliche Gesundheitsversorgung, d. h. die Behandlung von jedem, der krank oder verletzt ist, wird gemäß „Notwendigkeit" aus den Steuern bezahlt. Es gibt keine Krankenkassen, nur Zusatzversicherungen für Sonderleistungen. In Großbritannien gibt es Altersgrenzen für bestimmte Operationen (z. B. Gelenkersatz) und Grenzen für lebensverlängernde Arzneibehandlungen. Kosten für eine Behandlung, die die Lebenserwartung um ein Jahr verlängern, durften im Jahr 2009 nicht mehr als 44 000 € kosten.

In Australien galten 25.000 € pro zusätzlichem Lebensjahr als vertretbar, in Neuseeland nur 10.000 € [2].

Die Frage „was ist ein Lebensjahr wert" scheint brutal und ist durch die deutsche Geschichte äußerst heikel. Meiner Meinung nach ist auch bei den Entscheidungen, ob eine Therapie (noch) durchgeführt wird, ein schematisches Vorgehen nicht zielführend. Man kann die Schafe nicht über einen Kamm scheren, und man kann den einen 75-Jährigen nicht mit dem anderen 75-Jährigen vergleichen. Konkret ist im individuellen Fall die Abwägung Therapie oder Nicht-Therapie durchaus zu klären. Aber das bedarf eines guten Vertrauensverhältnisses und ausführlicher Kommunikation zwischen dem Patient (bzw. seiner Umgebung) und den Behandelnden.

Beispiel

Herr A. hat ein metastasierendes Krebsleiden. Seine zwei Töchter sind sehr bemüht um ihn, seine Frau ist chronisch krank und pflegebedürftig. Nach der Erstdiagnose des Krebses vor zwei Jahren hatte er durch Chemotherapie einen Krankheitsstillstand, nun sind Knochen- und Lebermetastasen aufgetreten. Im Gespräch mit mir sagt er, er will seinen Töchtern zuliebe kämpfen, er möchte alles tun, um wieder gesund zu werden. Es folgen drei Monate Chemotherapie und Bestrahlungen, trotzdem wird er immer schwächer, die Metastasen breiten sich aus. Die Töchter sagen mir, sie schaffen es kaum, ihn für den Krankentransport zur Bestrahlung zu richten, sie weinen und sind psychisch durch zwei Jahre Betreuung „am Ende". Als ich sie frage, ob sie jemals ihrem Vater gezeigt haben, wie stark sie die Krankheit belastet, verneinen sie – sie wollen doch ihrem Vater zuliebe stark sein und alles für ihn tun.

Beim Hausbesuch (da er inzwischen zu schwach ist, in die Praxis zu kommen) spreche ich an: Es liegt eine palliative Situation vor, d. h. die Krankheit ist nicht zu heilen. Mit Bestrahlung und Chemotherapie kann das Leben verlängert werden, aber die Behandlung belastet die Familie. „Den Tagen mehr Leben geben und nicht dem Leben mehr Tage" (Cicely Saunders) ist ein Leitspruch der Palliativmedizin, wir besprechen ihn ausführlich. Wie ist das Leben für den Patienten mit Therapie, wie ist es ohne? Was kann zuhause für ihn getan werden? Am nächsten Tag teilt mir die Tochter mit, dass sich der Vater gegen weitere Bestrahlungen entschieden habe. In weiteren Gesprächen klären wir, wie der weitere Krankheits- und Sterbeverlauf voraussichtlich sein wird, und mit nur wenigen Schmerzmitteln stirbt der Patient zwei Wochen später friedlich zu Hause. ◄

„Choosing wisely" bedeutet „weise wählen" oder auch „klug entscheiden". Seit 2011 gibt es eine internationale Initiative unter diesem Motto, in der sich Fachgesellschaften mit dem Thema unnötiger medizinischer Leistungen beschäftigen.

„Die Arbeitsgemeinschaft der Wissenschaftlichen Medizinischen Fachgesellschaften (AWMF) startet unter dem Leitsatz „Gemeinsam Klug Entscheiden" eine Qualitätsoffensive […]. Mögliche Ursachen für Überdiagnostik oder Übertherapie seien in Deutschland die Sorge vor juristischen Konsequenzen, die Anspruchshaltung mancher Patienten, aber auch das deutsche Anreizsystem, das zu einer stärkeren Belohnung des Handelns im Vergleich zum Unterlassen führe […]. Es sollten keine falschen ökonomischen Anreize gesetzt werden, die vor allem die Durchführung diagnostischer oder therapeutischer Maßnahmen vergüten. Stattdessen muss die ärztliche Beratung adäquat vergütet werden […]. Es ist eine altbekannte medizinische Erkenntnis, dass „mehr Arzt und weniger Medizin" oft das Beste ist für Patient, Arzt und Gesundheitssystem gleichermaßen." [3].

Beispiel

„Choosing wisely" bedeutet beispielsweise, nicht bei jedem Rückenschmerz eine Kernspintomographie anzufertigen. Es bedeutet, mit dem Patienten zusammen abzuwägen, ob eine Chemotherapie ihm in seiner Situation noch helfen kann und wie die Balance zwischen Aufwand und Nutzen ist. Es bedeutet, eine Knieoperation evtl. noch 1–2 Jahre hinauszuschieben oder auf eine Krebsdiagnostik ggf. im Einzelfall zu verzichten. ◄

Den Patienten ist oft nicht bewusst, dass sie selbst unnötige Behandlungen einfordern:

„Die verbreitete Einstellung, im Zweifel lieber nichts unentdeckt und unversucht zu lassen, führt zu Aktionismus" heißt es in einer Studie des Kölner Meinungsforschungsinstituts Rheingold [4].

Und von der Politik ist eher keine weise Entscheidung zu erwarten:

„Ein Politiker, der die Absicht hat, auch weiterhin gewählt zu werden, muss Sätze ausstoßen, die dem Sinne nach bedeuten: Wir wollen für die Gesundheit nicht weniger als alles tun. Diese Sätze gehören zum Ritus ...(..) Die religiöse Aufladung des Gesundheitsbegriffs lässt eine sachgerechte öffentliche Diskussion nicht zu" [5].

Prof. Dr. G. Maio (Lehrstuhl für Medizinethik Freiburg) schreibt:

„Die Kernqualifikation eines Arztes liegt im gekonnten Umgang mit Komplexität, in der Bewältigung von Unsicherheit, im professionellen Umgang mit Unwägbarkeiten und durch diese Qualifikationen hindurch letzten Endes in der sorgsamen Erkundung dessen, was für den konkreten und individuellen Patienten das Beste ist. Um situationsgerecht zu entscheiden, braucht der Arzt unweigerlich einen Ermessensspielraum [...]. Zur ärztlichen Logik gehört nicht primär Effizienz, Output und Beschleunigung, sondern zur ärztlichen Logik gehört Sorgfalt, Ruhe, Weitblick, Geduld und Reflexivität. Zur ärztlichen Logik gehört ein Wille, zunächst den ganzen Menschen sehen zu wollen, bevor man als Arzt eine Diagnostik ansetzt [...]. Die ärztliche Kunst des Seinlassens wird dann eine Selbstverständlichkeit sein, wenn man aufhört, Ärzte zu marktförmigen Leistungserbringern umzudefinieren, sondern sie einfach das sein lässt, wofür sie angetreten sind, nämlich Ärzte" [6].

„Choosing wisely" ist also auch der aktuelle Begriff dafür, einmal den Mut zu haben, etwas nicht zu tun. Klug entscheiden heißt im Einzelfall auch, anderen Sozialpartnern das Problem des Patienten zuzuweisen, anstatt ihn medizinisch zu behandeln: Den einen Patienten muss man zum Arbeitsamt schicken, den zweiten zum Betriebsrat, den dritten zur Rentenstelle, den vierten ins Fitness-Studio, den fünften zum Waldspaziergang, den sechsten zur Eheberatung, den siebten in Urlaub, den achten zum Entspannungstraining, den neunten zum Jugendamt ...

Literatur

1. DIE ZEIT Nr. 51, 10.12.2009
2. Spiegel Wissen 2/2009 S. 121
3. Archiv Deutsches Ärzteblatt 44/2015 Choosing wisely: Mut haben, etwas nicht zu tun.
4. Stuttgarter Zeitung 6.11.2019/Nr. 257 S. 19
5. Essay von Manfred Lütz in natur+kosmos 08/2006 S. 80
6. ÄBW 06.2015 S. 296

Zukunft des Hausarztes

Kann die hausärztliche Praxis überleben?

Zusammenfassung

Computeranalysen, standardisierte automatisch auswertbare Fragebögen und Telemedizin machen nach Ansicht mancher Gesundheitsökonomen den Hausarzt alter Prägung überflüssig. Umfassendes Hintergrundwissen, Empathie und persönliche Kommunikation sind aber Schätze, die nicht verlorengehen dürfen.

Es gibt doch Telemedizin, Computeranalysen, Krankenhäuser und Notfallambulanzen – braucht es da den Hausarzt noch?

„30.3.2015 Köln – Für die einen ist er derjenige, der die „Durchökonomisierung" des Gesundheitswesens in entscheidender Weise mit vorangetrieben hat, für die anderen ist er ein mutiger Vordenker im Medizinbetrieb. Eugen Münch, Aufsichtsratsvorsitzender der Rhön-Klinikum AG hatte beim Gesundheitskongress des Westens [..] einen seiner seltenen öffentlichen Auftritte. Münchs Lösungsvorschlag: Ausbau und Konzentration diagnostischer Zentren. [..]Angeboten werden sollen Diagnoseleistungen auf höchstem Niveau, extrem leistungsstarke Computertomographen sollen einen Ganzkörperscan mit sämtlichen verfügbaren Gesundheitsdaten liefern. In der Region werde dies den Hausarzt vor Ort überflüssig machen. „Es wird den Dr. Siri geben, und der wird künftig das Anamnese-Gespräch führen." Die Telemedizin ermögliche die Überwachung über die Distanz hinweg, vor Ort reiche eine medizinische Fachkraft wie ehedem Schwester Agnes in der DDR." [1].

Ich würde gern mal Siri erleben und die Aussagekraft des Ganzkörperscans, wenn der Patient mit der Beschwerde kommt „mir isch oifach net, wie 's sei sott" (mir ist einfach nicht so, wie es sein sollte). Ernsthaft: Wo bleibt bei dieser Entwicklung der Mensch als kranke Person, zu sehen als „biologische und psychologische Einheit in einem sozialen und kulturellen Umfeld"?

Ist es nicht sinnvoller und kostensparender, nur die Hälfte der Ausgaben des Ganzkörperscans einem Allgemeinarzt zu bezahlen, der mithilfe von Anamnese und Befund zu einer individuelleren und mehr patientenorientierten Diagnose und Therapie kommt als Siri und „Schwester Agnes"?

Technik ist toll, Technik kann sinnvoll sein, sie hat ihre Berechtigung, ohne Zweifel. Vor der Technik, das habe ich im ersten Teil des Buches beschrieben und begründet, kommen aber noch eine ganze Menge Möglichkeiten, Krankheiten und Probleme zu erkennen und zwar in einer Weise, die individuell, wissenschaftlich fundiert, schonend und kostensparend ist.

Meiner Meinung nach ist der Hausarzt weiterhin unersetzlich. Wie kann die hausärztliche Praxis überleben?

Ich versuche die Antworten in kurz gefassten Punkten:

- Durch besseres Vorbereiten für die Allgemeinmedizin und Bekanntwerden der Attraktivität des Hausarztberufes bei künftigen Ärzten: Der Arztberuf ist grundsätzlich beliebt, er ist sinnvoll, interessant, vielfältig, mit hoher gesellschaftlicher Anerkennung verbunden und erfüllend. Der Hausarzt kann im Gegensatz zum Krankenhausarzt oder dem wissenschaftlich forschenden Arzt die Menschen wirklich kennen lernen und betreuen, „das pralle Leben" erfahren. Er hat kaum noch Not- bzw. Bereitschaftsdienste, wenn er das nicht möchte (danke an die heutige Bereitschaftdienstregelung!) und ein breiteres Krankheiten-Spektrum, welches aber durchschnittlich „harmloser" ist als in der Klinik. Hausarztdasein ist gut mit der Familie vereinbar, wenn man es richtig organisiert und in Kooperation arbeitet. (Achtung: Elternzeit o.ä. gibt es nicht. Die Familienplanung sollte idealerweise abgeschlossen sein, wenn man sich niederlässt, es sei denn, ein Partner bleibt zu Hause).
- Durch Akzeptanz eines neuen Arztbildes: Die Vorstellung vom allseits immer verfügbaren, sich aufopfernden Einzelarzt, der nie krank und immer belastbar ist, der als „good old daddy" alles kann und alles weiß, war schon zu meiner Studienzeit veraltet. Die Bedingungen in der Praxis müssen der heutigen Vorstellung folgen: Der Hausarzt ist derjenige, der mich gut kennt, über Jahre gesundheitlich betreut, mir wohlwollend einen fachlich fundierten Rat geben kann, der mir Problemlösungen vorschlägt, die mir entsprechen. Er kennt sich im Gesundheitssystem aus und leitet mich bei Bedarf an die richtigen Stellen weiter. Dieses Bild ist realisierbar, auch wenn der Hausarzt nur zu normalen Arbeitszeiten und nicht rund um die Uhr verfügbar ist.
- Durch Verbesserung der Arbeitsbedingungen und Konzentration auf die medizinischen Aufgaben des Arztes: Es ist ein Unding, Arzt und Patient auf einen fünf Minuten-Sprechstunden-Takt einstellen zu wollen. Der Arzt-Patient-Kontakt ist die ureigentlichste Aufgabe des Arztes. Mit Bürokratie, detaillierten Dokumentationspflichten wird die Ressource Arztwissen verschwendet. Die schiere Menge an organisatorischen Aufgaben ist eine unnötige Belastung, bildlich gesprochen eine

Überfrachtung, die das Schiff Hausarzttätigkeit untergehen lässt. „Bürokratie ist zentrales Niederlassungshemmnis. Im Jahr 2018 benötigte jede Arztpraxis rechnerisch knapp über 61 Arbeitstage allein für die Erfüllung von bürokratischen Vorgaben der gemeinsamen Selbstverwaltung" [2]

- Durch Entlastung vom Dauerdruck: Budgets allenthalben sind Stressfaktoren ersten Ranges. Wer den Arzt als Kostenverursacher sieht, hat etwas grundlegend falsch verstanden. Wer den Arzt gängelt, ihn kontrolliert und ihn bei jeder Verordnung einem ökonomischen Rechtfertigungsdruck aussetzt, vermindert seine Leistungsbereitschaft.
- Durch Kooperation: Der Einzelkämpfer ist out, die Kooperation ist in. Dies ist in vieler Hinsicht sinnvoll (fachlicher Austausch, längere Praxisöffnungszeiten bei kürzerer Belastung des einzelnen Arztes, Synergien in der Nutzung von Praxisräumen, Personal u. a.), braucht aber Kommunikation und Organisation. „Die Medizin wird weiblich und Teilzeit" – warum auch nicht? Dann sind in der Hausarztpraxis eben 3–5 Teilzeitärztinnen tätig, jede mit dem eigenen Patientenstamm. Ob die neuen medizinischen Versorgungszentren (MVZ) eine optimale Lösung sind, kann ich noch nicht beurteilen. Zu den Vorteilen gehört, dass die dort angestellten Ärzte flexiblere Arbeitszeiten haben können, die Organisation nicht selbst stemmen müssen und alle Vorteile eines angestellten Arztes haben (automatische Lohnfortzahlung im Krankheitsfall, bezahlten Urlaub, Elternzeit etc.). Der Nachteil ist, dass die Struktur des MVZ vom evtl. nichtärztlichen, evtl. rein ökonomisch orientierten Geschäftsführer bestimmt wird und dessen Gehalt zusätzlich erwirtschaftet werden muss.
- Durch angemessene Entlohnung: Es ist ungerecht, dass der Allgemeinarzt, der einen Großteil der ambulanten Versorgung bewältigt, der besonders nah am Patienten ist, und der als der zentrale Lotse im Gesundheitssystem fungiert, immer noch am unteren Ende der Einkommensskala der Ärzte steht. In den letzten ca. zehn Jahren hat langsam ein Umdenken stattgefunden und die „sprechende Medizin" wurde aufgewertet: es wurden Abrechnungsziffern für längere Beratungen und geriatrische Betreuung eingeführt, (seit April 2020) wurde die Entlohnung für eine ausführliche Beratung von ca. 9.80 € auf ca. 14.50 € erhöht (KV Baden-Württemberg) – das ist immer noch nicht angemessen!
- Durch Entlastung von Aufgaben, die eigentlich gar nicht hausärztlich sind, sondern z. B. von den Krankenhäusern erfüllt werden sollten: Der Ökonomisierungswahn mit der Einführung von Fallpauschalen hat dazu geführt, dass in den Krankenhäusern die „Liegezeiten" immer kürzer werden müssen. Bei den Patienten wird nicht mehr gründlich gesucht, sondern es wird nur das Allernötigste gemacht. Sie werden auch nach einer Operation nicht mehr so lange nachbeobachtet wie früher, sondern „blutig entlassen" – in die Hand des Hausarztes, der dann die Versorgung zu leisten hat. Warum sollen Krankenhäuser eigentlich Gewinne machen? Sie sind Einrichtungen, die sich ein wohlhabendes Gemeinwesen zugunsten seiner kranken und schwachen Mitglieder leisten muss, ebenso, wie es sich Schulen und Straßen und öffentlichen Personennahverkehr leistet. Manchmal sind diese Einrichtungen eben defizitär,

auch wenn sie gut organisiert und sparsam sind. Ist es ethisch überhaupt vertretbar, ein Krankenhaus wie ein Börsenunternehmen zum maximalen Gewinn zu zwingen? Sollte es nicht stattdessen zum maximalem Benefit für die Patienten gezwungen werden?

Literatur

1. TG/aerzteblatt.de https://www.aerzteblatt.de/nachrichten/62331/Eugen-Muench-Den-Hausarzt-vor-Ort-wird-es-in-Zukunft-nicht-mehr-geben, aufgerufen am 20.1.2020
2. Ärzteblatt Baden-Württemberg ÄBW 12.19 Seite 644

Wünsche und Vorschläge

So könnte es noch besser werden ...

48

Zusammenfassung

Ernst gemeinte Vorschläge der Autorin zur Verbesserung des Hausarztdaseins werden in Stichpunkten aufgeführt.

Hier folgen nicht Utopien, sondern kurz gefasst, ernst gemeinte Wünsche und Vorschläge meinerseits, die zu einem besseren Hausarztdasein führen könnten:

1. An die Patienten: Versuchen Sie, ein idealer Patient zu sein (Abschn. 23.2).
2. An die Universitäten: Neben der Ausbildung in Medizin wünsche ich mir Lehre in Psychologie und Kommunikationstraining, außerdem Übungen zur Selbstwahrnehmung, Achtsamkeit und zur Pflege der eigenen Ressourcen.
3. An die Politik, KV, Kassen:
   - Lasst uns einfach Hausarzt sein – nicht Case Manager, nicht Ökonom oder sonst irgendetwas
   - Weg mit zu vielen Vorschriften und dauernden Kontrollen
   - Vereinfachung der Abrechnung (der derzeitige Abrechnungskatalog, genannt „einheitlicher Bewertungsmaßstab" EBM umfasst 1766 Seiten (Stand 2–2020)! Wer soll denn das beherrschen?
   - Weg mit den Budgets, her mit einer Positivliste von verschreibungsfähigen Medikamenten und Heilmitteln
   - Informationen bitte in verständlichem Deutsch, weniger Verwaltungsfachwörter und Schachtelsätze und Konzentration auf das Wesentliche
   - Vereinfachter ICD für Hausärzte, mehrstellige Ziffern sind eine Zumutung und haben mit dem ärztlichen Handeln rein gar nichts zu tun
   - Krankenhäuser sollen nicht primär nach wirtschaftlichen, sondern primär nach medizinischen Grundsätzen und Zielen gründlich und sauber arbeiten: „Ich hoffe,

dass unser Finanzierungssystem so angepasst wird, dass nicht mehr nur das Durchpeitschen möglichst vieler Patienten pro Zeiteinheit das Dogma ist" [1]
- Priorisieren und „Choose wisely" vor Rationierung
- Weniger Werbung bei den Kassen
- Vorsorge gehört in die Betriebe, und Gesundheitserziehung gehört in die Schulen. Die Arztpraxis damit zu überfrachten ist eine Verschwendung von ärztlicher Kunst. Wenn bei den betrieblichen Vorsorgen ein krankhafter Wert gefunden wird (und nur dann), ist Weiterleitung zum Hausarzt geboten. Einfache Messungen und einfache Anleitungen könnten an nichtärztliche medizinische Kräfte delegiert werden.
- Umgang mit Infekten bei kleinen Kindern gehört in Mütterschulen und ggf. Volkshochschulkurse
- Strafe für „Doktor Hopping" (mit demselben Problem verschiedene Ärzte aufsuchen, eine Minderung dieser Unart wurde durch das Modell der hausarztzentrierten Versorgung z. T. bereits erreicht)
- Klare Entscheidungen der Kassen und der Politik: Nur was nachgewiesenermaßen nützt, wird bezahlt (also kein Geld für Homöopathie, keine Geld mehr für unnütze MRT „zum nur mal Nachschauen", keine unnützen Operationen, keine unnütze Vorsorge)
- Richtige Entlohnung für den Hausarzt: für ausführliche Gespräche, ausführliche Anamnese und Befunddurchschau, für den Hausbesuch, für die Koordination der Therapie

1. Einführung eines amtlichen Leichenbeschauers entsprechend dem angelsächsischen „Coroner"
2. An die Kollegen:
   - Weg vom Reparaturbetrieb hin zu Nächstenliebe, Fürsorge, ganzheitliche Heil-Kunst statt Anbieten von Leistungen, die ein Kioskverhalten („Ich schau mich mal um, was es so alles gibt") fördern, Empathie statt Aktionismus, klug entscheiden und den Mut zum Seinlassen aufbringen
   - Nicht auf die Defizite fokussieren, sondern auf die Heilung (Salutogenese)
   - Seien Sie stolz auf Ihre Fähigkeiten und lassen Sie sich nicht zum rennenden Erfüllungsgehilfen ökonomisch gesteuerter Zielvorgaben machen.

Literatur

1. Interview der Stuttgarter Zeitung mit Dr.med.Michael Geißler, renommierter Onkologe und früherer ärztl. Direktor des städt. Klinikums Esslingen, StZ 18./19.Juli 2020/Nr. 164

Schlusswort 49

Was ist nun ein Hausarzt heutzutage wirklich? Medizinfachmann oder Schamane? Motivationstrainer oder Seelenlast-Mülleimer? Chef oder ein Getriebener im Hamsterrad der Gesundheitsindustrie? Kümmerer oder Beutelschneider?

Sicher ist er schon lange kein Halbgott in Weiß mehr.

Es gibt vielerlei verschiedene Menschen, die Arzt werden. Ich kenne nur eine begrenzte Anzahl davon. Ich weiß daher nur, was ich wünsche, wie ein guter Hausarzt sein soll: Ein medizinisch kompetenter, wohlwollender und fürsorglicher Berater.

Ich hoffe und wünsche, dass meine Gedanken und Erfahrungen dazu beitragen, dass junge Ärzte dies werden. Ich hoffe und wünsche, dass Patienten nach dem Lesen dieses Buches „gute Patienten" sind. Und ich hoffe und wünsche, dass Gesellschaft und Politik uns Ärzte gute Hausärzte sein lassen.

Stichwortverzeichnis

A

Abrechnungskatalog, 309
Abwägung, 302
Alltagstrick, 179
Alter, 144
Alternative Heilmethode, 115
Alternativmedizin, 114
Analyse, 38, 41
Anamnese, 22
Angeforderter Hausbesuch, 136
Ängstlicher Patient, 102
Ankertechnik, 42
Anrufbeantworter, 275
Anspruch, 144, 288
Anti-Ärger-Management, 207
Arbeitsanleitung, 265
Arbeitsbedingungen, 306
Arbeitsunfähigkeitsbescheinigung (AU), 240
Arzneimittelkosten, 285
Arztbild, 306
Ärztekammer, 161, 229
Arzt-Patient-Kommunikation, 17
Arztregister, 231
Arztrolle, 190
Arztsitz, 231
Attest, 15
Attraktivität, 306
Ausgabe, 283
Aussagekraft des Sprechens, 34
Auszeit, 206
Auszubildende, 249
Aut idem, 286

B

Barthel-Index, 86
Baukastensystem, 277
Befindensstörung, 289
Begegnung, 187
Begrüßen, 21
Belbin, Meredith
  Modell, 250
Belehrung, 98
Beratungsanlass, 13
Beratungseinheit, 21
Beratungstätigkeit, 189
Berufsausübungsgemeinschaft, 219
Berufsunfall, 241
Beschönigen, 95
Beschreibung des Alltags, 6
Beschwerde, 274
Besuch im Pflegeheim, 137
Betäubungsmittelrezept, 238
Betreuung, 131
Bruttoeinkommen, 214
Buchhaltung, 235
Budgetierung, 284

C

Case Management, 245
Checkliste, 265
Chef-sein, 158, 160
Choosing wisely, 303
Computeranalyse, 305

D

D-Arzt, 241

Datenschutzerklärung, 280
Dauererkrankung, 289
Decision-sharing, 49
Dekubitus, 177
Demenz, 76
Demenzverdacht, 180
Denkstruktur, 299
Detektivspiel, 38
Dienstleister, 223
Diskrepanz, 198
Doktor hopping, 310
Dringlichkeit, 136
Dunning-Kruger-Effekt, 98
Durchgangsarzt, 241

E
Effektivität, 203
Effizienz, 203
Eid des Hippokrates, 161
Eigenschaft
    Arzt, 184
Einfühlungsvermögen, 91
Einsicht, 189
Einspardruck, 287
Einweisung, 239
Einzelpraxis, 217
Emotion, 92
Empathie, 35
Empfangsbereich
    Atmosphäre, 257
Endlichkeit, 144
Erfahrungs-Ich, 92
Erfolg, 158
Erreichbarkeit, 213
Erst-Blick-Diagnose, 37
Erster Blick, 32
Erwartung, 184
Erzählender Patient, 107
Esoteriker, 101
Evidenz, 113

F
Fachsprache, 42
Familiengeschichte, 154
Fehler, 195
Fehlerquelle, 59
Fehlverhalten, 248

Flankierende Maßnahme, 131
Flyer, 265
Folgeschaden
    bei Diabetes, 71
Fordernder Patient, 105
Formular, 171
Formulierung
    richtige, 179
Fortbildungspunkt, 200
Fortschritt, 301
Fürsorge, 127

G
Ganzheitlich, 111
Gedächtnisstörung, 76
Gedanken-Impftechnik, 51
Geduld, 46
Gemeinschaftspraxis, 219
Gesamthonorar, 285
Gesellschaftliches Ansehen, 187
Gespräch führen, 31
Gestaltung
    Wartezimmer, 260
Gesundheits-Check, 199
Gesundheitserziehung, 310
Gesundheitsmarkt, 108
Grundpersönlichkeit, 78
Grundsatzentscheidung, 212
Guter Hausarzt, 1
Gutes Gespräch, 18

H
Hausarzt
    Berater, 311
    Vorzüge, 158
Hausarztbesuch, 137
    häufigste Anlässe, 7
Hausarztdasein, 309
Hausärztliche Vertragsgemeinschaft, 230
Hausarztpraxis, 5
Hausarztzentrierte Versorgung, 225, 230
Hausbesuch, 135
    regelmäßig, 137
Headset, 273
Heilmittel, 242
Hilfsangebot, 95
Hilfsmittel, 242

Hinfälligkeit, 83
Hirnleistungsstörung, 75
Hobby, 195
Hobbydoktor, 103
Homepage, 277
Homöopathie, 116
Honorarsystem, 224
Honorarverteilung, 224, 292
Hypochonder, 103

I
Idealer Patient, 185
IGel, 299
Impfgegner, 126
Informationsbroschüre, 59, 267
International Classification of Diseases, 200

J
Jammerer, 108
Jobsharing, 219

K
Kassenärztliche Vereinigung, 229, 291
Kassenpatient, 221
Kassenpraxis, 221
Kassensystem, 226
Klassifizierung, 250
Klug entscheiden, 304
Kollege, 274
Kommunikation
    mit Demenzkranken, 78
Kommunikationsquadrat, 29
Kommunikationssender, 41
Kommunikationstraining, 309
Komplementärmedizin, 114
Konjunktiv, 51, 97
Kooperation, 218
Krank-werden, 143
Kurantrag, 243

L
Laborgemeinschaft, 218
Laufzettel, 265
Lebenserwartung, 159
    Mediziner, 195

Lebensqualität, 146
Leichenschau, 166
Leidgefühl, 198
Leistungskatalog, 238
Leistungskooperation, 218
Leitung, 247
Lichtseite, 150
Logik, 124
Lotse, 11

M
Mangel an Kommunikation, 98
Medikamentenplan, 61
Medikamentenverordnung, 237
Medikation, 56
Medizinisches Versorgungszentrum, 219
MGV, 285
Mischkalkulation, 214
Misstrauischer Patient, 102
Mitmensch, 190
Multifaktorielle Erkrankung, 44
Mustenummer, 243

N
Naturmedizin, 116
Navigationsleiste, 277
Nettolohn, 234
Neutralität, 162
Nichtstun, 46
Niederlassung
    Praxisräume, 212
    Schritte vom Krankenhausarzt zum
        Hausarzt, 214
    Umgebung, 212
    Work-Life-Balance, 212
Niederlassungswilliger, 211
Nocebo-Effekt, 120
Nonverbales Signal, 93

O
Okapi-Erlebnis, 40
Ökonomisierungsgebot, 297
Organisation, 263
Orientierungsproblem, 83

P

Patient
  Sprüche, 152
  wahrnehmen, 257
  Wohl, 298
Patientenverfügung, 148
Pauschale, 224
Pause, 203
Persönlichkeit, 212
Pflegebedürftigkeit, 86
Pflegehilfsmittel, 242
Phrasendrescher, 104
Phytotherapie, 115
Placebo, 118
Placebo-Effekt, 118
Planung, 23
Praxis
  Bodenbelag, 255
  Praxisräume, 253
Praxisgemeinschaft, 219
Praxisgewinn, 234
Praxisgründung, 213
Praxiskosten, 234
Praxisperle, 212
Praxisumsatz, 233
Primärarzt, 7
Priorität, 204
Privatpatient, 221
Privatversicherter, 238
Problemlösungsidee, 189
Prokrastination, 207
Pufferzeit, 205

Q

Qualitätsmanagement, 267
Qualitätsmerkmal, 270

R

Rabattvertrag, 286
Raumgestaltung, 253
Reaktion, 48
Rechnungsstellung, 172
Regelleistungsvolumen, 225, 292
Rentieren, 297
Resilienz, 47
Respektvoller Umgang, 248
Rolle, 250
  im Team, 251
Rotieren der Arbeitsplätze, 248
Rücksichtslosigkeit, 97

S

Salutogenese, 47
Schattenseite, 149
Schlüsselqualifikation, 246
Schmerzensvoller Patient, 106
Schmunzeln, 150
Schnittwunde, 177
Schulmedizin, 111
Schürfwunde, 177
Schweigepflicht, 161
Sektorale Trennung, 11
Selbstbedienungsmentalität, 225
Selbstbeobachter, 108
Selbstbeobachtung, 34
Sinnhaftigkeit, 158
Sinnlosigkeit, 150
Siri, 305
Sozialversicherung, 233
Sparmaßnahme, 283
Sprechstundenbedarf, 237
Sprechzimmer, 254
Sterben, 146
Stoffwechseleinstellung, 73
Strukturierung, 270
Sturzneigung, 86
Substitutionspflicht, 285
Süchtiger Patient, 105
Suizidrate, 201
Sünde, 145

T

Taktung, 201
Tandemstand, 86
Tastempfindung, 36
Taxischein, 240
Teambesprechung, 249, 264
Technik, 298
Telefonat, 271
Telefonplatz, 272
Terminbestellung, 202
Terminmanagement, 264
Tetanusschutz, 178
Therapieentscheidung, 23, 45

Stichwortverzeichnis

Therapiehindernis, 59
Time-up-and-go-Test, 86
Totenschein, 172
Transportschein, 240
Tüchtige Arzthelferin, 185

U
Überweisung, 239
Uhrentest, 77
Unangenehme Nachricht, 94
Ungeduld, 198
Ungenauigkeit, 5
Ungerechtigkeit, 249
Ungesunder Beruf, 194
Unlogik
   erste Art, 125
   zweite Art, 125
Unnatürliche Todesursache, 168
Unternehmen, 245
Untersuchung, 169
Untersuchungssituation, 165
Ursache für Hetze, 198

V
Verantwortung, 247
Verdränger, 107
Vergleich, 125
Verhaltensmuster, 101
Verschieben, 206
Verstand, 92
Verstorbener, 171
Vertrauen, 183
Verwaltungsvorgabe, 291
Verweigerer, 104

Videosprechstunde, 273
Vielfältigkeit, 5
Vier-Ohren-Modell, 29
Vordruck, 267
Vorgehen bei der Leichenschau, 167
Vorsatz, 52
Vorschlag, 309
Vorschrift, 199
Vorwurf, 98

W
Wahrnehmungsstörung
   Diabetes, 71
Wartezeit, 259
Wegabklärung, 50
Weisheit, 152
Weiterentwicklung, 159
Wirkung
   Therapie, 59
Wissenschaftliche Studie, 112
Wundmanager, 176
Wundversorgung, 176
Wunschleistung, 227

Z
Zeitdieb, 206
Zeitmanagement, 202
Zieleinigung, 50
Zu Hause sterben, 148
Zuckerpatient, 70
Zuhörstunde, 18
Zulassungsausschuss, 232